그림으로 이해하는 인체 이야기

해부학의 기본

마쓰무라 조지 감수 윤관현 감역 이영란 옮김

BM (주)도서출판 **성안당**

들어가며

　인체는 다양한 부품들로 구성되어 있다. 작은 세포나 그 세포가 만들어 내는 작은 기관에도 고유한 이름과 역할이 있어서, 그 하나하나를 모두 설명하려면 백과사전 수준의 두꺼운 책이 되고 만다. 해부학의 지식이 요구되는 자격증에는 여러 가지가 있지만, 꼭 알아두어야 하는 "필수항목"은 대부분 공통적이다. 현재 의료나 스포츠 관련 종사자 또는 앞으로 그 관련된 일을 하려는 사람에게 필요한 것은 인체의 구조를 구석구석까지 모두 아는 것이 아니라 '꼭 알아두어야 하는 것'을 제대로 파악해 두는 것이다. 자잘한 항목 암기에 시간을 낭비하는 것보다 그 시간에 다른 것을 학습하는 것이 더 현명하다.

　이런 이유로 이 책에서는 해부학의 개요를 가능한 한 효율적으로 파악하도록 구성했다. 이 책에서 다루는 것은 의료나 스포츠 및 그 관련 분야의 자격증을 취득하기 위해 '반드시 알아두어야 할 사항'을 엄선하여 해부학의 "기본 중의 기본"만을 실었다. 먼저 이 책으로 해부학의 기본을 이해하고 나중에 필요할 때 좀 더 깊이 공부하면 효율적으로 학습할 수 있을 것이다.

　또 요즘은 건강에 대한 의식이 높아져 일반인도 해부학 지식을 필요로 하는 경우가 많아졌다. 일반인 대상 스포츠의 경우도 트레이닝에 해부학 지식이 도움이 되는 사례가 적지 않다. 그래서 이 책은 일반인도 쉽게 이해할 수 있어야 한다는 점을 의식하면서 많은 그림과 다양한 주제를 칼럼으로 구성해서 재미있게 읽어갈 수 있도록 했다.

　이 책이 의료나 스포츠 및 그 관련 분야의 자격증 취득을 목표로 하는 분, 스포츠를 좋아하는 분, 건강에 많은 신경을 쓰는 분들에게 도움이 되기를 바란다.

마쓰무라 조지

🚶 1장   해부학과 인체의 기본 ············9

🦴 2장   골격계 ·············33

3장 **근육계**··55

 4장 **소화기계**··79

5장 # 호흡기계 ⋯⋯⋯⋯⋯⋯⋯⋯⋯⋯⋯⋯⋯101

 6장 # 순환기계 ⋯⋯⋯⋯⋯⋯⋯⋯⋯⋯⋯⋯⋯123

7장 비뇨기계 · 생식기계 ─────149

8장 뇌와 신경계 ─────────175

POINT
해당 항목에서 학습할 내용의 포인트를 모아 두고 있다.

시험에 나오는 어구
해부학을 필요로 하는 각종 자격증 시험에 출제 빈도가 높은 어구를 선별해서 정리해 두고 있다.

키워드
본문 중에서 중요한 용어나 어려운 용어를 설명하고 있다.

메모
본문의 용어를 다시 자세히 설명하고 있다.

2종류의 칼럼

COLUMN
학습 내용과 관련된 보충 정보를 소개하여 본문의 이해를 돕고 있다.

Athletics Column
해부학 중에서도 운동과 관련된 지식을 선별하여 소개하고 있다.

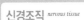

신경조직 nervous tissue

POINT
- 신경조직은 중추신경과 말초신경을 구성하는 조직이다.
- 신경조직의 기본구조는 신경세포와 지지세포로 이루어진다.
- 지지세포는 크게 신경아교세포와 슈반세포로 나눌 수 있다.

신경을 형성하고 있는 특수한 조직

신경조직은 말 그대로 신경을 구성하고 있는 조직인데, 형태와 기능이 다른 조직이 서로 결합되어 있다는 점이 다른 조직과 크게 다른 점이다. 기본적으로 신경세포와 신경아교세포가 한 단위가 되며, 이것이 연결되어 조직을 형성하고 있다.

신경세포는 뉴런(신경원)이라고도 하는데, 나뭇가지와 같은 가지돌기가 다른 신경과 연결되는 가늘고 긴 축삭돌기를 갖고 있다. 수상돌기를 통해 신경세포가 받은 자극 정보는 축삭돌기를 통해 다른 신경세포로 전달된다. 다른 신경조직과 연락 부분을 시냅스라고 한다.

지지세포는 신경세포의 기능을 보좌하는 부속 세포로, 중추신경에서는 신경아교세포(glia cell), 말초신경에서는 축삭돌기를 둘러싼 슈반세포가 해당된다. 신경아교세포는 다시 혈관과 연결되어 신경세포에 영양을 공급하는 별아교세포, 축삭돌기를 둘러싸는 희소돌기가교세포, 이물질을 먹어서 신경조직을 보호하는 미세아교세포로 나뉜다. 뇌실이나 척수중심관의 내면을 덮는 뇌실막세포도 신경아교세포의 일종이다.

축삭돌기를 감싸는 구조(중추신경은 희소돌기가교세포, 말초신경은 슈반세포가 해당를 형성하는 말이집(수초)이라고 한다.

시험에 나오는 어구

신경아교세포와 슈반세포
신경세포의 기능을 보좌하는 지지세포로, 중추신경에서는 신경아교세포에 해당되며 별아교세포, 희소돌기가교세포, 미세아교세포로 나뉜다. 말초신경에는 슈반세포가 해당된다.

키워드

가지돌기
받은 자극을 신경세포로 전달하는 가지가 있는 돌기 모양의 구조이다.

축삭돌기
자극신호를 다른 신경세포에 전달하는 가늘고 긴 돌기 모양의 구조이다.

메모

신경세포의 형태
신경세포는 신경돌기의 수에 따라 돌기가 없는 신경원(0극 뉴런), 가지가 있는 수상돌기가 1개뿐인 신경(단극 뉴런), 축삭돌기가 2개인 신경(2극 뉴런) 등으로 나눌 수 있다.

column 골지와 카할

1940년대는 신경조직의 연결구조는 알려져 있었지만, 세포가 어떻게 되어 있는지는 불분명했다. 이탈리아의 골지가 1개 세포 세포가 복잡한 접합부라는 설을 주장했지만 스페인의 카할은 여러 개의 세포가 연결된 것이라는 '뉴런설'을 주장했다. 당시는 어느 쪽이 맞는지 판단할 방법이 없어 논쟁이 됐지만 동시에 두 사람은 노벨 생리학과 의학상을 수상했다(1906년). 이후 전자현미경이 등장하여 뉴런설이 맞는다고 판명되었다.

26

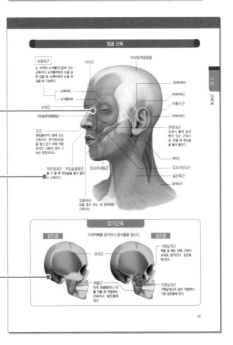

컬러 일러스트
인체의 부위나 구조를 리얼하고 세밀한 일러스트로 설명하고 있다.

부위 설명
일러스트에서 가리키는 부위를 보다 자세히 설명하고 있다.

일러스트 설명
인체의 부위나 구조를 클로즈업하여 보다 자세히 설명하고 있다.

1장

해부학과
인체의 기본

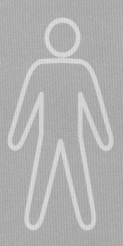

해부학의 개요

POINT
- 해부학이란 생물의 구조를 연구하는 학문이다.
- 근대 해부학의 창시자는 르네상스 시대의 의학자인 베살리우스이다.
- 일본 최초의 해부학서는 스기타 겐파쿠 등이 쓴 '해체신서'이다.

해부학은 인체의 "구조"를 고찰하는 학문이다

해부학은 생물의 형태나 내부구조를 고찰하는 학문이다. '해(解)'와 '부(剖)'라는 한자는 둘 다 '잘라서 나누다'라는 뜻을 가지고 있으며, 영어로 해부학을 나타내는 Anatomy의 어원도 '잘게 자르다'라는 뜻을 가진 고대 그리스어에서 비롯되었다. 해부학의 대상은 넓은 의미에서는 생물 전반에 이르지만 의학이나 생리학, 그리고 그 주변 분야에서는 당연히 사람의 인체로 한정된다.

해부학에 대한 접근 방식은 크게 2가지로 나뉜다. 바로 매크로적인 관점에서 고찰하는 **육안해부학**과 마이크로적인 관점에서 고찰하는 **현미경해부학**이다. 전자는 육안이나 확대경을 사용하여 확인할 수 있는 범위가 대상이며, 후자는 그보다 작은 범위가 대상이다.

근대 해부학의 시조는 베살리우스이다

인체의 내부에 처음으로 지적 관심을 보인 것은 고대 그리스인이었다. "의학의 아버지"로도 불리는 **히포크라테스**가 썼다는 해부학서도 전해지고 있지만 그가 실제로 인체 해부를 했다는 확증은 없다. 처음으로 의학적인 해부를 한 것은 **헤로필로스**라고 한다. 유럽에서는 기독교가 퍼지기 이전부터 인체는 신성시되었고, 해부는 금기시되었다. 그래서 르네상스 시대에 들어서야 인체 해부에 관심이 향해졌고, **레오나르도 다 빈치** 등은 예술적인 관점에서 해부를 했다. 그리고 1543년에 의학자인 베살리우스가 처음으로 본격적인 해부학서인 〈사람 몸 구조에 관하여〉(Fabrica)를 출판했는데, 이것이 근대 해부학의 창시이다. 일본 해부학의 기원은 **스기타 겐파쿠**, **마에노 료타쿠** 등이 쓴 사형수의 해부실견(1771년)과 해부학서인 〈해체신서〉의 출판(1774년)으로 알려져 있다.

 키워드

히포크라테스
B.C.(기원전)460년 무렵~B.C.370년 무렵. 고대 그리스의 의학자로, "의학의 아버지"로 불리지만, 당시 그리스에서 인체 해부는 허용되지 않았다.

헤로필로스
B.C.335~B.C.280년. 고대 그리스의 의학자로, 수많은 인체 해부를 했다고 전해진다.

레오나르도 다 빈치
1452~1519년. 이탈리아의 예술가로, 인체를 미술적인 관점에서 탐구하기 위해 인체를 해부하여 자세한 해부도를 작성했다.

베살리우스
1514~1564년. 벨기에 출신의 의학자로, 이탈리아 파도바 대학 교수를 역임. 수많은 인체 해부를 시행하여 옛날부터 믿어 왔던 인체 구조의 오류를 증명했다.

스기타 겐파쿠
1733~1817년. 후쿠이현 출신의 네덜란드 의학의. 〈해체신서〉의 번역 프로젝트에서 리더 역할을 담당했다.

마에노 료타쿠
1723~1803년. 오이타현 출신의 네덜란드 의학의. 〈해체신서〉의 번역 실무에서 중심적인 역할을 담당했다.

해부학의 발걸음

근대 해부학은 르네상스 시대에 베살리우스에 의해 창시되었다. 일본의 경우 스기타 겐파쿠와 마에노 료타쿠 등이 출판한 〈해체신서〉가 기원이라고 한다.

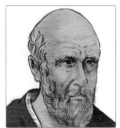

B.C.460년 무렵~B.C.370년 무렵
"의학의 아버지"로 칭해지는
히포크라테스

B.C.335~B.C.280년
인류 최초의 의학적 해부를 실시
헤로필로스

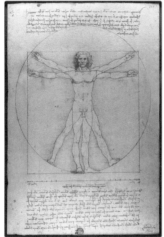

1452~1519년
인체의 예술미를 탐구
레오나르도 다 빈치

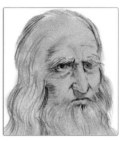

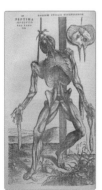

1514~1564년
해부학서를 출판
베살리우스

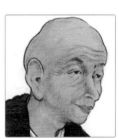

1733~1817년
스기타 겐파쿠
1723~1803년
마에노 료타쿠

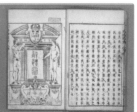

〈해체신서〉를 번역

인체의 부위

- ●인체는 머리, 몸통, 팔, 다리로 된 4부분으로 나뉜다.
- ●몸통은 다시 가슴(등)과 배(허리)로 나뉜다.
- ●해부학에는 "기본자세"가 있는데 이를 해부학자세라고 한다.

인체는 크게 4부분으로 나뉜다

해부학에서는 인체를 **머리, 몸통, 팔, 다리**로 된 4부분으로 나누고 있다. 머리(두경부)는 목에서 윗부분을 가리키며, 몸통(체간)은 목 아래 부분을 가리킨다. 몸통은 다시 **가슴**(흉부)과 **배**(복부)로 나뉘는데, 이를 묶어서 **흉복부**라고도 한다. 그런데 좀 더 정확히 말하자면 가슴과 배는 몸을 정면에서 봤을 때의 명칭으로, 뒤에서 봤을 때는 **등**(배부)과 **허리**(요부)라고 한다. 가슴(등)과 배(허리)의 경계는 몸 밖에서는 가슴우리의 맨 아랫부분(갈비활)이지만 몸 안에서는 가로막이 경계가 된다. 또 몸 안에서 골반이 있는 부분을 특별히 골반부라고 하는 경우도 있다.

팔(상지)은 몸통에서 나와 있는 좌우 팔과 손을 가리키며, **다리**(하지)는 좌우 다리와 발을 가리키는데, 이 둘을 합쳐 체지라고 하기도 한다. 팔은 다시 어깨, **팔꿈치**, 손가락 등으로, 다리는 넓적다리(대퇴), **무릎**(슬), 종아리(하퇴, 경脛) 등으로 나뉜다. 볼기(둔부)는 다리에 들어간다.

인체는 다양한 자세를 취할 수 있는데 해부학에서는 '손바닥을 앞으로 향한 직립 자세'를 기본으로 하고 있으며, 이를 해부학자세라고 한다. 이를 바탕으로 앞, 뒤, 상, 하 등의 방향이나 **시상면**(정중면), **관상면**(이마면), **가로면**(횡면)과 같은 단면으로 호칭한다.

해부학자세
손바닥을 앞으로 향하여 똑바로 서 있는 자세가 해부학의 기본자세이다.

머리
목과 머리 부분

몸통
목 아래 부분. 정면에서는 가슴과 배, 뒷면에서는 등과 허리로 나뉜다. 흉복부라고도 한다.

팔과 다리
팔과 손으로 구성된 것이 상지, 다리(엉덩이부터 발목)와 발로 구성된 것이 하지이다. 상지와 하지를 합쳐 체지라고도 한다.

---

column **시상면의 어원**

인체를 좌우로 나눴을 때의 단면을 시상면이라고 한다. 영어로는 'sagittal plane'이라고 하는데, 이것은 라틴어로 '화살'을 뜻하는 'sagitta'에서 유래되었다. 활로 화살을 쏠 때 잡아당긴 줄이 얼굴을 좌우로 나누는 정중앙선을 그린다는 점에서 이렇게 부르게 되었다고 한다. 참고로 별자리의 '궁수자리'는 'Sagittarius(활을 쏘는 사람)'라고 한다.

인체의 부위와 명칭

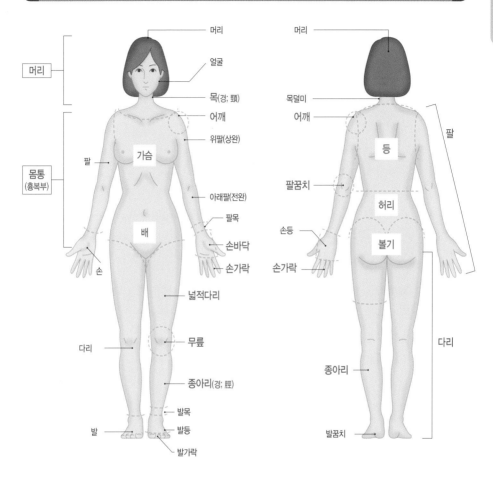

머리
얼굴
목(경; 頸)
어깨
위팔(상완)
가슴
아래팔(전완)
팔목
손바닥
손가락
넓적다리
무릎
종아리(경; 脛)
발목
발등
발가락

머리
팔
배
손
다리
발

머리
목덜미
어깨
등
팔꿈치
허리
손등
볼기
손가락
팔
다리
종아리
발꿈치

몸통
(흉복부)

단면의 명칭

시상면(정중면)은 인체를 정중앙선에 따라 세로
로 잘랐을 때의 단면을 말한다. 관상면(이마면)
은 시상면과 직교하도록 세로로 잘랐을 때의 단
면이며, 가로면(횡면)은 인체를 가로로 잘랐을
때의 단면을 가리킨다.

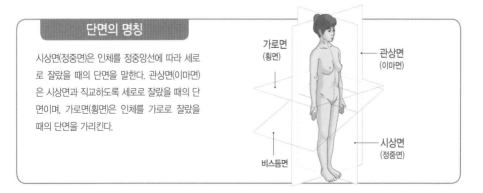

가로면
(횡면)
관상면
(이마면)
시상면
(정중면)
비스듬면

세포의 종류

POINT

- 세포는 생물의 기본 단위로, 사람의 경우 약 200종류의 세포가 60조 개 있다.
- 세포는 크게 체세포와 생식세포로 나뉜다.
- 같은 종류의 세포가 모여 조직을 이루고, 각 기관을 구성하는 단위가 된다.

세포는 크게 2개의 그룹으로 나뉜다

생물의 몸을 구성하는 가장 작은 단위가 세포이다. 몸이 하나의 세포로 되어 있는 생물을 단세포생물, 여러 개의 세포로 이루어진 생물을 다세포생물이라 한다. 물론 사람은 다세포생물이다. 다세포생물의 몸을 구성하는 세포의 형태와 기능은 매우 다양한데, 사람의 경우 약 200종류의 세포가 60조 개 정도 있다.

세포의 종류는 다양해도 기본적인 성질에 따라 2개의 그룹으로 나눌 수 있다. 첫째는 체세포로, 몸을 구성하는 세포 대부분이 여기에 해당된다. 따라서 피부 세포와 뇌 세포는 모양이나 기능은 다르지만 몸을 구성하고 있다는 점에서 같은 체세포로 분류된다. 한편 해당 개체가 갖고 있는 성질(유전 정보)을 다음 세대에 전달하는 역할을 전문적으로 담당하는 세포가 있는데, 바로 생식세포이다. 정자와 난자가 여기에 해당된다.

체세포는 단독으로 기능하지 않고 똑같은 성질을 가진 세포가 집합체를 이루어 기능한다. 이러한 집합체를 조직이라고 하며, 성질과 기능에 따라 상피조직, 근육조직, 결합조직, 신경조직 4종류로 분류된다. 이러한 조직이 여러 개 결합하여 어떤 특정한 기능을 가진 부품이 만들어지는데, 이것을 기관이라고 한다.

 키워드

세포
생물체를 구성하는 최소 단위로, 세포핵과 원형질 등으로 되어 있다(P.16 참조).

체세포
신체를 구성하는 세포로, 분화한 세포와 줄기세포가 있다(P.18 참조).

생식세포
유전 정보의 전달을 목적으로 하는 세포로, 정자와 난자(배세포라고도 함)를 말한다.

조직
동일한 성질을 가진 세포의 집합체로, 신체 각 부분의 구성 요소이다. 상피조직, 근육조직, 결합조직, 신경조직으로 나뉜다.

기관
세포조직으로 이루어지는 몸의 구성 요소로 특정한 기능을 갖고 있다.

---

column 누가 세포를 발견했을까?

영어로 'cell(세포)'은 원래 '작은 방'이라는 뜻이다. 이것을 17세기 영국의 과학자 로버트 훅이 세포의 뜻으로 명명했다. 일반적으로 로버트 훅이 "세포의 발견자"로 알려져 있지만, 사실 그가 현미경으로 확인한 것은 코르크 조각의 격자모양 구조이므로 엄밀한 의미에서는 '세포의 발견자'라고 할 수 없을지도 모른다. 동물의 조직도 세포로 되어 있다는 것을 확인한 것은 동시대의 이탈리아의 과학자인 마르첼로 말피기라고 한다.

다양한 세포

사람의 몸을 구성하는 세포는 크게 나눠 체세포와 생식세포가 있다. 세포는 각각 형태나 기능이 다르다.

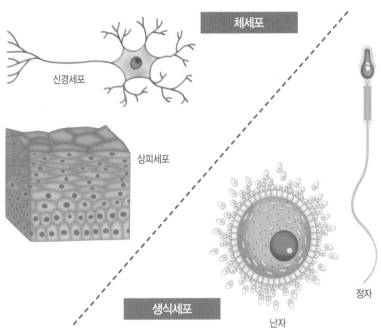

체세포

신경세포

상피세포

생식세포

난자

정자

세포에서 기관으로

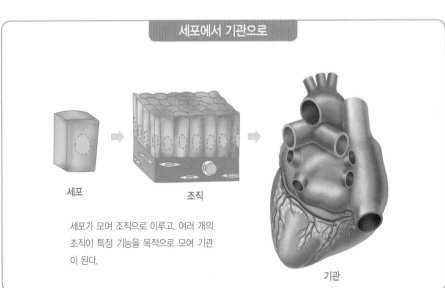

세포

조직

기관

세포가 모여 조직으로 이루고, 여러 개의
조직이 특정 기능을 목적으로 모여 기관
이 된다.

15

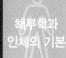

세포의 구조

POINT
- 세포는 주로 세포핵과 세포질로 이루어진다.
- 세포핵 안에는 염색체가 있으며 여기에 유전자가 저장되어 있다.
- 세포질은 다양한 기능을 갖고 있는 소기관으로 구성된다.

세포는 단백질과 에너지를 만들어 낸다

세포는 각각 형태는 다양하지만 기본구조는 모두 똑같다. 가장 큰 구성요소는 **세포핵**과 **세포질**이다. 세포핵은 세포의 중앙에 덩어리처럼 있는 요소로, **염색체**를 가지고 있다. 염색체에는 몸을 구성하는 단백질을 합성하기 위한 정보가 기록되어 있는 유전자가 저장되어 있다. 그 본체는 디옥시리보핵산(Deoxyribo Nucleic Acid)이라는 물질로, 영어 머리글자를 따서 보통 DNA라고 부른다. DNA는 당과 인산을 주축으로 4종류의 염기(아데닌, 구아닌, 사이토신, 티민)가 쌍을 이루어 결합된 이중나선 구조를 하고 있으며, 그 배열의 차이가 단백질의 "복제 지시서", 즉 유전정보인 것이다.

세포질은 DNA의 정보를 바탕으로 단백질을 합성하는 것으로, **원형질**이라 부르는 콜로이드 상태 부분과 몇 개의 **세포소기관**으로 이루어져 있다. 각 세포소기관은 전문 역할을 갖고 있는데, 예를 들면 **미토콘드리아**는 당으로부터 에너지의 원천인 아데노신삼인산(ATP)을 생성한다. 또 **조면소포체**나 **리보솜**은 단백질 합성에 관여하고 **골지체**(골지기관)는 단백질과 당으로부터 분비물을 생성한다.

 키워드

세포핵
세포의 중앙에 위치하는 덩어리 부분으로 내부에 염색체를 갖고 있다.

염색체
세포핵 안에 있으며 유전 정보가 기록되어 있는 유전자를 저장하고 있다(크로마틴(염색질)). 세포 분열 시에 보인다.

DNA
유전자를 구성하는 물질로, 디옥시리보핵산(Deoxyribo Nucleic Acid)의 약자이다.

세포질
세포 안에서 세포핵 이외를 차지하는 부분으로 원형질과 세포소기관으로 되어 있다.

---

column **미토콘드리아는 상상력을 불러일으킨다**

세포소기관 중 하나인 미토콘드리아는 일본의 약리학자이면서 작가인 세나 히데아키의 소설 〈미토콘드리아 이브〉(신초사 간행)로 일약 유명해졌다. 소설에서는 염색체와는 다른 DNA를 갖고 있는 것이 상상력을 불러일으킨다고 한다. 또 미토콘드리아의 DNA는 어머니로부터 물려받는다는 점에서 현존하는 인류의 모계 선조를 거슬러 올라가면 약 20만 년 전에 아프리카에 있었던 한 명의 여성에 도달한다는 '미토콘드리아 이브설'도 있다.

세포의 기본구조

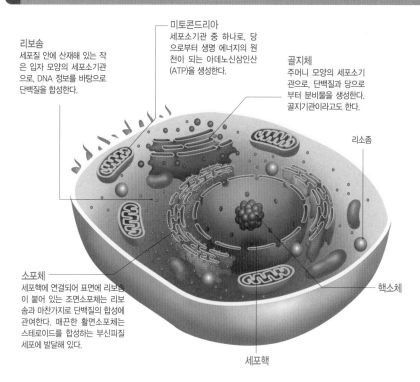

리보솜
세포질 안에 산재해 있는 작은 입자 모양의 세포소기관으로, DNA 정보를 바탕으로 단백질을 합성한다.

미토콘드리아
세포소기관 중 하나로, 당으로부터 생명 에너지의 원천이 되는 아데노신삼인산(ATP)을 생성한다.

골지체
주머니 모양의 세포소기관으로, 단백질과 당으로부터 분비물을 생성한다. 골지기관이라고도 한다.

리소좀

소포체
세포핵에 연결되어 표면에 리보솜이 붙어 있는 조면소포체는 리보솜과 마찬가지로 단백질의 합성에 관여한다. 매끈한 활면소포체는 스테로이드를 합성하는 부신피질 세포에 발달해 있다.

핵소체

세포핵

DNA 이중나선과 염색체

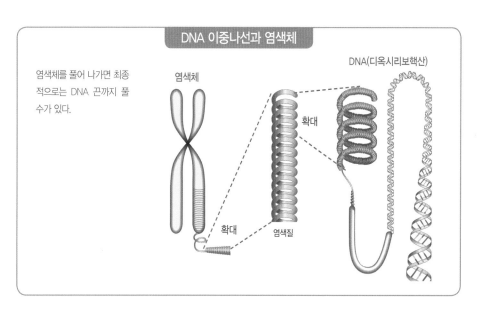

염색체를 풀어 나가면 최종적으로는 DNA 끈까지 풀 수가 있다.

염색체

DNA(디옥시리보핵산)

확대

확대

염색질

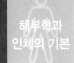

세포분열 *cell division*

POINT

- 세포는 하나가 둘로 분열하여 증가해 간다.
- 체세포는 각 조직 특유의 기능을 가질 때까지 분화한다.
- 분화하기 이전의 세포를 줄기세포라고 한다.

하나에서 분열을 반복하여 60조 개로 늘어난다

세포는 하나가 둘로 분열하여 배로 증가해 간다. 성인의 경우 약 60조 개를 갖고 있는데, 원래 사람 몸의 세포는 하나의 수정란에서 출발한다. **체세포분열**은 말하자면 세포를 복제하는 것이므로 분열해서 생긴 세포(딸세포)의 형태나 구조, 성질은 기본적으로 본래의 세포(모세포)와 같다. 세포핵에 들어 있는 염색체의 수도 똑같다(사람은 44개의 **상염색체**와 2개의 **성염색체**, 도합 46개의 염색체를 갖고 있음). 그런데 생식세포가 만들어질 때는 모세포의 염색체를 반밖에 물려받지 못한다(감수분열). 정자와 난자가 결합(수정)해야 염색체의 수가 같아지고 양쪽 부모의 형질이 자식에게 이어지는 것이다.

수정란은 여러 번 분열하여 세포의 수를 늘려 가는데, 그 과정에서 피부세포가 되거나 신경세포가 되는 등 특정한 기능을 가진 세포로 변화해 간다. 이것을 분화라고 한다. 분화하기 전의 세포(어떤 세포도 될 수 있는 세포)를 **줄기세포**라고 한다. 분화한 체세포는 분열을 반복하는 과정에서 염색체 안에 있는 **텔로미어**라는 구조가 점점 짧아져서 노화해 간다. 하지만 줄기세포는 이 과정이 일어나지 않아 몇 번이고 반복해서 분열할 수가 있다.

시험에 나오는 어구

텔로미어
염색체 끝을 보호하고 있는 돌기 모양 구조로, '말단소립' 이라고도 한다. 체세포의 경우 분열을 할 때마다 짧아져서 일정 길이 이상 짧아지면 그 이상은 분열을 하지 않는다(세포의 노화).

키워드

체세포분열
하나의 세포가 둘로 분열하는 증식으로 모세포와 딸세포의 형질은 바뀌지 않는다.

감수분열
생식세포가 생성되는 세포분열. 모세포로부터 2단계를 거쳐 분열하는데, 그 과정에서 염색체의 수가 모세포의 반으로 감소한다.

성염색체
두 줄이 한 쌍으로 되어 있으며 성을 규정하는 염색체로, X 염색체와 Y 염색체가 있다. 남성은 X와 Y가 한 쌍, 여성은 X 두 개가 한 쌍이 된다.

---

column **iPS 세포와 ES 세포**

꿈의 재생의학을 목표로 줄기세포를 인공적으로 만드는 연구가 각 나라에서 진행되고 있다. 실용화가 되면 심각한 손상을 입은 장기를 부활시킬 수 있을지도 모른다. 2012년 노벨 생리학·의학상을 수상한 일본의 나카야마 신야 교토대학 교수가 개발한 'iPS 세포'는 피부 세포에 특정 유전자를 이식하여 줄기세포로 만드는 기술로, 우리말로는 '인공 다능성 줄기세포'라고 할 수 있다. 비슷한 기술로는 수정란에서 만드는 'ES 세포(배아줄기세포)'도 있다.

세포분열의 흐름

세포의 분열 과정은 '전기', '중기', '후기', '말기'로 나뉜다. 분열된 딸세포는 언젠가는 모세포가 되어 다음 분열을 시작한다. 이 사이클을 '세포주기'라고 한다.

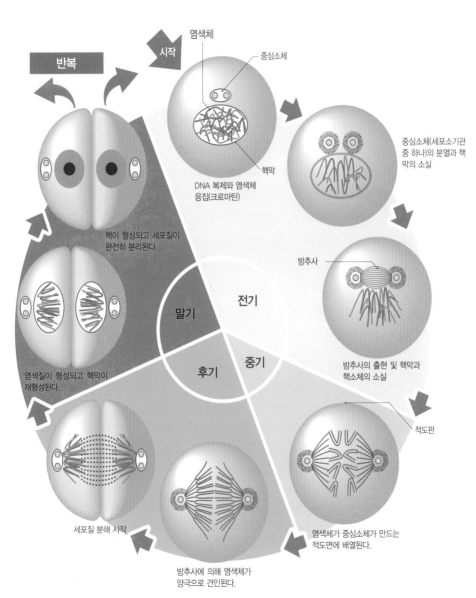

반복

시작

염색체

중심소체

핵막

DNA 복제와 염색체 응집(크로마틴)

중심소체(세포소기관 중 하나)의 분열과 핵막의 소실

방추사

방추사의 출현 및 핵막과 핵소체의 소실

적도판

염색체가 중심소체가 만드는 적도면에 배열된다.

핵이 형성되고 세포질이 완전히 분리된다.

전기

말기

중기

후기

염색질이 형성되고 핵막이 재형성된다.

세포질 분해 시작

방추사에 의해 염색체가 양극으로 견인된다.

상피조직 *epithelial tissue*

- 몸과 기관의 표면이나 내면을 덮는 조직을 상피조직이라고 한다.
- 상피조직은 크게 단층상피와 중층상피로 나뉜다.
- 조직을 구성하는 세포의 모양이나 털 유무를 바탕으로 한 분류도 있다.

상피조직이란 표면을 덮고 있는 조직을 말한다

몸의 내부·외부를 불문하고 표면을 덮고 있는 조직을 상피조직이라고 한다. 하지만 일률적으로 '몸의 표면'이라고 해도 피부와 점막은 다르다는 것에서 알 수 있듯이 상피조직은 몇 가지 종류로 분류된다.

먼저 조직을 구성하는 세포가 층을 이루고 있는지 아닌지에 따라 단층상피와 중층상피로 크게 나눌 수 있다. 전자는 세포가 한 층밖에 없는 조직이며, 후자는 세포가 여러 겹으로 겹쳐 있는 조직이다. 이는 다시 세포의 형태로도 분류할 수 있다. 단층상피의 경우 판 모양의 세포로 이루어지는 단층편평상피, 입방체에 가까운 세포로 이루어지는 단층입방상피, 원주 모양의 세포가 나열된 거짓중층상피가 있다. 다층상피의 경우는 위층의 세포 모양에 따라 중층편평상피(편평한 모양의 세포가 나열)와 중층원주상피(원주 모양 세포가 나열)가 있다. 또 기관이 수축 이완할 때 높이가 변화하는 이행상피나 표면에 작은 털이 있는 섬모상피로 분류하는 경우도 있다.

땀이나 호르몬과 같은 분비물을 내는 샘(선; 腺)이 있는 것도 상피조직의 특징이다. 또 상피조직 아래에는 결합조직이 있는데 그 경계는 기저막에 의해 명확하게 구분되어 있다.

시험에 나오는 어구

거짓중층섬모상피
기관(気管)이나 난관의 점막 상피는 뭔가를 나르기 위한 섬모를 갖고 있어 '위중층섬모상피'라고 부른다.

키워드

단층편평상피
편평한 모양의 세포가 나란히 늘어선 단층 상피

단층입방상피
입방체에 가까운 모양의 세포가 나란히 늘어선 단층 상피

단층원주상피
원주 모양의 세포가 나란히 늘어선 단층 상피

중층편평상피
위층이 편평한 모양의 세포로 이루어진 중층 상피

중층원주상피
위층이 원주 모양의 세포로 이루어진 중층 상피

---

column **상피조직에 필요한 비타민**

상피조직의 필수영양소로는 비타민 A를 꼽을 수 있다. 조직 전반에 유용하지만 특히 상피나 점막과 같은 상피조직의 형성과 유지에 빼놓을 수 없는 비타민이다. 비타민 A가 결핍되면 가장 큰 손상을 입는 것이 각막이나 망막으로, 최악의 경우 실명에 이르는 경우도 있다. 비타민 B_2도 피부나 점막의 보호에 관여하는 것으로 알려져 있다. 전형적인 결핍증으로는 구내염이나 구각염, 피부염이 있으며 치료약으로 비타민 B_2 제제를 사용한다.

상피조직의 구조

상피조직은 몸의 부위에 따라 모양과 성질이 다르다. 크게 나누면 단층상피와 중층상피가 있으며, 더 세분하자면 세포의 모양에 따라 몇 종류로 나눌 수 있다.

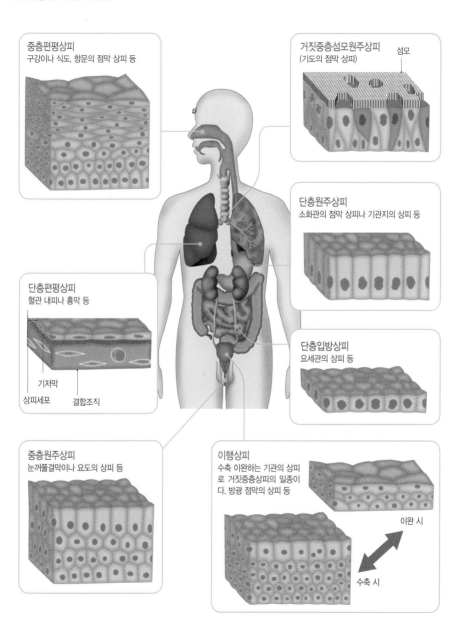

중층편평상피
구강이나 식도, 항문의 점막 상피 등

거짓중층섬모원주상피
(기도의 점막 상피)
섬모

단층원주상피
소화관의 점막 상피나 기관지의 상피 등

단층편평상피
혈관 내피나 흉막 등

기저막
상피세포   결합조직

단층입방상피
요세관의 상피 등

중층원주상피
눈꺼풀결막이나 요도의 상피 등

이행상피
수축 이완하는 기관의 상피로 거짓중층상피의 일종이다. 방광 점막의 상피 등

이완 시

수축 시

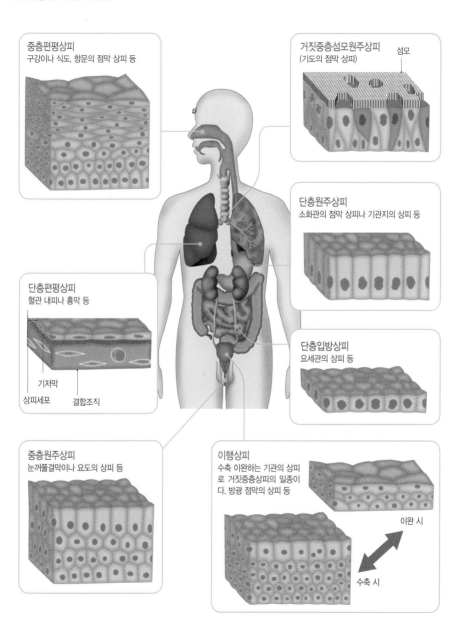

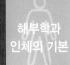

근육조직 *muscle tissue*

POINT
- 근육조직은 신축성이 있는 근섬유(근세포)로 되어 있다.
- 근육조직은 형태에 따라 크게 가로무늬근과 민무늬근으로 분류한다.
- 근육조직은 기능에 따라 크게 수의근과 불수의근으로 분류한다.

신축성이 있는 세포로 되어 있는 근육조직

근육조직은 말 그대로 근육을 만드는 조직이다. 조직을 구성하는 것은 신축성을 지닌 근세포로, 가늘고 긴 모양을 하고 있어 근섬유라고도 부른다. 신축성의 근원은 액틴과 미오신이라는 단백질로, 이것은 대부분의 세포에 포함되어 있지만 근세포에는 특히 많이 들어 있다.

근육조직은 형태에 따라 크게 **가로무늬근**(횡문근)과 **민무늬근**(평활근)으로 나뉜다. 전자는 가로무늬 모양이 있는 것이고, 후자는 그 이외의 것을 말한다. 가로무늬근의 가로무늬는 액틴과 미오신으로 이루어진 **근원섬유**가 규칙적으로 나열되어서 생긴 것인데, 세포의 경계를 넘어서 나열되어 있다. 따라서 가로무늬근의 근세포는 경계가 없고 길고 큰 세포질 안에 여러 개의 핵이 존재하는 **합포체**로 되어 있다.

기능면에서는 크게 수의근과 불수의근으로 나뉜다. 전자는 자신의 의사로 움직일 수 있는 근육조직(대부분은 체성운동신경의 지배를 받음)이고, 후자는 자신의 의사로는 움직일 수 없는 근육조직(자율신경의 지배를 받음)이다. 팔이나 다리와 같은 골격근은 가로무늬근이자 수의근이며, 내장의 근육은 대부분이 민무늬근이자 불수의근이다.

심장 근육(심근)은 가로무늬근이자 불수의근이다. 동시에 수축 이완을 하기 때문에 근세포들은 개재판으로 연결되어 있다.

 키워드

합포체
여러 세포가 융합하여 하나의 세포질에 여러 개의 세포핵이 존재하는 세포이다.

가로무늬근
가로줄무늬(횡문)가 보이는 근육조직을 말한다. 근세포는 가늘고 길게 이어져 있어서 경계가 없다. 골격근이나 표정근 등이 대표적인 예이다.

 메모

움직일 수 있는 근육 · 움직일 수 없는 근육
수의근은 자신의 의사대로 움직일 수 있는 근육조직이다. 운동신경의 지배를 받는데, 골격근이 대표적인 예이다. 한편 불수의근은 의사대로 움직일 수 없는 근육조직이다. 자율신경의 지배를 받으며, 대표적인 예로는 심근이 있다.

 Athletics Column

초과회복의 원리는 진짜인가?

피트니스 클럽에서 웨이트 트레이닝 지도를 받으면 반드시 설명하는 것이 '초과회복의 원리(super compensation)'이다. '근섬유는 큰 부하를 가하면 손상을 받아 근력이 일시적으로 저하하지만, 그와 똑같은 부하를 다시 받아도 견딜 수 있도록 48~96시간에 걸쳐 이전 상태를 웃도는 수준까지 회복한다. 따라서 근육이 커지고 근력이 향상된다'라는 것이다. 하지만 이 이론을 뒷받침하는 생리학적 연구 보고는 없으며 아직까지 가설의 영역에 지나지 않는다.

근육조직의 구조

심근과 골격근은 모두 가로무늬근(횡문근)으로 분류된다. 하지만 심근은 불수의근인 반면, 골격근은 수의근이다.

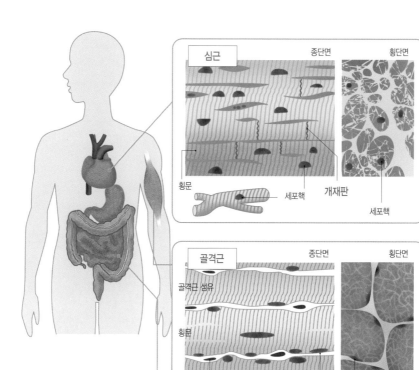

심근

종단면 · 횡단면

횡문 · 세포핵 · 개재판 · 세포핵

골격근

종단면 · 횡단면

골격근 섬유 · 횡문 · 섬유모세포의 핵 · 세포핵

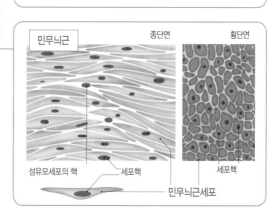

민무늬근

종단면 · 횡단면

섬유모세포의 핵 · 세포핵 · 세포핵 · 민무늬근세포

! 원포인트

심근
가로무늬근으로 되어 있지만 모든 근세포가 동시에 수축 이완해야 하기 때문에 근세포들이 개재판으로 연결되어 있다.

골격근
기본적으로는 관절에 붙어 있는 근육을 가리키지만 피부에 붙어 있는 표정근이나 저작근 등도 포함된다. 가로무늬근이다.

민무늬근
내장이나 혈관벽 등을 형성하는 근육으로, 방추 모양을 한 근세포의 집합체이다. 가로무늬근과 같은 줄무늬는 없다.

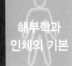
지지조직(결합조직) *connective tissue*

● 지지조직은 다른 조직이나 장기를 연결하는 조직이다(넓은 의미의 결합조직).
● 크게 결합조직, 뼈조직, 연골조직, 혈액·림프로 분류된다.
● 결합조직은 섬유의 비율 등을 바탕으로 다시 몇 종류로 나눌 수 있다.

전신을 지지하고 몸에 가장 많이 존재하는 조직

지지조직은 골격과 함께 몸 전체를 지지하는 조직이다(주: 다른 조직이나 장기를 연결시킨다는 점에서 **결합조직**이라고 부르는 경우도 있지만, 이 책에서는 나중에 설명할 좁은 의미에서의 결합조직과 구별하기 위해 '지지조직'이라고 부르겠다). 전신에 가장 많이 존재하는 조직으로, 세포간질과 섬유를 많이 갖고 있다. 지지조직의 성질과 모양을 결정하는 것은 세포간질의 물리적 성질로, 이를 바탕으로 4종류로 나눌 수 있다. **결합조직**(협의), **뼈조직**(세포간질의 주성분은 하이드록시아파타이트), **연골조직**(세포간질은 젤 상태의 연골기질), **혈액·림프**(세포간질은 액체)이다. 여기서는 결합조직에 대해서 자세히 설명하겠다.

결합조직은 섬유의 비율에 따라 2종류로 크게 나뉜다

결합조직은 섬유의 함유량에 따라 **성긴결합조직**(소성결합조직)과 **치밀결합조직**으로 나뉜다. 성긴결합조직은 세포간질의 비율이 많은 조직으로, 섬유는 드문드문 존재한다. 대표적인 것으로는 피하조직이 있으며, 세포간질에는 액체가 고여 있다. **지방세포**가 모인 성긴결합조직은 특별히 지방조직이라고 부른다.

치밀결합조직은 섬유의 비율이 많은 조직이다. 힘줄이나 인대, 근막, 뇌를 감싸는 경막 등의 조직이 치밀결합조직으로, 콜라겐을 주성분으로 하는 아교질섬유(콜라겐 섬유)가 밀집되어 있다.

탄력이 필요한 대동맥벽 등과 같은 조직에는 보다 강한 탄력성을 갖고 있는 탄성섬유가 많이 포함되어 있다(이 조직을 특별히 탄성조직이라고 부름). 또 림프절이나 골수 등과 같은 조직은 섬유가 작은 망 모양을 하고 있으며(세망섬유), 그 안에 세포를 저장하고 있는 구조로 되어 있다(세망조직).

시험에 나오는 어구

세포간질
세포의 바깥쪽을 메우는 부분으로, 세포외기질 또는 세포외매트릭스라고도 부른다. 혈장, 골기질, 연골기질, 섬유성분의 원천인 피브리노겐도 세포간질에 포함된다.

키워드

섬유
단백질(주로 콜라겐)을 주성분으로 하는 끈 모양 구조이다.

결합조직
넓은 의미에서는 지지조직과 같은 뜻이고, 좁은 의미에서는 체내의 조직이나 장기를 연결하는 조직이다.

성긴결합조직
세포간질의 비율이 섬유보다 많은 결합조직으로, 피하조직이나 점막하조직 등이 있다.

치밀결합조직
섬유성분이 밀집되어 있는 결합조직으로 힘줄이나 인대, 뇌막 등이 있다.

탄성조직
탄성섬유를 많이 포함하여 탄력성이 뛰어난 조직으로 대동맥벽 등이 있다.

세망조직
섬유가 작은 망 구조로 되어 있는 조직으로 림프절이나 골수 등이 있다.

지지조직의 분류

상피조직과 근육조직 이외의 조직이 지지조직으로, 좁은 의미의 결합조직 외에 뼈나 연골 조직, 혈액·림프도 여기로 분류된다. 결합조직은 섬유의 조성 비율에 따라 몇 종류로 분류한다.

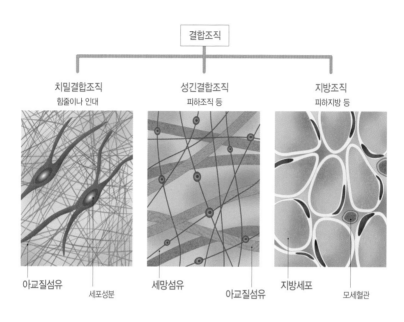

결합조직

치밀결합조직	성긴결합조직	지방조직
힘줄이나 인대	피하조직 등	피하지방 등

아교질섬유　　세포성분

세망섬유　　아교질섬유

지방세포　　모세혈관

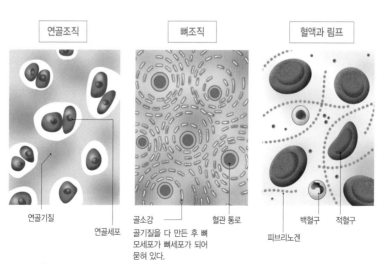

연골조직　　뼈조직　　혈액과 림프

연골기질

연골세포

골소강
골기질을 다 만든 후 뼈
모세포가 뼈세포가 되어
묻혀 있다.

혈관 통로

피브리노겐

백혈구　　적혈구

25

해부학과
인체의 기본

신경조직 *nervous tissue*

POINT

- 신경조직은 중추신경과 말초신경을 구성하는 조직이다.
- 신경조직의 기본구조는 신경세포와 버팀세포로 이루어진다.
- 버팀세포는 크게 신경아교세포와 슈반세포로 나눌 수 있다.

신경을 형성하고 있는 특수한 조직

신경조직은 말 그대로 신경을 구성하고 있는 조직인데, 형태와 기능이 다른 조직이 서로 결합되어 있다는 점이 다른 조직과 크게 다른 점이다. 기본적으로 **신경세포와 신경아교세포**가 한 단위가 되며, 이것이 연결되어 조직을 형성하고 있다.

신경세포는 **뉴런**(신경원)이라고도 하는데, 나뭇가지와 같은 **가지돌기**와 다른 신경과 연결되는 가늘고 긴 **축삭돌기**를 갖고 있다. 수상돌기를 통해 신경세포가 받은 자극 정보는 축삭돌기를 통해 다른 신경세포로 전달된다. 다른 신경세포와 연락 부분을 **시냅스**라고 한다.

버팀세포는 신경세포의 기능을 보완하는 부속 세포로, 중추신경에서는 **신경아교세포**(glia cell), 말초신경에서는 축삭돌기를 둘러싼 **슈반세포**가 해당된다. 신경아교세포는 다시 혈관과 연결되어 신경세포에 영양을 공급하는 **별아교세포**, 축삭돌기를 둘러싸는 **희소돌기아교세포**, 이물질을 먹어서 신경조직을 보호하는 **미세아교세포**로 나뉜다. 뇌실이나 척수중심관의 내면을 덮는 **뇌실막세포**도 신경아교세포의 일종이다.

축삭돌기를 감싸는 구조(중추신경은 희소돌기아교세포, 말초신경은 슈반세포가 이를 형성함)는 **말이집**(수초)이라고 한다.

시험에 나오는 어구

신경아교세포와 슈반세포
신경세포의 기능을 보완하는 버팀세포는 중추신경에서는 신경아교세포에 해당되며, 별아교세포, 희소돌기아교세포, 미세아교세포로 나뉜다. 말초신경에서는 슈반세포가 해당된다.

키워드

가지돌기
받은 자극을 신경세포에 전달하는 가지 있는 돌기 모양의 구조이다.

축삭돌기
자극정보를 다른 신경세포에 전달하는 가늘고 긴 돌기 모양의 구조이다.

메모

신경세포의 형태
신경세포는 신경조직의 주체로, 뉴런 또는 신경원이라 부른다. 가지가 있는 수상돌기와 가늘고 긴 축삭돌기를 갖고 있다.

---

column **골지와 카할**

19세기말에는 신경조직의 편물구조는 알려져 있었지만, 세포가 어떻게 되어 있는지는 불분명했다. 이탈리아의 골지가 '여러 개의 세포가 융합된 합포체'라는 설을 주장했지만, 스페인의 카할은 '여러 개의 세포가 연결된 것'이라는 '뉴런설'을 주장했다. 당시는 어느 쪽이 맞는지 판단할 방법이 없어서 둘이 동시에 노벨 생리학과 의학상을 수상했다(1906년). 이후 전자현미경이 등장하여 뉴런설이 맞는다고 판명되었다.

신경조직의 종류

신경조직은 중추신경과 말초신경으로 나뉜다.

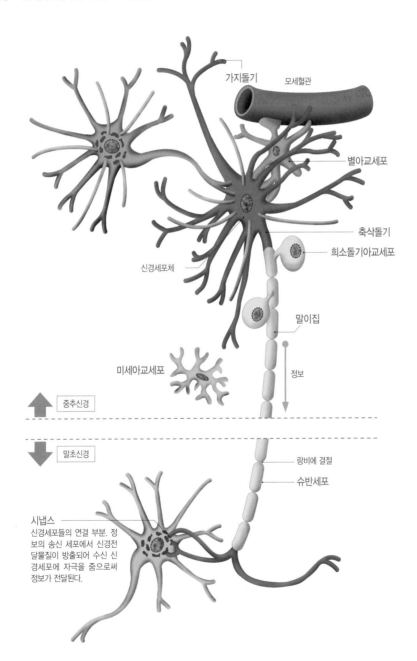

가지돌기

모세혈관

별아교세포

축삭돌기

희소돌기아교세포

신경세포체

말이집

미세아교세포

정보

중추신경

말초신경

랑비에 결절

슈반세포

시냅스
신경세포들의 연결 부분. 정보의 송신 세포에서 신경전달물질이 방출되어 수신 신경세포에 자극을 줌으로써 정보가 전달된다.

체액 *body fluid*

- ●체액은 성인 남성의 경우 체중의 약 60%를, 여성의 경우 55%를 차지한다.
- ●체액은 세포내액과 혈장 및 조직액으로 된 세포외액이 있다.
- ●체액의 pH는 7.35~7.45 사이로 유지된다.

사람의 체중은 60%가 물이다

성인 남성의 경우 체중의 약 60%가 수분으로, 이것을 **체액**이라고 한다. 여성은 **체지방률**이 높기 때문에 체중에서 체액이 차지하는 비율이 남성보다 적은 55%다. 또 아이의 경우 체중의 70~80%, 고령자는 50% 정도가 체액이다.

체액의 양은 음식 섭취와 체내의 대사를 통한 보급과 소변 및 대변, 땀, 날숨으로 인해 생기는 **불감증설**(수증기, 땀)을 통한 소실이 균형을 이루면서 유지된다.

체액은 크게 **세포내액**과 **세포외액**으로 나뉜다. 세포내액은 60조 개로 알려져 있는 모든 세포 안에 있는 수분으로, 체중의 40%(체액의 3분의 2)를 차지한다. 체중의 20%(체액의 3분의 1)를 차지하는 세포외액은 세포 밖에 있는 수분으로, 혈관 안에 있는 **혈장**과 세포와 세포 사이나 조직 사이를 채우고 있는 **조직액** 등으로 나눌 수 있다.

혈장은 세포외액의 25%(체중의 5%), 조직액은 75%(체중의 15%)를 차지한다. 따라서 체중이 60kg인 경우 체액의 총량은 약 36kg으로, 세포내액이약 24kg, 혈장이 약 3kg, 조직액이 약 9kg이 된다. 체액의 성분은 대부분이 물이므로 킬로그램을 리터로 바꿔도 상관없다.

체액의 성분과 농도

체액은 물에 칼륨, 나트륨, 칼슘과 같은 미네랄과 단백질 등이 녹아 있는 액체이다. 하지만 세포내액과 세포외액은 성분이 다르다. 특히 차이가 큰 것은 **칼륨 이온**과 **나트륨 이온**의 농도이다. 세포내액에는 칼륨이, 세포외액에는 나트륨이 많이 들어 있다.

체액은 **약알칼리성**으로 pH7.35~7.45 정도의 좁은 범위로 유지된다.

시험에 나오는 어구

조직액
간질액이라고도 한다. 혈장이 혈관 밖으로 스며 나온 것으로, 성분은 혈장과 매우 비슷하다. 세포와 혈관 사이에서 산소나 영양분, 노폐물 등을 주고받을 때 중개 역할을 한다.

혈장
혈액에서 혈구 성분을 제거한 것으로, 림프관을 흐르는 림프액도 혈장에 해당된다.

키워드

불감증설
피부에서 자연히 증발하거나 날숨에 포함되는 수증기에 의해 몸에서 수분이 소실되는 것이다.

pH
체액의 pH가 정상 범위에서 산성으로 향하는 것을 산성혈증(acidosis), 알칼리성으로 향하는 것을 알칼리혈증(alkalosis)이라고 한다. 따라서 산성혈증은 pH가 7미만을 뜻하는 것이 아니다.

메모

혈액의 양은 얼마나 될까?
혈액은 체중의 약 8% 정도로, 체중이 60kg인 사람의 경우 약 5ℓ가 혈액이다. 혈액의 40%가 혈구 성분이므로 혈장은 3ℓ가 된다.

체내의 수분과 구분

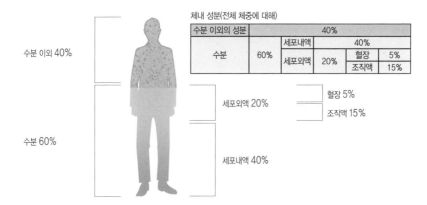

체내 성분(전체 체중에 대해)

수분 이외의 성분	40%				
수분	60%	세포내액	40%		
		세포외액	20%	혈장	5%
				조직액	15%

수분 이외 40%

세포외액 20%

혈장 5%

조직액 15%

수분 60%

세포내액 40%

연령과 성별에 따라 다른 수분 비율

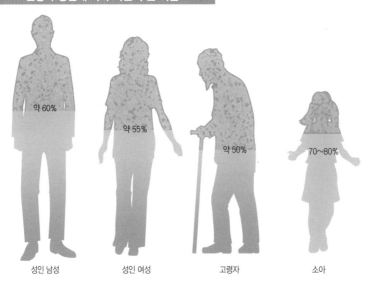

약 60%

약 55%

약 50%

70~80%

성인 남성   성인 여성   고령자   소아

기관과 기관계 *organ and organ system*

- 조직이 모여 특정한 기능을 발현하고 있는 구조체를 기관(器官)이라고 한다.
- 기관을 구성하는 각 조직은 역할을 분담하여 기관의 기능을 발현한다.
- 공통된 목적을 위해 서로 연계하여 기능하는 기관의 그룹을 기관계라고 한다.

조직이 모여 특정 기능을 발현한다

조직은 몇 가지 종류가 합쳐져 특정 기능을 갖고 있는 구조인 기관을 형성한다. 예를 들면 소장은 '음식을 소화시키고 영양분을 흡수하기' 위해서 상피조직, 결합조직, 근육조직이 결합하여 생긴 기관이다. 각 조직이 역할을 분담하여 '소화와 흡수'를 실현하고 있는 것이다.

🔓 키워드

기관
조직이 모여 특정 기능을 발현시키는 구조체를 가리킨다.

기관계의 분류 (1)

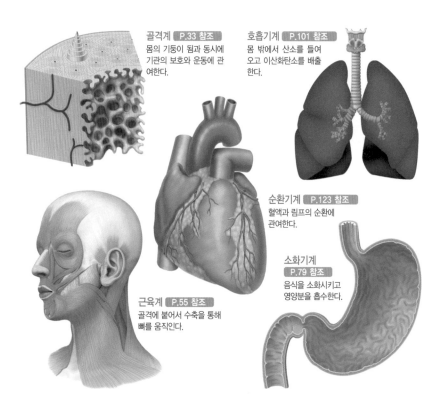

골격계 **P.33 참조**
몸의 기둥이 됨과 동시에 기관의 보호와 운동에 관여한다.

호흡기계 **P.101 참조**
몸 밖에서 산소를 들여오고 이산화탄소를 배출한다.

순환기계 **P.123 참조**
혈액과 림프의 순환에 관여한다.

소화기계
P.79 참조
음식을 소화시키고 영양분을 흡수한다.

근육계 **P.55 참조**
골격에 붙어서 수축을 통해 뼈를 움직인다.

각 기관은 독립된 구조로 되어 있지만 공통된 목적을 위해 서로 연계하며 기능한다. 이런 그룹을 **기관계**라고 한다.

기관계는 **운동계**(몸의 지지와 운동에 관계하며 골격계와 근육계로 나눔), **소화기계**(음식의 소화와 영양분의 흡수), **호흡기계**(외부로부터 산소를 흡입하고 이산화탄소를 배출), **순환기계**(혈액과 림프의 순환에 관계) 등이 있다. 그밖에 **비뇨기계**(혈액 속의 노폐물을 배설하고 혈액 성분의 농도를 조절), **생식기계**(생식세포를 만들고 개체의 생식에 관여), **신경계**(자극에 대한 인식과 반응, 기관의 제어 정보를 전달), **감각기계**(외부 자극을 수용하여 그 정보를 뇌에 전달), **내분비계**(호르몬을 분비하여 전신에 보냄)가 있다.

 메모

기능에 따라 분류되는 기관계

기관계란 공통된 목적을 위해 서로 연계하여 기능하는 기관들을 말한다. 예를 들어 소장은 단독으로 '소화와 흡수'를 하는 것이 아니라 입과 식도, 위, 대장과 같은 기관과 연계하여 그 전체가 '소화와 흡수'라는 목적을 달성하고 있다.

기관계의 분류 (2)

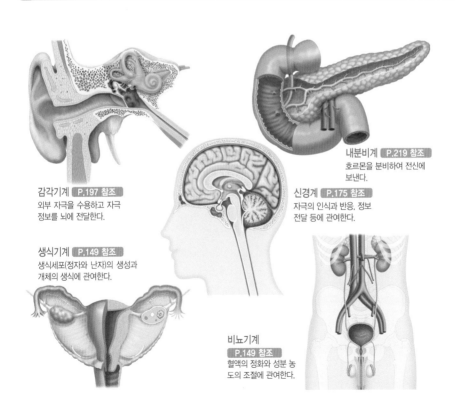

감각기계 P.197 참조
외부 자극을 수용하고 자극 정보를 뇌에 전달한다.

생식기계 P.149 참조
생식세포(정자와 난자)의 생성과 개체의 생식에 관여한다.

내분비계 P.219 참조
호르몬을 분비하여 전신에 보낸다.

신경계 P.175 참조
자극의 인식과 반응, 정보 전달 등에 관여한다.

비뇨기계
P.149 참조
혈액의 정화와 성분 농도의 조절에 관여한다.

해부학과 생리학의 경계

'해부학'과 마찬가지로 인체(넓은 의미에서는 생물 전체)를 연구하는 학문으로 '생리학'이 있다. 해부학은 '형태와 구조'를 연구 대상으로 하는 반면, 생리학은 '기능'면에서 접근한다는 점에서 차이가 있다. 그러나 둘 다 인체에 대해 다루고 있기 때문에 두 학문의 '경계'를 엄밀하게 나누는 것은 불가능하다. 왜냐하면 '형태·구조'는 '기능'과 깊이 관련되어 있기 때문이다.

예를 들어 심장의 내부 구조를 연구하는 것은 기본적으로는 해부학의 영역이지만 단순히 '우심방과 우심실, 좌심방과 좌심실로 나뉜다'고 이해하는 것으로 끝나는 일은 있을 수 없다. '그런 형태를 하고 있는 이유는 무엇인가', '그 구조가 실현시키고 있는 기능은 무엇인가'와 같은 관심으로 이어진다. 이것은 '기능'이므로 엄밀히 말하면 생리학의 영역이다.

그렇다고 해서 이것을 '해부학의 대상이 아니다'라고 고찰을 포기하는 일은 없을 것이다. 해부학과 생리학에 겹치는 부분이 생기는 것은 당연하므로 두 학문을 완전히 분리하는 것이 아니라 서로 보완하는 "한 쌍의 바퀴"라고 인식해야 한다. 때문에 생리학에서 '기능'을 연구할 때는 장기의 '형태·구조'를 고려하여 고찰하는 경우도 생긴다.

이 책에서 인체의 구조를 단순히 나열하는 데 그치지 않고 필요에 따라 기능(생리학적인 사항)에 대해서도 언급하는 이유는 바로 그 때문이다.

2장

—

골격계

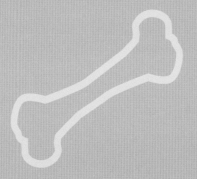

골격의 개요

- 인체를 형성하는 크고 작은 뼈의 연결 구조를 골격이라고 한다.
- 뼈는 모양에 따라 긴뼈, 짧은뼈, 납작뼈로 나뉜다.
- 골격의 기능은 신체 지지, 장기 보호, 칼슘 대사, 조혈이다.

'골격'이란 "뼈대"를 말한다

대부분 동물의 몸은 크고 작은 뼈들이 복잡하게 연결된 구조에 의해 지지된다. 그 전체 구조를 **골격**이라고 하는데, 말 그대로 "뼈대"를 말한다.

골격은 생물학적으로 크게 2종류로 나뉜다. 골격이 몸 표면을 덮어 몸을 바깥쪽에서 지지하고 있는 것을 **외골격**이라 하며, 곤충이나 갑각류 등이 이에 해당된다. 반면 골격이 내부에 있어 안쪽에서 몸을 지지하는 것은 **내골격**이라 하여, 척추동물의 골격이 이에 해당된다.

'척추동물'이라는 이름에서 알 수 있듯이 내골격의 "주축"은 **척추**, 즉 등뼈이다. 사람 몸의 경우 약 30개의 **척추뼈**가 연결되어 **척추**가 이루어지는데, 이를 **척주**(脊柱)라고 한다.

골격의 역할은 '몸의 지지' 뿐만이 아니다

사람 몸은 척주에 다양한 모양과 크기의 뼈가 연결되어 이루어진다. 뼈와 뼈의 연결에는 움직일 수 있는 **움직관절**과 움직일 수 없는 **못움직관절**이 있다. 움직관절은 **관절**을 말하는데 근육이 이를 걸치듯이 붙어 있어서 그 수축으로 뼈가 움직인다. 이것이 신체 활동의 기본 구조로, 이러한 점에서 **골격계**는 운동기계 중 하나로 볼 수 있다.

뼈 하나하나는 모양에 따라 **긴뼈, 짧은뼈, 납작뼈, 불규칙뼈, 공기뼈, 종자뼈** 등으로 분류한다. 이런 뼈들이 조합되거나 단독으로 머리뼈, 갈비뼈, 위팔뼈, 넙다리뼈, 손가락뼈와 같은 다양한 파트가 구성된다.

앞에서 말했듯이 골격은 **몸의 지지**와 운동 외에도 **장기의 보호, 칼슘 대사, 조혈**과 같은 역할도 하고 있다.

키워드

골격
크고 작은 뼈들이 연결된 구조로, 몸의 "뼈대"이다.

뼈의 총 수
골격을 구성하는 뼈의 개수는 성인의 경우 약 200개. 신생아는 약 350개 있다.

무척추동물
척추가 없는 '무척추동물'에는 외골격 동물 외에 연체 동물 등이 있다.

가동연결
움직일 수 있는 뼈들의 연결을 말하는데, 윤활관절이 해당된다.

부동연결
움직일 수 없는 뼈들의 연결을 말한다. 뼈융합, 연골관절, 섬유관절이 이에 해당된다.

칼슘 대사
뼈는 칼슘(Ca)의 저장고로, 필요에 따라 혈액 속으로 방출한다.

조혈
적혈구, 백혈구, 혈소판은 뼈에서 만들어진다.

인체의 골격 구조

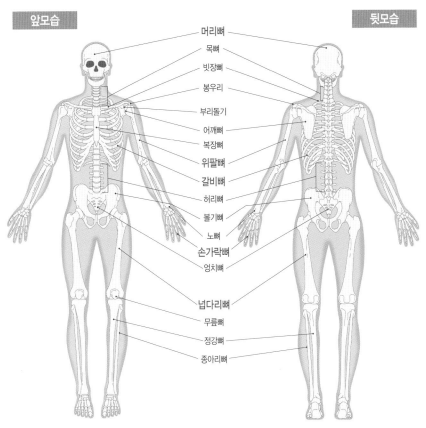

앞모습

머리뼈
목뼈
빗장뼈
봉우리
부리돌기
어깨뼈
복장뼈
위팔뼈
갈비뼈
허리뼈
볼기뼈
노뼈
손가락뼈
엉치뼈
넙다리뼈
무릎뼈
정강뼈
종아리뼈

뒷모습

뼈의 형태

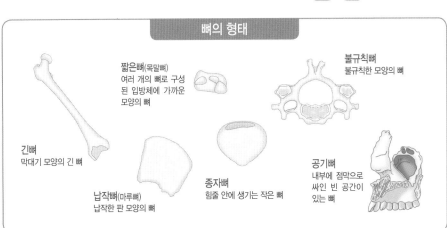

짧은뼈(목말뼈)
여러 개의 뼈로 구성
된 입방체에 가까운
모양의 뼈

불규칙뼈
불규칙한 모양의 뼈

긴뼈
막대기 모양의 긴 뼈

납작뼈(마루뼈)
납작한 판 모양의 뼈

종자뼈
힘줄 안에 생기는 작은 뼈

공기뼈
내부에 점막으로
싸인 빈 공간이
있는 뼈

뼈의 조직 구조

 POINT

- 뼈는 치밀질과 해면질로 되어 있으며 전체를 뼈막이 덮고 있다.
- 해면질은 뼈잔기둥이 얽혀 있는 구조로, 스펀지 모양을 하고 있다.
- 치밀질은 뼈단위라고 하는 혈관을 층층이 둘러싼 원통 구조로 되어 있다.

바깥쪽 뼈는 딱딱해도 안쪽은 의외로 말랑말랑하다

뼈조직(뼈 조직)은 지지조직의 일종이다. 뼈의 세포간질은 교원섬유 주위에 하이드록시아파타이트라는 칼슘화합물이 침착된 것으로, 치아의 에나멜질 다음으로 단단하다.

뼈는 바깥쪽에 있는 **치밀질**과 안쪽에 있는 **해면질**로 되어 있다. 치밀질은 말 그대로 치밀하고 딱딱한 조직인 반면, 해면질은 말랑말랑한 구조로, **뼈잔기둥**이라는 구조가 복잡하게 얽혀 스펀지 모양을 이루고 있다. 뼈잔기둥과 뼈잔기둥 사이는 **골수** 조직으로 채워져 있으며 여기서 피가 만들어진다(조혈).

뼈 전체는 **뼈막**으로 싸여 있다. 뼈막에는 혈관이 통과하고 있어서 뼈 내부에 영양을 공급하는데, 그와 동시에 신경도 통해 있어서 뼈가 부러지면 극심한 통증을 느끼게 된다. 뼈막은 새로운 뼈세포를 만드는 역할도 하고 있다. 따라서 뼈가 부러진 후 새로운 뼈는 표층에서 생성되어 간다.

치밀질의 구성 단위는 **뼈단위**(오스테온)라 부르는 원통 구조를 하고 있다. 혈관이 지나가는 **하버스관**을 **뼈층판**(하버스층판)이 나이테처럼 겹겹이 둘러싼 구조로, 이것과 **개재층판**에 의해 치밀질이 형성되어 있다. 하버스관의 혈관과 뼈막의 혈관은 **볼크만관**으로 연결되어 있다.

 시험에 나오는 어구

뼈단위
치밀뼈의 구성 단위로, 하버스관과 뼈층판이 여러 겹 둘러싼 원통 구조를 한다.

 키워드

치밀질
뼈의 표층을 만드는 딱딱한 부분으로 뼈단위와 개재층판으로 이루어진다.

해면질
뼈의 내층을 만드는 작은 공동이 많은 부분으로 골량이 얽혀 스펀지 모양의 구조를 한다.

뼈잔기둥
해면질을 구성하는 작은 들보와 같은 조직이다.

볼크만관
하버스관과 골수의 혈관을 연결하는 관 모양의 조직이다.

골수
긴뼈의 중심부는 뼈잔기둥의 간격이 넓고 골수 조직으로 가득 차 있는 빈 공간(골수공간)이 있다. 여기가 이른바 골수이다.

column '연골'도 골격의 구성 성분이다

골격을 구성하는 성분으로 연골도 있다. 술집의 인기 안주인 '닭 오돌뼈(연골) 튀김'에서 알 수 있듯이 오도독 씹히는 느낌은 있지만, 뼈만큼 단단하지는 않아 쉽게 씹어 먹을 수 있다. 연골은 연골세포와 연골기질로 되어 있는데, 연골기질은 콜라겐, 황산 콘드로이틴, 히알루론산, 단백질이 결합된 프로테오글리칸을 함유하지만 약 80%는 수분이다. 사람의 골격에서는 부차적인 성분이지만 상어나 홍어와 같은 연골어류에서는 골격의 주요 성분이 된다.

뼈의 구조

뼈는 뼈세포와 그 주위를 채우는 세포간질로 구성된다.

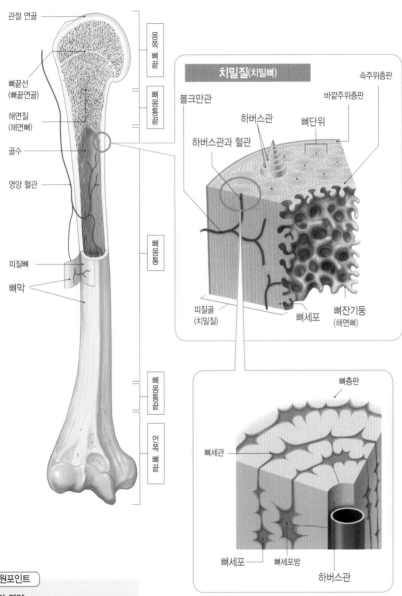

관절 연골

몸쪽 뼈끝

뼈끝 몸쪽끝

뼈끝선
(뼈끝연골)

해면질
(해면뼈)

골수

영양 혈관

뼈 몸통

피질뼈

뼈막

뼈몸통끝

먼쪽 뼈끝

치밀질(치밀뼈)

볼크만관

하버스관

하버스관과 혈관

속주위층판

바깥주위층판

뼈단위

피질골
(치밀질)

뼈세포

뼈잔기둥
(해면뼈)

뼈층판

뼈세관

뼈세포

뼈세포방

하버스관

원포인트

골수와 영양
골수는 뼈 표면에서부터 혈관이 직접 연결되어
있어서 이를 통해 영양을 공급받는다.

뼈의 형성과 성장

POINT
- 뼈는 막속뼈발생과 연골속뼈발생 구조로 형성된다.
- 뼈는 형성된 후에도 리모델링되어 변화한다.
- 뼈와 뼈는 뼈와 연골, 섬유, 윤활막으로 연결된다.

뼈가 형성되는 방법은 2가지가 있다

뼈는 뼈막과 뼈끝연골판에서 만들어지는데 **막속뼈발생**과 **연골속뼈발생**이 있다. 막속뼈발생은 머리뼈나 빗장뼈 등에 보이는 것으로, **뼈막 내층의 뼈모세포**가 성장하여 **뼈조직**에 들어가 **뼈세포**가 된다(이렇게 생긴 뼈를 **부가골**이라고 한다). 한편 긴뼈에 보이는 연골속뼈발생은 일단 연골 조직이 형성된 후에 뼈조직으로 바뀌는 것으로 긴뼈의 긴 축 방향으로 성장해 간다(이렇게 생긴 뼈를 **치환골**이라고 한다).

뼈는 형성된 후에도 신진대사가 일어나는데 이를 **뼈의 재형성**(리모델링)이라 한다. 오래된 뼈는 **뼈파괴세포**에 의해 파괴되고 거기에 들어있던 칼슘이나 인이 혈액 속으로 방출되어 칼슘과 인의 혈중 농도가 조절된다.

뼈와 뼈는 여러 성분에 의해 연결된다. 무엇이 연결되어 있는지에 따라 **뼈융합**(뼈로 연결), **연골관절**(연골로 연결), **섬유관절**(섬유로 연결), **윤활관절**(윤활막으로 연결)로 분류한다. 연골관절과 섬유관절은 나이가 들면 뼈융합으로 바뀌는 경우가 있다. 예를 들어 성인의 볼기뼈는 유아기에 연골관절을 하고 있던 3개의 뼈(엉덩뼈(장골), 궁둥뼈(좌골), 두덩뼈(치골))가 하나로 합쳐진 것이다.

 키워드

뼈끝연골판
긴뼈의 양끝에 있는 연골층으로, 뼈몸통끝과 뼈끝을 구분한다.

 메모

뼈의 신구 교체
뼈의 재형성(리모델링)은 오래된 뼈를 새로운 뼈로 교체하는 것이다. 오래된 뼈는 뼈파괴세포에 의해 파괴되어 칼슘이나 인이 혈액 속으로 방출된다(이로써 혈중 농도가 조절됨).

---

column **젊은 사람의 뼈는 살아 있는 나무(생목), 고령자의 뼈는 고목**

뼈조직의 세포간질(뼈바탕질)에 들어 있는 아교질섬유는 주성분이 콜라겐이라서 뼈에 탄력을 준다. 하지만 아교질섬유는 나이가 들면 줄어들기 때문에 고령자의 뼈에는 탄성이 없다. 그래서 고령자의 골절은 고목처럼 뚝하고 부러져버리는 경향이 있다(고목골절). 한편 젊은 사람의 뼈는 탄성이 있기 때문에 뼈가 부러져도 완전히 분리되지 않고 생목처럼 휘어진 상태가 되는 경우가 많다(생목골절).

뼈의 성장

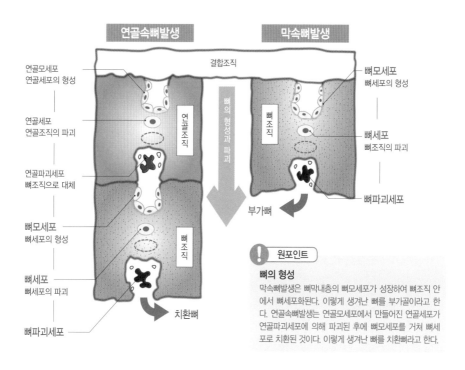

연골속뼈발생

막속뼈발생

결합조직

뼈의 형성과 파괴

연골모세포
연골세포의 형성

연골세포
연골조직의 파괴

연골파괴세포
뼈조직으로 대체

뼈모세포
뼈세포의 형성

뼈세포
뼈세포의 파괴

뼈파괴세포

연골조직

뼈조직

치환뼈

뼈모세포
뼈세포의 형성

뼈세포
뼈조직의 파괴

뼈파괴세포

뼈조직

부가뼈

> **원포인트**
>
> **뼈의 형성**
>
> 막속뼈발생은 뼈막내층의 뼈모세포가 성장하여 뼈조직 안
> 에서 뼈세포화된다. 이렇게 생겨난 뼈를 부가골이라고 한
> 다. 연골속뼈발생는 연골모세포에서 만들어진 연골세포가
> 연골파괴세포에 의해 파괴된 후에 뼈모세포를 거쳐 뼈세
> 포로 치환된 것이다. 이렇게 생겨난 뼈를 치환뼈라고 한다.

뼈의 연결

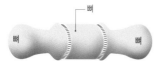

뼈융합
뼈와 뼈가 뼈로 연결되어 있는 상태. 움직일 수 없
는 못움직관절. 성인의 볼기뼈가 대표적인 예.

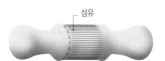

섬유관절
뼈들이 섬유로 연결된 것. 못움직관절로, 머리뼈의
봉합이 대표적인 예.

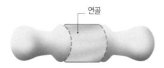

연골관절
뼈와 뼈가 연골로 연결되어 있는 상태. 못움직관절로,
머리뼈바닥이나 두덩뼈의 결합이 대표적인 예.

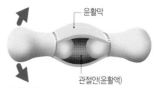

윤활관절
뼈들이 윤활액을 갖고 있는 관절주머니로 연결된
다. 움직관절로, 관절이 이에 해당한다.

관절 *joint*

- 관절은 윤활액을 갖고 있는 관절주머니에 의해 가동 연결되어 있다.
- 바깥쪽 또는 안쪽에서 인대가 관절을 보강하고 있다.
- 관절은 접합 부분의 모양에 따라 몇 가지 종류로 분류한다.

부드럽게 움직이지만 간단히 빠지지 않는 연결 구조

뼈가 가동 연결된 관절은 관절주머니에 의해 2개의 뼈가 연결된 윤활관절로 되어 있다. 부드럽게 움직이기 위해 관절주머니의 내부(관절안)는 윤활액으로 채워져 있으며, 뼈들의 접촉면(관절면)은 마찰이 적은 관절연골(유리연골)로 되어 있다. 또 빠지는 것을 막기 위해 결합조직으로 된 인대가 관절을 보강하고 있다. 보통 인대는 관절주머니의 바깥쪽에 있지만 엉덩관절이나 무릎관절의 경우 관절안 속에도 있어 연결을 강화시켜 준다(관절속인대). 무릎관절이나 턱관절 등 관절안 속에 있는 판형 구조(관절속인대를 통해 있는 것을 관절반달, 내부를 완전히 나누고 있는 것을 관절원반이라 함)도 관절의 적합성을 높여주고 있다.

관절에서 마주 보는 관절면은 오목과 볼록으로 되어 있어 볼록한 쪽을 관절머리, 오목한 쪽을 관절오목이라고 한다. 관절은 이 접합 부분의 모양에 따라 여러 종류로 분류한다. 예를 들어 어깨관절과 같이 큰 운동 범위가 요구되는 부분은 절구관절로 되어 있다. 팔꿉관절은 큰 운동 범위를 얻을 수 있지만 방향이 한정된 경첩관절이다. 한편 안정성이 요구되는 머리뼈의 관절은 운동성이 떨어지는 봉합으로 되어 있다.

 시험에 나오는 어구

관절반달 · 관절원반을 갖고 있는 관절
관절반달이나 관절원반을 갖고 있는 관절은 복장빗장관절이나 봉우리빗장관절, 무릎관절 등이다.

 키워드

관절주머니
관절을 감싸고 있는 관절주머니로 내부가 윤활액으로 채워져 있다.

유리연골
관절에서 마주 보는 뼈의 관절면을 덮고 있는 매끄러운 연골이다.

 메모

관절반달 · 관절원반
관절 내부에 있는 판 모양의 연골 구조로 관절의 적합성을 높여 준다. 또 관절머리는 볼록한 쪽의 관절면이며, 관절오목은 오목한 쪽의 관절면이다.

 Athletics Column

염좌와 탈구는 어떻게 다를까?

관절의 대표적인 장애로는 염좌와 탈구가 있는데 이 둘은 어떻게 다를까? 한마디로 말하면 '관절이 빠졌는지 아닌지'로 구분한다. 염좌는 강한 충격을 받아 관절을 지지하는 조직이 손상을 입었지만 관절면의 상호 관계는 정상으로 유지되는 것이다. 한편 탈구는 가동 범위를 넘어선 충격을 받아서 한쪽 관절의 끝이 관절주머니 바깥으로 이탈한 상태를 말한다(외상성 탈구). 염좌는 운동 범위가 적은 관절, 탈구는 운동 범위가 큰 관절에서 일어나기 쉬운 장애이다.

관절의 기본 구조

뼈를 부드럽게 움직이게 하기 위해 관절의 구조는 다음과 같이 되어 있다.

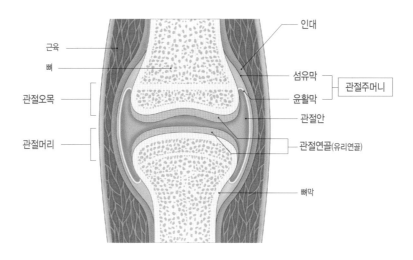

- 근육
- 뼈
- 관절오목
- 관절머리
- 인대
- 섬유막 ─┐
- 윤활막 ─┘ 관절주머니
- 관절안
- 관절연골(유리연골)
- 뼈막

관절의 종류

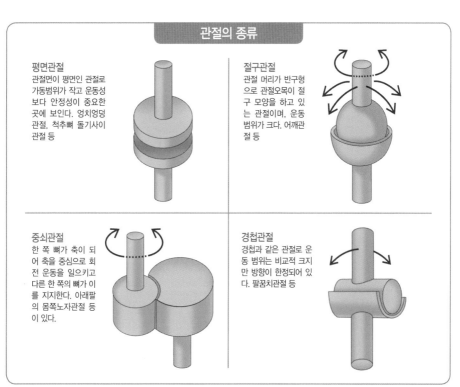

평면관절
관절면이 평면인 관절로 가동범위가 작고 운동성보다 안정성이 중요한 곳에 보인다. 엉치엉덩관절, 척추뼈 돌기사이관절 등

절구관절
관절 머리가 반구형으로 관절오목이 절구 모양을 하고 있는 관절이며, 운동범위가 크다. 어깨관절 등

중쇠관절
한 쪽 뼈가 축이 되어 축을 중심으로 회전 운동을 일으키고 다른 한 쪽의 뼈가 이를 지지한다. 아래팔의 몸쪽노자관절 등이 있다.

경첩관절
경첩과 같은 관절로 운동 범위는 비교적 크지만 방향이 한정되어 있다. 팔꿈치관절 등

머리뼈 *cranium*

POINT

- 머리뼈는 크게 뇌머리뼈와 얼굴머리뼈로 나뉜다.
- 뇌머리뼈는 머리뼈, 얼굴머리뼈는 얼굴뼈로 되어 있다.
- 머리뼈(※)는 6종류 8개, 얼굴뼈는 9종류 15개의 뼈로 구성된다.

뇌를 담는 튼튼한 케이스

목 위의 머리 전체를 **머리뼈**라고 한다. 넓은 의미에서는 이 부분 전체의 뼈(소위 해골, 머리뼈)를 **머리뼈**라고 하는데, 엄밀히 말하면 머리뼈는 뇌를 담고 있는 **뇌머리뼈**와 얼굴 부분(눈확 아래)을 구성하는 **얼굴머리뼈**로 나뉘며, 뇌머리뼈의 뼈만을 좁은 의미의 머리뼈라고 부른다(얼굴머리뼈를 구성하는 뼈는 얼굴뼈라고 한다).

머리뼈(좁은 의미)는 천장 부분인 **머리덮개뼈**와 바닥 부분인 **머리뼈바닥**으로 되어 있으며 그 사이에 있는 **머리안**에 뇌가 들어 있다. 뼈의 구성은 6종류로 **이마뼈, 마루뼈, 뒤통수뼈, 관자뼈, 나비뼈, 벌집뼈**로 되어 있다. 마루뼈와 관자뼈는 좌우 쌍으로 있기 때문에 뼈의 개수는 전체 8개가 된다. 또 좌우의 이마뼈는 **이마봉합**, 좌우의 마루뼈는 **시상봉합**, 이마뼈와 마루뼈는 **관상봉합**으로 접합되어 있는데, 태아기부터 유아기의 관상봉합은 발달이 덜 되어 큰 숫구멍(대천문)이 보인다.

얼굴머리뼈를 구성하는 얼굴뼈는 9종류로, **위턱뼈, 입천장뼈, 광대뼈, 아래턱뼈, 목뿔뼈, 코뼈, 보습뼈, 눈물뼈, 코선반뼈**로 되어 있다. 이중 위턱뼈, 입천장뼈, 광대뼈, 코뼈, 눈물뼈, 코선반뼈는 좌우 쌍을 이루고 있기 때문에 뼈의 개수는 모두 15개가 된다.

※ 여기서는 머리안을 둘러싸는 6종류의 뼈를 뇌머리뼈로 하여, 이를 구성하는 뼈를 머리뼈로 설명하고 있다.

 키워드

머리뼈
머리 영역을 가리키며 크게 뇌머리뼈와 얼굴머리뼈로 나뉜다.

얼굴뼈
얼굴머리뼈를 구성하는 뼈. 9종류 15개의 뼈로 되어 있다.

 메모

머리뼈의 구성
머리뼈는 뇌머리뼈를 구성하는 뼈로, 6종류 8개의 뼈로 되어 있다. 머리덮개뼈와 머리뼈바닥 사이에 있는 머리안에 뇌가 들어 있다. 관상봉합은 머리뼈를 구성하는 이마뼈와 마루뼈의 접합 부분이다. 유아기까지는 발달이 덜 되어 큰 구멍(대천문)이 있다.

머리뼈의 구성

머리뼈 앞면

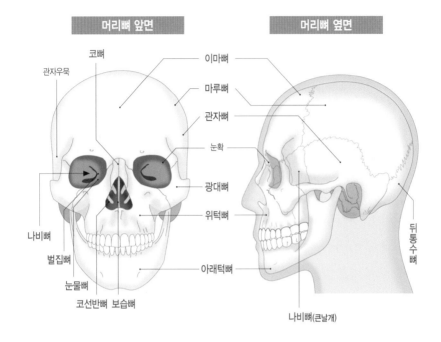

코뼈
관자우묵
이마뼈
마루뼈
관자뼈
눈확
광대뼈
위턱뼈
나비뼈
벌집뼈
눈물뼈
코선반뼈 보습뼈
아래턱뼈

머리뼈 옆면

이마뼈
마루뼈
관자뼈
눈확
광대뼈
위턱뼈
뒤통수뼈
아래턱뼈
나비뼈(큰날개)

머리뼈바닥 바깥면

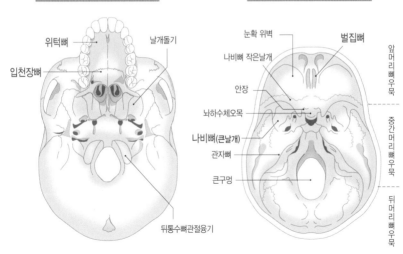

위턱뼈
입천장뼈
날개돌기
뒤통수뼈관절융기

머리뼈바닥 안쪽면

눈확 위벽
나비뼈 작은날개
안장
뇌하수체오목
나비뼈(큰날개)
관자뼈
큰구멍
벌집뼈
앞머리뼈우묵
중간머리뼈우묵
뒤머리뼈우묵

43

척주 *vertebral column*

- 척주는 32~34개의 척추뼈가 연결되어 이루어진다.
- 척추뼈는 척추뼈몸통과 척추뼈고리로 이루어진 고리 모양의 뼈로, 4종류의 돌기가 붙어 있다.
- 척주는 5개 부분(목뼈, 등뼈, 허리뼈, 엉치뼈, 꼬리뼈)으로 나뉜다.

약 30개의 뼈가 연결되어 머리와 몸을 지지한다

머리뼈를 얹고 몸의 중심을 지지하는 것이 등뼈, 바로 척주(脊柱)로, 척추뼈라는 부품이 32~34개 연결되어 이루어진다. 하나하나의 형태는 기본적으로 똑같은데, **척추뼈몸통**과 **척추뼈고리**로 이루어진 고리 모양 구조로, 4종류의 돌기(가시돌기, 가로돌기, 위관절돌기, 아래관절돌기)가 붙어 있는 모습을 하고 있다. 이 중 가시돌기와 가로돌기는 근육에 붙어 있고, 위아래관절돌기는 인접한 척추뼈와 돌기사이관절을 형성하여 연결된다.

척추뼈의 연결에는 척추뼈몸통과 척추뼈몸통 사이에 있는 **척추사이원반**도 관여하고 있으며, 거기에 세로 방향으로 뻗어 있는 인대(앞세로인대, 뒤세로인대 등)에 의해서 보강된다. 척추뼈가 연결되면 척추뼈의 고리(척추뼈구멍)가 관처럼 만들어지는데 여기에는 척수가 들어간다(척주관). 즉 척수의 지지와 보호가 척주의 또 다른 역할인 셈이다.

척주는 직립 보행 시 균형을 유지하기 위해 완만한 S자 커브를 그리고 있다. 척주는 크게 5부분으로 나누는데 구성하는 척추뼈에는 약호가 붙어 있다. **목뼈**(C_1~C_7), **등뼈**(T_1~T_{12}), **허리뼈**(L_1~L_5), **엉치뼈**, **꼬리뼈**로, 엉치뼈는 5개, 꼬리뼈는 3~5개의 뼈로 구성되어 있지만 둘 다 성인이 되면 하나로 융합되어 각각을 **엉치뼈**, **꼬리뼈**라고 부른다.

돌기사이관절
척추의 관절을 말하는데, 위 척추뼈의 아래관절돌기와 아래 척추뼈의 위관절돌기 사이에 형성된다. 최근에는 급성 요통(허리 삐끗)의 원인 중 대부분이 돌기사이관절의 통증이라고 한다.

인대의 종류
연결을 보강하는 인대에는 척추뼈몸통을 앞뒤에서 보강하는 앞세로인대와 뒤세로인대 외에 척추뼈구멍들을 연결하는 황색인대와 가시사이인대가 있다.

완만한 S자 커브
목뼈와 허리뼈는 앞으로 휘어 있고(전굴) 등뼈와 엉치뼈, 꼬리뼈는 뒤로 휘어 있다(후굴). 사람은 태어날 때는 후굴만 있는데 한 살 때까지 전굴이 나타난다.

척주의 전체 측면도

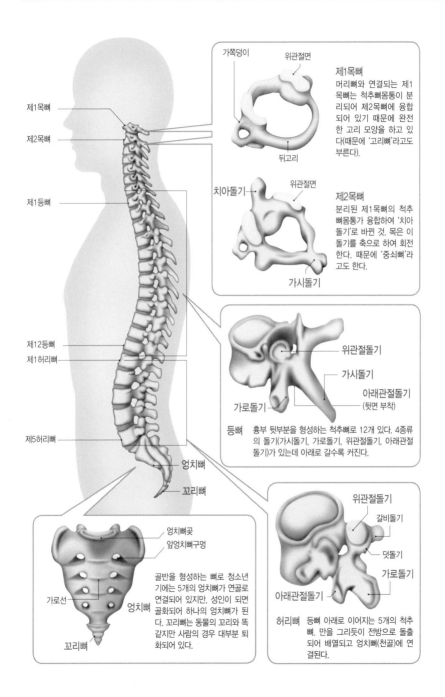

제1목뼈

제2목뼈

제1등뼈

제12등뼈

제1허리뼈

제5허리뼈

엉치뼈

꼬리뼈

가쪽덩이

위관절면

뒤고리

제1목뼈
머리뼈와 연결되는 제1
목뼈는 척추뼈몸통이 분
리되어 있어 제2목뼈에 융합
되어 있기 때문에 완전
한 고리 모양을 하고 있
다(때문에 '고리뼈'라고도
부른다).

치아돌기

위관절면

가시돌기

제2목뼈
분리된 제1목뼈의 척추
뼈몸통이 융합하여 '치아
돌기'로 바뀐 것. 목은 이
돌기를 축으로 하여 회전
한다. 때문에 '중쇠뼈'라
고도 한다.

위관절돌기

가시돌기

아래관절돌기
(뒷면 부착)

가로돌기

등뼈 흉부 뒷부분을 형성하는 척추뼈로 12개가 있다. 4종류
의 돌기(가시돌기, 가로돌기, 위관절돌기, 아래관절
돌기)가 있는데 아래로 갈수록 커진다.

엉치뼈곶
앞엉치뼈구멍

가로선

엉치뼈

꼬리뼈

엉치뼈 골반을 형성하는 뼈로 청소년
기에는 5개의 엉치뼈가 연골로
연결되어 있지만, 성인이 되면
골화되어 하나의 엉치뼈가 된
다. 꼬리뼈는 동물의 꼬리와 똑
같지만 사람의 경우 대부분 퇴
화되어 있다.

위관절돌기

갈비돌기

덧돌기

가로돌기

아래관절돌기

허리뼈 등뼈 아래로 이어지는 5개의 척추
뼈. 만을 그리듯이 전방으로 돌출
되어 배열되고 엉치뼈(천골)에 연
결된다.

팔뼈 *bones of upper limb*

- 팔뼈는 약 30개의 뼈가 복잡하게 연결되어 구성된다.
- 위팔은 위팔뼈 하나, 아래팔은 노뼈와 자뼈로 되어 있다.
- 손의 뼈는 손목뼈, 손허리뼈, 손가락뼈(첫마디뼈, 중간마디뼈, 끝마디뼈)로 나뉜다.

다양한 뼈와 관절로 복잡한 움직임을 실현한다

어깨관절에서 나온 팔(위팔, 아래팔, 손)을 형성하는 뼈를 총칭해서 팔뼈(상지뼈)라고 한다. 약 30개의 뼈로 구성되는데 말단(손)으로 갈수록 작고 관절이 복잡하게 연결되어 있기 때문에 세세하고 다양한 움직임을 구사할 수 있다.

어깨뼈에 연결되어 있는 굵은 뼈는 위팔뼈이다. 어깨관절은 절구관절이므로 가동범위가 크고 많은 힘줄과 혈관, 신경으로 둘러싸여 있다. 위팔(팔꿈치 위쪽)에 연결되는 아래팔(팔꿈치 아래쪽)은 노뼈와 자뼈로 되어 있다. 2개의 뼈로 구성되어 있기 때문에 팔을 비트는 동작을 할 수 있다는 특징이 있다(손바닥을 아래로 향하는 동작을 회내, 위로 향하는 동작을 회외라고 함). 이를 가능하게 해 주는 것은 노뼈와 자뼈의 상단을 잇는 몸쪽노자관절과 하단끼리를 잇는 먼쪽노자관절로, 둘 다 중쇠관절로 되어 있다. 또 위팔뼈와 자뼈를 잇는 위팔자관절은 팔을 굽히고 펴는데 작용하는 경첩관절, 위팔뼈와 노뼈의 위팔노관절은 팔의 움직임을 지지하는 절구관절로, 이것들과 몸쪽노자관절이 합쳐져 팔꿉관절이 이루어진다.

손을 구성하는 뼈는 크게 손목뼈, 손허리뼈, 첫마디뼈, 중간마디뼈, 끝마디뼈로 나뉜다. 손목뼈는 8개의 작은 뼈로 되어 있다. 또한 엄지손가락에는 중간마디뼈가 없다.

노뼈와 자뼈
아래팔을 형성하는 2개의 뼈. 위아래노자관절로 연결되어 팔을 비트는 동작을 실현한다.

손허리뼈
손허리뼈와 손목뼈는 손목손허리관절(CM 관절)로, 손허리뼈와 손가락뼈는 손허리손가락관절(MP 관절)로 연결된다.

첫마디뼈, 중간마디뼈, 끝마디뼈
손가락뼈. 단, 엄지에는 중간마디뼈가 없다. 첫마디뼈와 중간마디뼈의 관절을 몸쪽손가락뼈사이관절(PIP 관절), 중간마디뼈와 끝마디뼈의 관절을 먼쪽손가락뼈사이관절(DIP 관절)이라고 한다.

 Athletics Column

팔꿈치는 부상을 입기 쉽다

팔꿉관절은 부상을 입기 쉬운 관절이다. 특히 유아기에는 갑자기 당기면 아탈구를 일으키는 경우가 많다(팔꿈치 내상). 노뼈머리가 충분히 발달되어 있지 않고 이를 둘러싼 둥근 인대가 부분적으로 끊어져서 일어난다고 한다(3살 정도까지는 팔을 구부리면 원래대로 돌아가는 경우가 많음). 성인이 되어서도 '테니스 엘보' 등 팔을 갑자기 굽히고 늘리면 염증을 일으키는 사례가 많다. 모두 환부에 냉찜질을 하고 고정시켜 안정시키는 것이 중요하다.

팔뼈의 구조

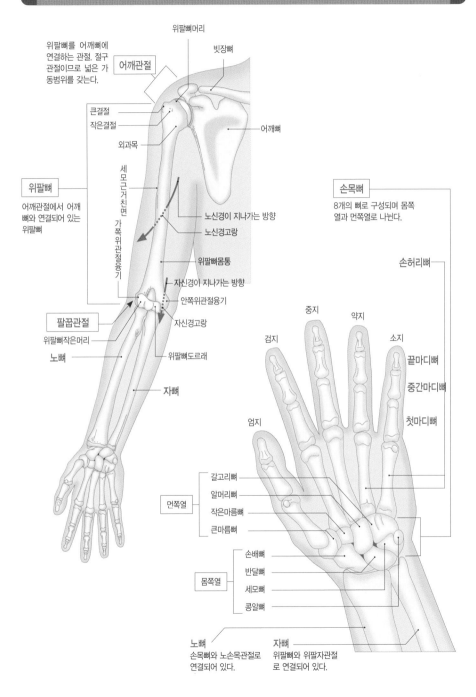

위팔뼈를 어깨뼈에 연결하는 관절. 절구 관절이므로 넓은 가동범위를 갖는다.

어깨관절

위팔뼈머리

빗장뼈

큰결절

작은결절

외과목

어깨뼈

위팔뼈

어깨관절에서 어깨뼈와 연결되어 있는 위팔뼈

세모근거친면

노신경이 지나가는 방향

노신경고랑

가쪽위관절융기

위팔뼈몸통

자신경이 지나가는 방향

안쪽위관절융기

팔꿉관절

위팔뼈작은머리

자신경고랑

노뼈

위팔뼈도르래

자뼈

손목뼈

8개의 뼈로 구성되며 몸쪽열과 먼쪽열로 나뉜다.

손허리뼈

중지

약지

검지

소지

끝마디뼈

중간마디뼈

첫마디뼈

엄지

먼쪽열

갈고리뼈

알머리뼈

작은마름뼈

큰마름뼈

몸쪽열

손배뼈

반달뼈

세모뼈

콩알뼈

노뼈
손목뼈와 노손목관절로 연결되어 있다.

자뼈
위팔뼈와 위팔자관절로 연결되어 있다.

다리뼈 *bones of lower limb*

- 넙다리뼈는 인체에서 가장 길고 굵은 뼈로, 엉덩관절로 튼튼하게 연결되어 있다.
- 무릎관절은 넙다리뼈와 정강뼈관절, 그리고 넙다리뼈와 무릎뼈관절로 이루어진다.
- 발뼈는 크게 발목뼈(7개), 발허리뼈(5개), 발가락뼈(14개)로 나뉜다.

체중을 받치고 안정된 걸음걸이를 위한 뼈

엉덩관절 아래에 있는 다리(넓적다리, 종아리, 발)를 구성하는 뼈를 통틀어 다리뼈(하지뼈)라고 한다. 상체를 지지하며 보행하기 때문에 뼈가 굵고 튼튼하다. 관절도 안정성에 중점을 두므로 팔과 같은 복잡한 운동성은 갖고 있지 않다.

넙다리뼈(넓적다리뼈)는 인체에서 가장 길고 굵은 뼈이다. 골반에 연결되는 엉덩관절은 절구관절로, 쉽게 빠지지 않도록 깊숙이 연결되어 있는데 이를 특별히 구상관절(cotyloid joint)이라고 한다. 넙다리뼈는 정강뼈와 무릎관절로 연결되어 있다. 무릎관절은 이 2개의 뼈의 관절 그리고 넙다리뼈와 무릎뼈(종자뼈의 일종)로 된 복합 관절로, 연골성 관절반달(반달연골)이 받치고 있다(관절의 적합과 쿠션 역할을 함). 체중을 지지하는 정강뼈는 측면에서 종아리뼈가 보조하고 있다.

발은 크고 작은 뼈로 이루어지는데, 크게는 발목뼈, 발허리뼈, 발가락뼈로 나뉜다. 발목뼈는 정강뼈와 발목관절로 연결되어 있는 7개의 뼈인 목말뼈, 발꿈치뼈, 발배뼈, 입방뼈, 안쪽쐐기뼈, 중간쐐기뼈, 가쪽쐐기뼈로 구성되고, 발목뼈사이관절로 연결되어 발을 굽히고 펼 수 있게 되어 있다. 발허리뼈는 발등뼈로 5개, 발가락뼈는 14개 있다.

메모

발목뼈사이관절
발목뼈사이관절은 발목뼈를 구성하는 7개의 뼈를 잇는 관절의 총칭이다. 목말밑관절, 목말발꿈치발배관절 등이 있다. 하나하나의 가동범위는 작지만 전체를 비트는 동작에 대응하여 발의 내반이나 외반과 같은 운동을 실현시켜 준다.

발가락 뼈는 14개
발가락 뼈도 첫마디뼈, 중간마디뼈, 끝마디뼈로 구성된다. 손가락과 마찬가지로 엄지발가락도 중간마디뼈가 없으므로 총 14개가 된다.

Athletics Column

반달연골을 다치면 쉽게 낫지 않는다

무릎관절도 부상을 입기 쉬운 관절이다. 뛸 때 다리가 받는 충격은 의외로 커서 체중의 3~5배의 힘을 받는다고 한다. 마라톤 붐과 함께 요즘은 무릎관절 이상을 호소하는 사람이 늘고 있다. 특히 무릎의 충격을 완화시키는 반달연골은 혈관이 적기 때문에 재생능력이 낮아 다치면 쉽게 치유되지 않는다. 무릎을 보호하기 위해서는 무리하지 말고 반드시 스트레칭을 하고 충격 흡수성이 좋은 운동화를 선택하는 등 사전 대책이 필요하다.

다리뼈의 구성

앞면

엉덩관절
넓적다리와 골반을 연결한다. 절구관절 중 하나이지만 보다 깊숙이 연결되어 있기 때문에 특별히 구상관절이라고 한다. 쉽게 빠지지 않지만, 가동범위는 크지 않다.

넙다리뼈
허벅지의 굵고 긴 뼈

무릎뼈
독립된 뼈(종자뼈) 중 하나로, 넙다리네갈래근의 수축력을 정강뼈에 전달하여 무릎을 효율적으로 굽히고 펼 수 있게 해 준다.

발목뼈
발목(족근) 뼈. 7개의 뼈(목말뼈, 발꿈치뼈, 발배뼈, 입방뼈, 안쪽쐐기뼈, 중간쐐기뼈, 가쪽쐐기뼈)로 구성된다.

발허리뼈
발등 뼈. 5개 있는데 발목뼈(입방뼈와 안쪽, 중간, 가쪽쐐기뼈)에 연결되고 반대쪽은 발가락뼈에 연결된다.

발가락뼈

뒷면

무릎관절
넙다리뼈와 정강뼈의 관절, 그리고 넙다리뼈와 무릎뼈관절로 이루어진 복합관절. 연골성 관절반달(반달연골)이 있다.

정강뼈
무릎부터 아래(하퇴)를 지지하는 뼈

종아리뼈
정강뼈를 측면에서 보조하는 뼈

발목관절

목말뼈

발꿈치뼈

무릎뼈를 제외한 전면도

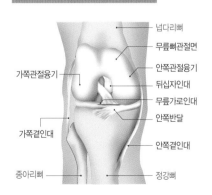

넙다리뼈
무릎뼈관절면
안쪽관절융기
뒤십자인대
무릎가로인대
안쪽반달
안쪽곁인대
정강뼈
가쪽관절융기
가쪽곁인대
종아리뼈

발뼈

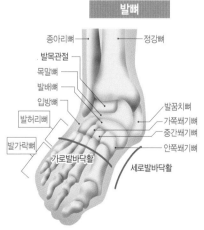

종아리뼈
정강뼈
발목관절
목말뼈
발배뼈
입방뼈
발허리뼈
발가락뼈
발꿈치뼈
가쪽쐐기뼈
중간쐐기뼈
안쪽쐐기뼈
가로발바닥활
세로발바닥활

가슴우리 *thoracic cage*

- 폐와 심장을 보호하는 바구니 모양의 골격을 가슴우리라 한다.
- 가슴우리는 12개의 등뼈와 좌우 12쌍의 갈비뼈, 복장뼈로 구성된다.
- 갈비뼈는 갈비연골을 사이에 두고 복장뼈와 연결되며 유연성을 갖고 있다.

폐와 심장을 보호하는 뼈 바구니

흉부(가슴)에 있는 바구니 모양의 골격을 **가슴우리**라고 하며, 폐나 심장을 둘러싸 외부로부터 보호한다. 뼈의 구성은 **등뼈**(12개)와 이에 연결된 **갈비뼈** 및 **복장뼈**로, 위쪽 개구부(열린 부분)를 **위가슴문**, 아래쪽 개구부를 **아래가슴문**이라 한다.

갈비뼈는 좌우에 쌍으로 12개(총 24개) 있다. 등뼈에서 반원을 그리며 뻗어 앞에서는 복장뼈와 연결되어 있는데 직접 연결되어 있는 것이 아니라 **갈비연골**을 사이에 두고 있다. 때문에 가슴우리는 유연성을 가지며 호흡운동에도 관여한다.

또 제1~7갈비뼈(이 그룹을 **참갈비뼈**라고 함)는 각각 "전용" 갈비뼈 연결로 연결되어 있지만, 제8~10갈비뼈의 갈비연골은 중간에 합류하여 제7갈비뼈와 연결되어 있다. 제11, 12갈비뼈는 복장뼈와 연결되어 있지 않다(때문에 **뜬갈비뼈**라고 함). 제 8~12갈비뼈를 **거짓갈비뼈**라고도 한다.

복장뼈는 흉부 중앙에 있는 세로로 된 납작뼈로, **복장뼈자루**와 **복장뼈몸통**, **칼돌기**로 되어 있다. 복장뼈자루와 복장뼈몸통의 경계를 특별히 **복장뼈각**(루이각)이라고 하는데, 제2갈비연골이 연결되어 있다. 또 여기를 통하는 수평면(복장뼈각 평면)은 기관이 기관지로 분기되는 높이와 일치한다.

 시험에 나오는 어구

복장뼈각
복장뼈자루와 복장뼈몸통의 경계로, 루이각이라고도 한다. 위치는 기관이 기관지로 분기하는 높이와 일치한다. 또 이 높이보다 위에 있는 대동맥의 ∩자형 부분을 대동맥활이라고 한다.

 키워드

가슴우리
등뼈, 갈비뼈, 복장뼈로 이루어진 바구니 모양의 골격. 폐와 심장을 보호함과 동시에 호흡운동에 관여한다.

갈비뼈
등뼈에서 반원을 그리며 뻗어 있는 뼈. 좌우 12쌍으로 24개 있다. 갈비연골을 사이에 두고 복장뼈와 연결되어 있다(단, 제11, 12갈비뼈는 복장뼈와 연결되어 있지 않음).

복장뼈
흉부 전방에 위치한 세로로 긴 납작뼈이다. 복장뼈자루, 복장뼈몸통, 칼돌기로 이루어진다. 갈비연골을 사이에 두고 갈비뼈와 연결되어 있다.

 Athletics Column

갈비뼈는 부러지기 쉽다

갈비뼈는 쉽게 부러지는 뼈로 알려져 있다. 뼈가 가늘기 때문에 외부 충격에 약하고 골프 스윙이나 기침만 세게 해도 부러지는 경우가 있다(똑같은 부위에 반복적으로 힘이 걸려서 생기는 피로 골절이나 골다공증이 원인인 경우가 많음). 부러지면서 충격을 흡수하여 내장에 대한 영향을 막아주는 면도 있지만 부러진 뼈가 폐를 찌르는 경우도 있으므로 경시해서는 안 된다. 가벼워도 가슴 통증이 며칠 계속된다면 정형외과 진료를 받는 것이 좋다.

가슴우리의 구조

가슴우리는 바구니 모양으로 되어 있어 심장이나 폐와 같은 중요한 장기를 보호한다.

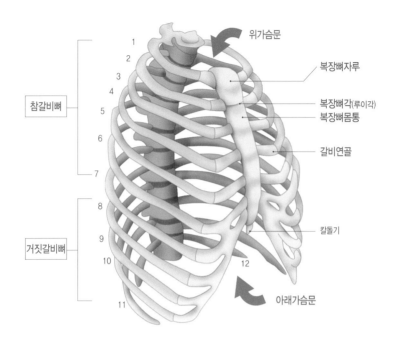

- 참갈비뼈
- 거짓갈비뼈
- 1
- 2
- 3
- 4
- 5
- 6
- 7
- 8
- 9
- 10
- 11
- 12
- 위가슴문
- 복장뼈자루
- 복장뼈각(루이각)
- 복장뼈몸통
- 갈비연골
- 칼돌기
- 아래가슴문

복장뼈각(루이각) 평면

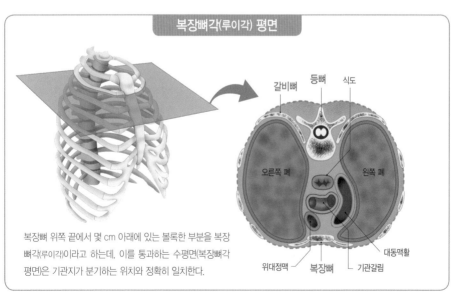

갈비뼈 등뼈 식도
오른쪽 폐 왼쪽 폐
위대정맥 복장뼈 기관갈림 대동맥활

복장뼈 위쪽 끝에서 몇 cm 아래에 있는 볼록한 부분을 복장뼈각(루이각)이라고 하는데, 이를 통과하는 수평면(복장뼈각 평면)은 기관지가 분기하는 위치와 정확히 일치한다.

골반 *pelvis*

- 골반은 볼기뼈, 엉치뼈, 꼬리뼈로 이루어진 술잔 모양의 뼈이다.
- 골반의 주요 역할은 상반신의 지지와 골반 내장의 보호이다.
- 골반의 형태는 남녀 차이가 크다. 특히 골반안의 크기가 다르다.

3개의 뼈로 구성된 "뼈 술잔"

골반의 모양은 "바닥이 낮은 술잔"으로 비유되는데 하복부(허리 부분)에 있는 뼈로, 좌우 한 쌍의 볼기뼈와 뒤쪽의 엉치뼈 및 꼬리뼈로 되어 있다. 볼기뼈는 유소년기에 있던 3개의 뼈(엉덩뼈, 두덩뼈, 궁둥뼈)가 성장 후에 융합된 것으로, 앞쪽에서 좌우가 두덩결합을 하고 뒤쪽은 엉치엉덩관절로 엉치뼈와 연결되어 있다. 또한 넙다리뼈와는 엉덩관절로 연결되어 다리 부분을 이루고 있다. 엉치뼈와 꼬리뼈는 척추의 일부이기도 한데, 이것 역시 유소년기에 여러 개 있던 뼈(엉치뼈 5개, 꼬리뼈 3~5개)가 하나로 된 것이다.

엉치뼈의 앞모서리 가운데에 있는 점(엉치뼈곶)과 볼기뼈의 전방상연(두덩뼈위모서리)을 잇는 선이 둘러싸는 평면을 위골반문라고 하며, 이보다 위를 큰골반(잔에 해당하는 부분), 아래를 작은골반(잔 받침에 해당하는 부분)이라고 부른다. 꼬리뼈끝과 볼기뼈의 하단(궁둥결절), 두덩결합하부를 잇는 선이 그리는 개구를 아래골반문이라고 한다.

남녀 차가 큰 골반의 형태

골반의 주된 역할은 상반신의 지지와 하복부에 있는 내장을 보호하는 것이다. 작은골반이 둘러싸는 공간(골반안)에는 자궁, 난소, 방광, 곧창자 등이 들어 있다(이를 **골반 내장**이라고도 함). 또 골반의 형태는 남녀차가 큰데, 특히 골반안의 크기(남자는 좁고 여자는 넓음), 볼기뼈의 앞쪽아래모서리의 두덩밑각(남자는 작고 여자는 큼) 등에서 차이가 두드러진다. 이는 출산과 관계하기 때문이다. 또 위골반문와 아래골반문의 중심점을 잇는 곡선(골반축)은 산도와 일치하는데, 골반안 안에서 약 90도 굽어져 있다. 이 점이 사람의 분만이 사족보행동물에 비교해 어려운 이유 중 하나이다.

 시험에 나오는 어구

큰골반 · 작은골반
위골반문에서 위쪽 부분을 큰골반, 위골반문에서 아래 부분을 작은골반이라고 한다.

골반안
작은골반이 둘러싸고 있는 공간으로, 여기에 골반 내장(자궁, 난소, 방광, 곧창자 등)이 들어 있다.

 키워드

볼기뼈
골반을 구성하는 뼈로 좌우 한 쌍 있다. 유아기의 긴뼈, 궁둥뼈, 두덩뼈가 성장과 함께 하나가 되어 앞쪽에서 두덩결합. 뒤쪽에서는 엉치엉덩관절이 엉치뼈와 연결된다.

엉치뼈 · 꼬리뼈
모두 골반 뒤쪽을 구성하는 뼈로, 엉치뼈는 원래 5개였던 엉치뼈들이 성장 후에 하나로 된 것이며, 꼬리뼈는 3~5개가 하나로 융합된 것이다.

엉치뼈곶
엉치뼈의 앞모서리 가운데에 있는 점이다.

위골반문
엉치뼈곶과 두덩뼈위모서리를 잇는 선이 둘러싸는 평면이다.

아래골반문
꼬리뼈끝 ~ 궁둥결절 ~ 두덩결합하부를 잇는 선으로 둘러싼 평면이다.

골반의 구조

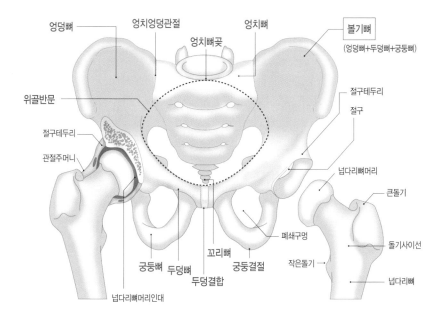

엉덩뼈 | 엉치엉덩관절 | 엉치뼈 | 볼기뼈 (엉덩뼈+두덩뼈+궁둥뼈)

엉치뼈곶

위골반문

절구테두리
절구

절구테두리
관절주머니

넙다리뼈머리

큰돌기

돌기사이선

작은돌기

넙다리뼈

폐쇄구멍

꼬리뼈

궁둥뼈 | 두덩뼈 | 궁둥결절

두덩결합

넙다리뼈머리인대

골반의 남녀차

남성의 골반

좁다

높다

약 60도

여성의 골반

넓다

낮다

약 90도

남성의 골반은 전체적으로 세로로 길며 골반안의 가로축이 좁다. 두덩결합과 좌우의 궁둥뼈가 만드는 두덩밑각도 작다(약 60도).

여성의 골반은 전체적으로 가로로 길며 골반안의 가로축도 넓다. 두덩밑각도 약 90도로 남자보다 큰데, 이는 자궁이 들어 있기 때문이다.

미술과 해부학의
깊은 관계

르네상스 시대의 그림이나 조각이 살아 있는 것처럼 느껴지는 것은 인물이 정확하게 묘사되어 있기 때문이다. 그 이전에는 사람의 몸은 소위 기호의 연장선에 지나지 않았다. 팔을 단순화시키면 원통이 되겠지만 실제 팔에는 근육의 기복이 있다. 인본주의를 노래하던 르네상스의 예술가는 사람을 '있는 그대로' 묘사하는 것을 지향했다.

사람을 실제로 그리려면 겉모습의 '형태'는 물론, '비율'이나 '위치관계'를 정확하게 파악할 필요가 있다(예를 들면 양팔을 벌린 길이는 키와 거의 비슷하고, 손목에서 팔꿈치까지의 길이는 발끝에서 뒤꿈치까지의 길이와 거의 똑같다. 눈과 코의 위치는 귀의 길이 안에 들어온다). 때문에 예술가들이 사람의 '구조'에 관심을 가지는 것은 당연한 일이다. 말하자면 인체에 '해부학적인 시선'을 돌린 것이다.

미켈란젤로나 라파엘로 등은 실제로 인체 해부를 실시했다. 사람이 이런 모습을 하고 있는 이유를 내부에서 파악하려고 한 것이다. 그중에서도 레오나르도 다 빈치가 뛰어났다. 750점이 넘는 해부도를 남겼는데 그 정밀한 묘사와 고찰은 화가의 작업의 연장선이라기보다 실제 해부학자와 흡사했다.

현재도 미술 관련 대학에는 '미술해부학' 강의가 있다. 기능과 같은 생리학적 고찰은 거의 넣지 않고 형태와 구조를 중심으로 연구한다는 점에서 의학적인 해부학보다 이쪽이 오히려 본래 의미의 해부학에 충실하다고 해도 과언이 아니다.

3장

근육계

근육의 개요 ①

- ●근육은 인체를 움직여주는 구동 장치이다.
- ●근육은 해부학적으로 뼈대근육, 심장근육, 민무늬근육으로 분류된다.
- ●운동신경이 지배하는 맘대로근과 자율신경이 지배하는 제대로근이 있다.

근육은 인체를 움직이는 "구동 장치"

　사람의 몸에서 움직임이 필요한 부분에는 반드시 근육이 있다. 근육은 인체의 "구동 장치"로, 팔다리의 운동이나 내장의 활동은 물론 추워서 피부에 소름이 끼칠 때도 피부 안에 있는 작은 근육(털세움근)이 관여한다.

　근육을 형성하는 근육섬유는 조직학적으로는 가로무늬근(횡문근)과 민무늬근(평활근), 기능적으로는 맘대로근과 제대로근으로 나눌 수 있지만, 해부학

 키워드

가로무늬근
뼈대근육이나 심장근육을 만드는 근육으로, 섬유 모양으로 일체화된 근육세포의 모음이다. 근육잔섬유(근필라멘트)가 규칙적으로 늘어서 있기 때문에 가로무늬가 보인다.

몸의 근육(앞면)

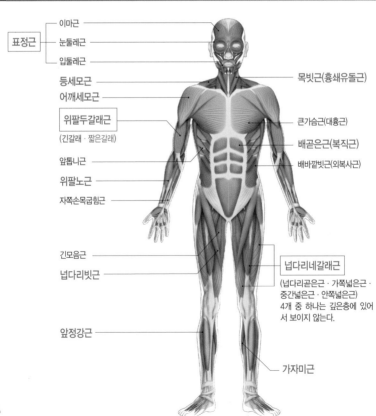

- 이마근
- 표정근
  - 눈둘레근
  - 입둘레근
- 등세모근
- 어깨세모근
- 위팔두갈래근
  - (긴갈래 · 짧은갈래)
- 앞톱니근
- 위팔노근
- 자쪽손목굽힘근
- 긴모음근
- 넙다리빗근
- 앞정강근
- 목빗근(흉쇄유돌근)
- 큰가슴근(대흉근)
- 배곧은근(복직근)
- 배바깥빗근(외복사근)
- 넙다리네갈래근
  - (넙다리곧은근 · 가쪽넓은근 · 중간넓은근 · 안쪽넓은근)
  - 4개 중 하나는 깊은층에 있어서 보이지 않는다.
- 가자미근

적으로는 **뼈대근육**과 **심장근육**, **민무늬근육**으로 분류한다. 뼈대근육은 의식적인 운동에 관여하는 가로무늬근으로, 운동신경의 지배를 받는 맘대로근이다. 얼굴의 **표정근**이나 **씹기근육**도 뼈대근육이지만 발생학적으로는 아가미에서 유래한 것이므로 이를 따로 구분하는 경우도 있다. 심장근육은 가로무늬근이지만 자율신경의 지배를 받는 제대로근이다. 민무늬근육은 제대로근으로, 내장이나 혈관벽 등을 형성한다.

맘대로근
의식적으로 수축 및 폄시킬 수 있는 근육으로, 운동신경의 지배를 받는다.

제대로근
의식적으로 움직일 수 없는 근육으로, 자율신경의 지배를 받는다.

Athletics Column

근육은 무엇을 에너지원으로 하고 있을까?

근육이 수축에 사용하는 에너지는 ATP(아데노신 삼인산)의 분해 반응을 통해 얻는다. ATP가 근육잔섬유(근필라멘트) 안에 있는 산소에 의해 ADP(아데노신 이인산)로 분해될 때는 큰 에너지가 방출되는데, 이것을 근육수축에 이용한다. ATP는 생명활동의 원동력이 되는 물질로, 당이나 지방 등을 원료로 체내에서 합성된다. 이 생성 과정은 몇 가지 있는데, 크게 '산소를 사용하는 것(유산소)'과 '산소를 사용하지 않는 것(무산소)'으로 나뉜다.

몸의 근육(뒷면)

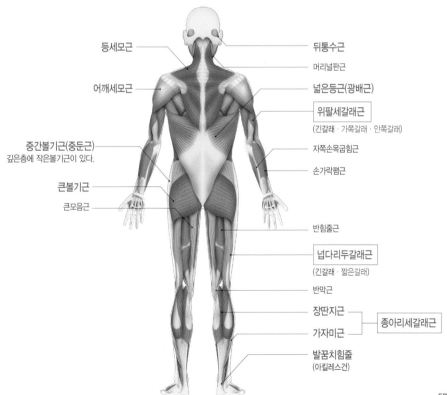

등세모근

뒤통수근
머리널판근

어깨세모근

넓은등근(광배근)

위팔세갈래근
(긴갈래 · 가쪽갈래 · 안쪽갈래)

자쪽손목굽힘근

중간볼기근(중둔근)
깊은층에 작은볼기근이 있다.

손가락폄근

큰볼기근

큰모음근

반힘줄근

넙다리두갈래근
(긴갈래 · 짧은갈래)

반막근

장딴지근

가자미근

종아리세갈래근

발꿈치힘줄
(아킬레스건)

근육의 개요②

- 근육조직은 늘어나거나 줄어들면서 운동을 일으킨다.
- 근원섬유는 마이오신 필라멘트와 액틴 필라멘트로 되어 있다.
- 근육수축은 근원섬유 안의 근육잔섬유(근필라멘트)의 미끄럼 운동으로 일어난다.

소화도 근육의 수축 운동에 의해 일어난다

근육조직은 수축 · 이완함으로써 운동을 일으킨다. 관절을 끼고 마주 보는 2개의 뼈에 부착되어 있는 뼈대근육은 수축 · 이완에 의해 부착점들을 가까이하거나 멀리함으로써 '굽히고 펴는' 운동을 일으킨다.

제대로근인 소화관의 근육도 수축 · 이완을 반복함으로써 내벽에 연동 운동을 일으켜 음식을 소화시킨다.

근육수축의 원동력은 근육잔섬유(근필라멘트)의 슬라이드

근육의 수축 · 폄은 근육세포 안의 근원섬유를 구성하는 2종류의 근육잔섬유(굵은 마이오신 필라멘트와 가는 액틴 필라멘트)에 의해 일어난다.

이것은 파이 반죽처럼 서로 겹쳐서 상대적으로 미끄러지면서(슬라이드) 수축 · 폄이 일어난다고 여겨진다(활주설).

 키워드

근육세포(근육섬유)
근원섬유 다발로 여러 개의 세포가 융합되어 형성된 섬유 모양 세포(합포체). 근원섬유를 많이 갖고 있다.

근원섬유
근육조직의 최소 단위. 2종류의 근육잔섬유(마이오신 필라멘트와 액틴 필라멘트)로 되어 있다.

 메모

활주설
근육수축의 메커니즘을 설명하는 설로, 근육은 서로 겹쳐진 2종류의 근육잔섬유(근필라멘트)가 미끄러지도록 움직임으로써 수축한다. 단, 민무늬근육의 수축은 이 설로는 충분히 설명할 수 없다.

 Athletics Column

근육 파열과 아킬레스건 끊어짐

운동을 할 때 근육계에서 일어나기 쉬운 전형적인 부상은 바로 '근육 파열'일 것이다. 이것은 근막이나 근육섬유에 큰 힘이 가해져 부분적으로 끊어진 것으로, 수축된 근육을 순간적으로 폄시키려고 할 때 발생한다.

마찬가지로 갑자기 큰 부하를 받으면 다치기 쉬운 것이 아킬레스건이다. 끊어지면 발을 움직일 수 없으므로 선수에게는 치명적인 부상이다. 둘 다 운동 전에 스트레칭을 제대로 하면 예방할 수 있다.

근육의 구조

근육조직을 구성하는 최소 단위는 근원섬유이다. 이것은 2종류의 근육잔섬유(근필라멘트)가 서로 겹쳐져 구성되며, 서로 미끄러지면서 근육의 수축·펴짐이 일어난다고 여겨진다.

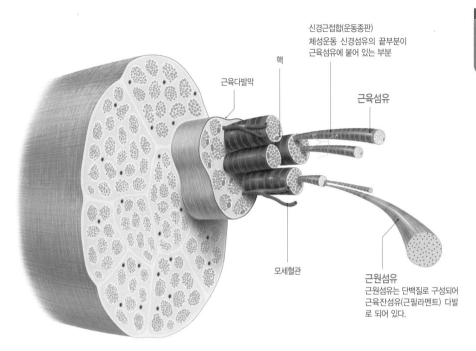

신경근접합(운동종판)
체성운동 신경섬유의 끝부분이
근육섬유에 붙어 있는 부분

핵

근육다발막

근육섬유

모세혈관

근원섬유
근원섬유는 단백질로 구성되어
근육잔섬유(근필라멘트) 다발
로 되어 있다.

근육이 수축하는 원리

근원섬유   I대   H대   A대

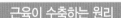

Z대   M대   Z대

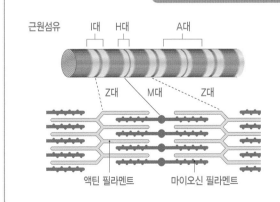

액틴 필라멘트   마이오신 필라멘트

근원섬유를 구성하는 액틴 필라멘트와 마이오신 필라멘트는 서로의 틈에 들어가도록 배열되어 그것이 겹쳐져서 근 마디가 형성된다. 둘이 서로의 틈을 미끄러지듯이 움직임으로써 근원섬유의 수축이 일어난다(활주설).

뼈대근육과 관절의 움직임

● 뼈대근육은 기본적으로 관절에 속하는 것으로, 수축함으로써 운동을 발현한다.
● 하나의 뼈대근육에서 움직임이 작은 쪽을 이는곳, 큰 쪽을 닿는곳이라고 한다.
● 굽히는 운동을 할 때 각도가 작은 쪽을 굽힘근, 반대쪽을 폄근이라고 한다.

관절은 뼈대근육의 수축·이완으로 굽힘과 폄이 일어난다

뼈대근육은 몸의 운동에 관여하는 근육이다. 때문에 전신에서 차지하는 비율이 커서 체중의 약 40%에 달한다고 한다. 기본적으로 관절에서 마주보는 뼈에 힘줄(건; 腱)로 붙어 있는 형태를 기본으로 하여 수축·폄함으로써 운동을 생산한다. 이때 근육에는 상대적으로 움직임이 작은 쪽과 큰 쪽이 생기는데, 작은 쪽의 부착 부분을 이는곳(起始, origin), 큰 쪽의 부착 부분을 닿는곳(停止, insertion)이라고 한다. 또 뼈대근육의 이는곳 쪽을 갈래, 정지 쪽을 꼬리, 그 사이를 힘살이라고 한다. 이것들을 하나씩 갖고 있는 것이 근육의 기본형이지만, 그중에는 여러 개의 갈래를 갖고 있는 근육(두갈래근, 세갈래근, 네갈래근)이나 여러 개의 갈래가 중간힘줄을 사이에 두고 나란히 있는 근육(두힘살근, 뭇살근)도 있다.

뼈대근육은 보통 하나의 관절에 여러 개가 붙어 있다. 편 상태에서 굽히는 운동을 할 때 각도가 작아지는 쪽에 있는 근육은 수축하고, 반대쪽에 있는 근육은 펴진다. 전자를 굽힘근, 후자를 폄근이라고 한다(원래로 되돌릴 때는 굽힘근이 펴지고 폄근이 수축). 또 하나의 운동을 얻기 위해 여러 개의 근육이 똑같은 기능을 하는 경우가 있다. 이것을 협동근이라고 한다(반대로 반대의 작용에 기능하는 근육은 대항근이라 함).

이는곳과 닿는곳
하나의 근육에 대해 상대적으로 크게 움직이는 쪽에 붙어 있는 부분을 닿는곳. 작게 움직이는 쪽에 붙어 있는 부분을 이는곳이라고 한다. 팔꿉관절의 경우 위팔 쪽이 이는곳. 아래팔 쪽이 닿는곳이 된다.

 키워드

힘줄(건)
근육과 골격을 연결하는 치밀결합조직. 콜라겐섬유가 풍부하고 단면적 1㎠ 당 300 kg의 장력에도 견디는 강한 인성(靭性)을 갖고 있으며 탄력성도 높다.

갈래·꼬리·힘살
뼈대근육 안에서 이는곳 쪽을 갈래, 닿는곳 쪽을 꼬리, 그 중간을 힘살이라고 한다.

세갈래근
갈래가 3개 있는 근육으로, 위팔세갈래근이 대표적이다.

네갈래근
갈래가 4개 있는 근육으로, 넙다리네갈래근이 대표적이다.

---

column **근육의 다양한 보조 장치**

근육은 근막이라는 결합조직 막으로 싸여 있다. 근육을 보호함과 동시에 혈관이나 신경이 통하는 길이기도 하다. 팔다리 근육의 힘줄은 윤활액을 갖고 있는 힘줄집이라는 결합조직 주머니가 보호하고 있다. 어깨세모근 등에 보이는 윤활주머니도 윤활액을 갖고 있는 주머니로 근육이 접하는 뼈나 피부와의 마찰을 줄여 준다. 그 외에 힘줄의 주행을 바꾸는 도르래(뼈나 연골로 되어 있다), 힘줄 안에 있어서 힘줄에 걸리는 압력을 가볍게 해 주는 종자뼈(예: 무릎뼈)가 있다.

뼈와 근육의 관계

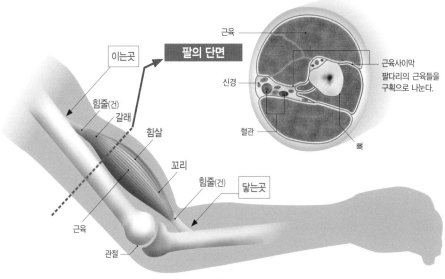

이는곳

팔의 단면

힘줄(건)
갈래
힘살
꼬리
힘줄(건)
닿는곳

근육
관절

근육

근육사이막
팔다리의 근육들을
구획으로 나눈다.

신경

혈관

뼈

> **!** 원포인트
>
> **협동근과 대항근**
> 하나의 운동을 일으킬 때 똑같은 작용에 관계하는 근육을 협동근
> 이라고 한다. 예를 들어 팔꿈치관절의 경우 위팔근과 위팔두갈래근
> 이 협동근 관계에 있다. 또 하나의 운동에 대해 반대 작용에 관계
> 하는 근육을 대항근이라고 한다. 위팔근과 위팔두갈래근에서 봤을
> 때 위팔세갈래근은 대항근 관계에 있다.

여러 개의 갈래 · 힘살을 갖고 있는 근육

두갈래근
갈래가 2개 있는 근육. 위팔
두갈래근이 대표적이다.

두힘살근
힘살이 중간힘줄을 사이에 두고 2개 연결
되어 있는 근육. 턱의 두힘살근이 대표적이
다.

뭇힘살근
힘살이 여러 개 연결되어 있는
근육. 배곧은근이 대표적이다.

61

팔의 근육과 운동

POINT

- 팔 근육은 팔꿈치관절의 굽힘·폄과 안쪽이나 바깥쪽으로 비트는 동작에 작용한다.
- 팔꿈치관절의 굽힘·폄에 작용하는 것은 위팔두갈래근, 위팔근, 위팔세갈래근이다.
- 아래팔 근육은 대부분이 손목이나 손가락의 움직임에 관여한다.

팔을 굽히고 펴거나 비트는 동작에 작용하는 근육들

팔은 다양한 형태로 움직이기 때문에 근육의 종류가 많은데 어깨나 손을 포함하면 30종류가 넘는다. 여기서는 위팔(상완)과 아래팔(전완)에 대해 설명하지만 팔의 움직임은 어깨나 손도 포함하여 종합적으로 파악하는 것이 중요하다.

가장 중요한 근육은 팔꿈치관절의 굽힘·폄에 관여하는 근육으로, 위팔

 키워드

위팔두갈래근과 위팔근
위팔두갈래근은 얕은층. 위팔근은 깊은층에 있다. 둘 다 팔꿈치관절의 굽힘·폄에 직접 관여하는 굽힘근이다.

위팔세갈래근
위팔 뒤쪽의 얕은층에 있는 폄근. 팔꿈치관절의 굽힘 시에

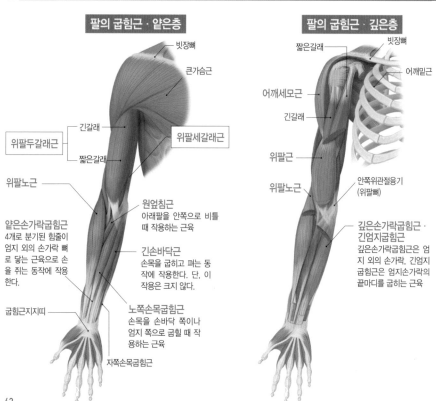

위팔의 굽힘근

팔의 굽힘근·얕은층

- 빗장뼈
- 큰가슴근
- 긴갈래
- 위팔두갈래근
- 짧은갈래
- 위팔세갈래근
- 위팔노근
- 얕은손가락굽힘근
  4개로 분기된 힘줄이 엄지 외의 손가락 뼈로 닿는 근육으로 손을 쥐는 동작에 작용한다.
- 원엎침근
  아래팔을 안쪽으로 비틀 때 작용하는 근육
- 긴손바닥근
  손목을 굽히고 펴는 동작에 작용한다. 단, 이 작용은 크지 않다.
- 굽힘근지지띠
- 노쪽손목굽힘근
  손목을 손바닥 쪽이나 엄지 쪽으로 굽힐 때 작용하는 근육
- 자쪽손목굽힘근

팔의 굽힘근·깊은층

- 짧은갈래
- 빗장뼈
- 어깨밑근
- 어깨세모근
- 긴갈래
- 위팔근
- 위팔노근
- 안쪽위관절융기(위팔뼈)
- 깊은손가락굽힘근·긴엄지굽힘근
  깊은손가락굽힘근은 엄지 외의 손가락, 긴엄지굽힘근은 엄지손가락의 끝마디를 굽히는 근육

얕은층(浅層)에 있는 **위팔두갈래근**과 깊은층(深層)에 있는 **위팔근**이 해당된다. 둘 다 굽힘 시에 수축하는 굽힘근으로 폄 시에는 위팔 뒤쪽에 있는 폄근인 **위팔세갈래근**이 수축한다. 위팔두갈래근과 위팔세갈래근은 **어깨세모근**과 함께 어깨관절의 굽힘에도 관여하는 한편, 아래팔의 뒤침(바깥쪽으로 비트는 동작)에도 작용한다. 특별한 근육으로는 **위팔노근**이 있다. 아래팔을 안쪽으로 반쯤 비틀면서 굽힐 때 작용한다.

아래팔의 근육은 대부분이 손목이나 손가락의 운동에 관계한다. 주요 근육으로는 손바닥 쪽의 얕은층에 있는 **긴손바닥근, 노쪽손목굽힘근, 얕은손가락굽힘근**, 손바닥 쪽의 깊은층에 있는 **깊은손가락굽힘근, 긴엄지굽힘근**, 손등 쪽의 얕은층에 있는 **자쪽손목폄근, 긴노쪽손목폄근, 짧은노쪽손목폄근, 손가락폄근, 새끼폄근**, 손등 쪽의 깊은층에 있는 **집게폄근, 긴엄지폄근, 짧은엄지폄근, 긴엄지벌림근** 등이 있다. 아래팔의 엎침(안쪽으로 비트는 동작)은 **원엎침근과 네모엎침근**이 작용한다.

는 이완하고 폄 시에는 수축한다.

어깨세모근
어깨관절을 덮듯이 위치하여 위팔세갈래근, 위팔근과 함께 어깨관절의 굽힘·폄에 작용한다. 뭔가를 던지는 스포츠에서 단련이 중시되는 근육이다.

메모

위팔노근
엎침하면서 아래팔을 굽히는 동작에 작용한다. 맥주잔을 들어 올리는 움직임에 해당하기 때문에 영어로는 beer raising muscle(맥주 들기 근육)이라고 한다.

위팔의 폄근

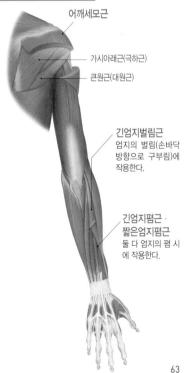

팔의 폄근·얕은층

등세모근
어깨뼈가시
어깨세모근
큰원근
긴갈래
넓은등근
가쪽갈래
위팔세갈래근
팔꿈치 머리

자쪽손목폄근
손목을 자뼈 쪽이나 손등 쪽으로 펼 때 작용하는 근육

손가락폄근
엄지 외의 손가락의 폄에 작용하는 근육

긴노쪽손목폄근·짧은노쪽손목폄근
손목을 손등 쪽이나 엄지 쪽으로 펼 때 작용하는 근육

새끼폄근
새끼손가락의 폄에 작용하는 근육이지만, 이것이 없어 손가락폄근의 힘줄이 대신 사용되는 경우도 있다.

폄근지지띠

팔의 폄근·깊은층

어깨세모근
가시아래근(극하근)
큰원근(대원근)

긴엄지벌림근
엄지의 벌림(손바닥 방향으로 구부림)에 작용한다.

긴엄지폄근·짧은엄지폄근
둘 다 엄지의 폄 시에 작용한다.

다리의 근육과 운동

POINT

- 다리 근육은 엉덩관절 및 무릎관절의 운동과 발의 움직임에 작용한다.
- 보행과 직립에는 넓적다리 근육 외에 엉덩이 근육도 관여한다.
- 종아리 근육은 발의 움직임에 관여한다.

'걷기'와 '서기'에는 엉덩이 근육도 작용한다

다리의 근육은 기본적으로 앞쪽이 폄근, 뒤쪽이 굽힘근으로 되어 있다. 여기서는 다리이음뼈, 넓적다리, 종아리에 대해 설명하지만 발과 연동한 다는 점도 유의할 필요가 있다.

다리이음뼈의 근육은 엉덩관절의 운동에 관여한다. 엉덩허리근(장요근)은 굽힘, 큰볼기근(대둔근)은 폄에 작용하고, 중간볼기근(중둔근)과 작은볼기근(소둔근)은

🔒 키워드

엉덩허리근
엉덩뼈에 이는곳이 있는 엉덩근과 허리뼈에 이는곳이 있는 큰허리근으로 되어 있다(둘 다 닿는곳은 넙다리뼈). 엉덩관절의 굽힘에 작용한다.

다리의 폄근

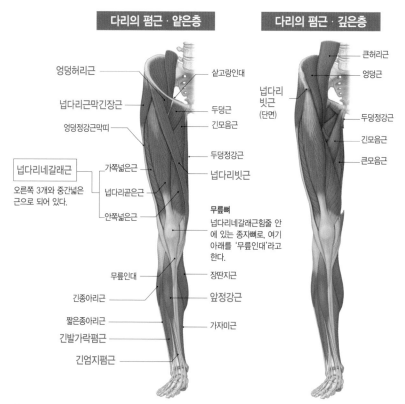

다리의 폄근·얕은층

- 엉덩허리근
- 넙다리근막긴장근
- 엉덩정강근막띠
- 넙다리네갈래근 (오른쪽 3개와 중간넓은근으로 되어 있다.)
  - 가쪽넓은근
  - 넙다리곧은근
  - 안쪽넓은근
- 무릎인대
- 긴종아리근
- 짧은종아리근
- 긴발가락폄근
- 긴엄지폄근
- 샅고랑인대
- 두덩근
- 긴모음근
- 두덩정강근
- 넙다리빗근
- 무릎뼈 (넙다리네갈래근힘줄 안에 있는 종자뼈로, 여기 아래를 '무릎인대'라고 한다.)
- 장딴지근
- 앞정강근
- 가자미근

다리의 폄근·깊은층

- 큰허리근
- 엉덩근
- 넙다리빗근 (단면)
- 두덩정강근
- 긴모음근
- 큰모음근

걸을 때 접지한 발에서 체중을 지지하는 역할을 하고 있다. 큰볼기근은 엉덩관절의 가쪽돌림(바깥쪽으로 비틈), 중간볼기근과 작은볼기근은 엉덩관절의 벌림(다리를 바깥쪽으로 여는 운동)에도 작용한다. 또 **넙다리근막긴장근**은 직립했을 때 편 무릎의 고정에 작용한다.

넓적다리 앞쪽 근육은 무릎관절을 굽힘시키는 근육이다. 폄근은 **넙다리네갈래근**(대퇴사두근)과 **넙다리빗근**, 굽힘근은 **햄스트링**이다. 넙다리네갈래근의 일부인 **넙다리곧은근**(대퇴직근)은 엉덩관절의 굽힘에도 작용한다.

종아리(하퇴) 근육은 발의 운동에 관여한다. 정강이 바깥쪽에 늘어선 **앞정강근, 긴엄지폄근, 긴발가락폄근**은 발의 발등굽힘에, 또 뒤쪽에 위치한 **종아리세갈래근**(하퇴삼두근), **긴엄지굽힘근, 뒤정강근**은 발의 발바닥굽힘에 작용한다.

또 종아리세갈래근이 발꿈치뼈에 닿는 **발꿈치힘줄**은 아킬레스건이라는 이름으로도 알려져 있다.

햄스트링
넙다리두갈래근, 반힘줄근, 반막근의 총칭

 메모

발의 움직임에 관여하는 기타 근육
발의 가쪽번짐(발바닥을 바깥쪽으로 향하게 함)에는 긴종아리근과 짧은종아리근, 셋째종아리근이 작용하고, 발의 안쪽번짐(발바닥을 안쪽으로 향하게 함)에는 앞정강근, 뒤정강근, 긴엄지굽힘근, 긴발가락굽힘근이 작용한다.

다리의 굽힘근

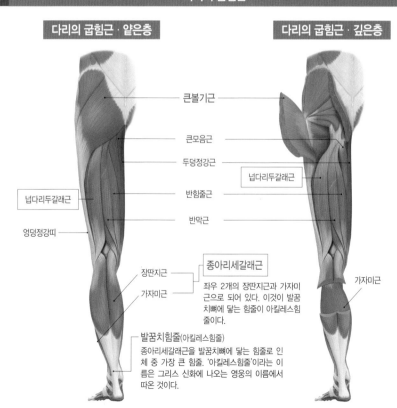

다리의 굽힘근 · 얕은층

- 큰볼기근
- 큰모음근
- 두덩정강근
- 반힘줄근
- 반막근
- 넙다리두갈래근
- 엉덩정강띠
- 장딴지근
- 가자미근

종아리세갈래근
좌우 2개의 장딴지근과 가자미근으로 되어 있다. 이것이 발꿈치뼈에 닿는 힘줄이 아킬레스힘줄이다.

발꿈치힘줄(아킬레스힘줄)
종아리세갈래근을 발꿈치뼈에 닿는 힘줄로 인체 중 가장 큰 힘줄. '아킬레스힘줄'이라는 이름은 그리스 신화에 나오는 영웅의 이름에서 따온 것이다.

다리의 굽힘근 · 깊은층

- 넙다리두갈래근
- 가자미근

어깨의 근육과 운동

- 어깨 근육은 팔의 운동과 어깨 전체의 이동에 작용한다.
- 어깨관절의 굽힘 · 폄은 어깨세모근, 어깨밑근, 부리위팔근 등이 관여한다.
- 어깨 전체를 올리고 내릴 때는 등세모근이나 어깨올림근, 마름근이 작용한다.

팔을 돌리거나 어깨를 올리고 내리는 데 작용한다

어깨관절은 가동범위가 큰 만큼 많은 근육이 관계하고 있다. 굽힘 · 폄에 직접 관여하는 근육뿐만 아니라 주변 근육이 어깨관절의 위치를 이동시켜 가동범위를 더욱 크게 만들어 준다.

굽힘 · 폄에 작용하는 근육으로는 어깨세모근, 어깨밑근, 부리위팔근, 가시위근, 가시아래근이 있다. 어깨관절을 덮듯이 위치하는 어깨세모근은 앞, 뒤, 바깥 부분으로 나뉘어 각각 팔의 굽힘, 벌림, 폄에 작용한다. 또 어깨밑근은 안쪽돌림, 부리위팔근은 모음과 굽힘, 가시위근은 벌림, 가시아래근은 가쪽돌림에 작용한다. 게다가 위팔두갈래근도 굽힘에 관여하는 한편, 큰가슴근은 껴안는 운동(안쪽돌림 · 모음 · 굽힘), 넓은등근(광배근)은 등에 팔을 돌리는 운동(폄 · 안쪽돌림 · 모음)에 관여하고 있다.

어깨관절의 위치는 연결되어 있는 어깨뼈가 움직이면서 이동하여 가동범위가 커진다. 어깨뼈에 관여하는 것은 등세모근, 앞톱니근, 어깨올림근, 작은가슴근, 큰 · 작은 마름근(능형근)이다. 이런 근육은 어깨뼈를 움직임과 동시에 그 고정에도 작용한다(팔이 운동할 때 어깨관절의 위치가 움직이지 않도록 어깨뼈가 가슴우리에 고정된다). 등세모근과 어깨올림근, 마름근은 어깨뼈의 거상(擧上), 즉 '어깨를 들어 올리는 것'에도 작용한다.

 키워드

등세모근
목에서 양 어깨와 등에 이르는 큰 근육. 어깨뼈를 위로 올릴 때 작용하는 경우 위쪽, 중앙, 아래쪽의 3방향에서 어깨뼈를 끌어올린다.

껴안는 운동
위팔을 동시에 안쪽돌림 · 모음 · 굽힘시키는 운동으로, 껴안는 운동에 해당한다.

앞톱니근
제1~9갈비뼈와 어깨뼈를 잇는 근육. 어깨뼈를 가슴우리에 고정시키거나 어깨관절을 바깥쪽 위 방향으로 이동시킬 때 작용한다.

 메모

어깨의 움직임에 관여하는 다른 근육들
겨드랑 아래에는 큰원근과 작은원근이 있는데, 각각 위팔의 가쪽돌림, 모음 및 안쪽돌림에 작용한다. 빗장뼈 관절에 작용하는 빗장밑근도 어깨관절의 운동을 지지한다.

---

column **어깨관절 운동의 명칭**

어깨관절의 운동(위팔 운동)은 6개로 나눌 수 있다. 굽힘(앞으로 들어올린다), 폄(뒤로 뺀다), 모음(들어 올린 팔을 몸 쪽으로 붙인다), 벌림(팔을 몸에서 떨어지게 해 옆으로 들어올린다), 안쪽돌림(안쪽으로 돌려 비튼다), 가쪽돌림(바깥쪽으로 돌려 비튼다)이다. 굽힘, 폄, 벌림은 합쳐서 거상이라고도 한다. 여기에 수평굽힘(수평모음. 수평으로 들어 올린 채로 앞쪽으로 움직인다)이나 수평폄(수평벌림. 수평으로 들어 올린 후 뒤쪽으로 편다)을 추가하는 경우도 있다.

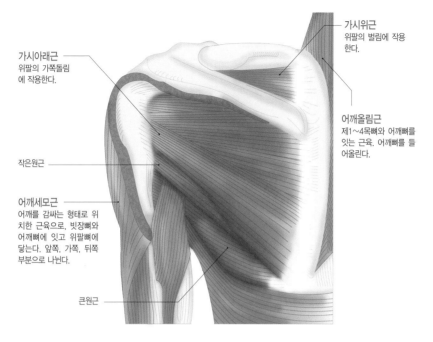

가시아래근
위팔의 가쪽돌림
에 작용한다.

가시위근
위팔의 벌림에 작용
한다.

작은원근

어깨올림근
제1~4목뼈와 어깨뼈를
잇는 근육. 어깨뼈를 들
어올린다.

어깨세모근
어깨를 감싸는 형태로 위
치한 근육으로, 빗장뼈와
어깨뼈에 잇고 위팔뼈에
닿는다. 앞쪽, 가쪽, 뒤쪽
부분으로 나뉜다.

큰원근

부리위팔근과 팔의 모음 · 안쪽돌림

어깨뼈에서 위팔뼈에 붙은 어깨밑근은 안쪽돌림에 작
용한다. 또 부리위팔근은 위팔의 모음과 굽힘에 작용
한다.

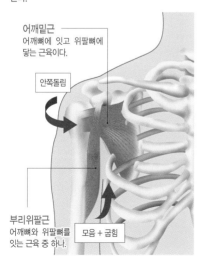

어깨밑근
어깨뼈에 잇고 위팔뼈에
닿는 근육이다.

안쪽돌림

부리위팔근
어깨뼈와 위팔뼈를
잇는 근육 중 하나.

모음 + 굽힘

어깨세모근과 팔의 운동(뒤에서 본 모습)

어깨세모근은 전, 후, 외측으로 수축함으로써 굽힘, 벌
림, 폄한다.

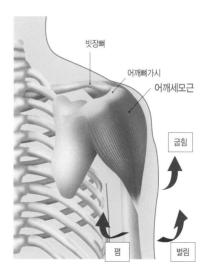

빗장뼈

어깨뼈가시

어깨세모근

굽힘

폄

벌림

목의 근육과 운동

 POINT

● 목 근육의 역할은 목의 운동, 씹기(저작) · 삼키기(연하), 호흡 운동의 보조이다.
● 목의 운동에는 목빗근, 척추앞근육, 목갈비근 등이 작용한다.
● 씹기나 삼키기에 관여하는 근육은 크게 목뿔위근육과 목뿔아래근육으로 나뉜다.

목의 움직임뿐만 아니라 먹을 때에도 작용한다

목 근육은 '목을 움직인다', '씹고 삼키는 동작에 작용한다', '호흡 운동을 보조한다'는 역할을 하고 있다.

'목을 움직이는 근육'에는 목빗근, 척추앞근육, 목갈비근, 널판근, 반가시근, 뒤통수밑근육이 있다. 목빗근은 목의 운동에 작용하는 대표적인 근육으로, 턱을 뺀다, 목을 갸웃거린다와 같은 움직임에 관여한다. 4개의 근육으로 된 척추앞근육과 3개의 근육으로 된 목갈비근은 목의 굽힘이나 회전에 작용한다. 널판근과 반가시근은 목이 앞으로 기울어지지 않도록 고정하는 역할을 함과 동시에 폄에도 작용한다. 뒤통수밑근육은 목의 폄이나 회전에 작용한다. 폄에는 등세모근도 관여한다.

음식을 씹고 삼키는 동작에 관계하는 것은 턱이나 혀를 움직이는 근육과 후두를 움직이는 근육으로, 턱 아래에 있는 목뿔뼈를 경계로 하여 크게 **목뿔위근육과 목뿔아래근육**으로 나뉜다. 목뿔위근육은 4종류 있는데, 씹거나 혀와 입안 바닥을 들어 올려 음식물을 인두로 보내는 역할을 한다. 목뿔아래근육(4종류)은 후두를 들어 올려 삼키는 동작을 돕는 한편 음식물이 기도로 들어가는 것을 방지하거나 발성에도 관여한다.

목을 움직이는 3개의 목갈비근에는 가슴우리를 들어 올리는 기능도 있어서 호흡 활동을 보조하고 있다.

 키워드

척추앞근육
목뼈의 앞면에 있는 목긴근, 긴머리근, 앞머리곧은근, 가쪽머리곧은근의 총칭이다.

널판근 · 반가시근
머리가 앞으로 기울어지는 것을 방지하는 역할을 한다.

뒤통수밑근육
"목덜미"에 있는 큰뒤머리곧은근, 작은뒤머리곧은근, 위머리빗근, 아래머리빗근의 총칭이다.

목뿔위근육
아래턱뼈와 목뿔뼈를 잇는 두힘살근, 붓목뿔근, 턱목뿔근, 턱끝목뿔근으로 된 4종류의 근육이며, 음식물을 씹고 삼키는 동작에 작용한다.

목뿔아래근육
목뿔뼈 아래에 있어서 목뿔뼈나 후두를 움직임으로써 삼키거나 발성에 관여한다. 복장방패근, 방패목뿔근, 복장목뿔근, 어깨목뿔근으로 된 4종류의 근육이다.

---

column **목 근육의 삼각**

목을 좌우로 비틀면 목구멍에서 귀 뒤쪽에 걸쳐 큰 근육이 나타나는데, 이것이 목빗근이다. 이것과 아래턱 가장자리, 목구멍의 정중선으로 둘러싼 삼각형 부분을 '앞목삼각'이라고 한다. 이 부분을 이루는 목빗근과 두힘살근의 뒤힘살, 어깨목뿔근이 그리는 삼각형은 '목동맥삼각'이라고 한다. 여기는 온목동맥이 속목동맥과 바깥목동맥으로 분기하는 위치에 해당하며 만지면 강한 박동을 느낄 수 있다. 때문에 맥박을 잴 때 사용한다.

목의 근육

목 근육은 목을 움직이거나 고정하는 근육, 씹거나 삼킬 때 작용하는 근육, 호흡 운동을 보조하는 근육이 있다.

목뿔위근육 · 목뿔아래근육

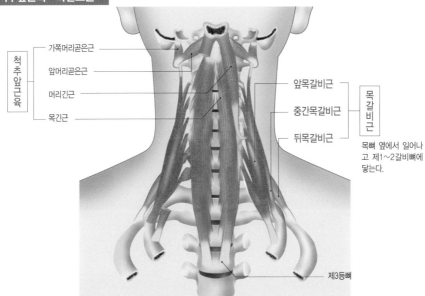

턱목뿔근

두힘살근(앞 · 뒤힘살)

턱끝목뿔근

붓목뿔근

목뿔뼈

방패연골

방패목뿔근

복장목뿔근

어깨목뿔근
(위 · 아래힘살)

복장방패근

목뿔아래근육

목빗근
몸 앞쪽에 있는 복장뼈와 빗장뼈를
잇고, 귀 뒤쪽 부근의 관자뼈에 닿
는다.

등세모근

빗장뼈

갑상샘

척추앞근육 · 목갈코근

척추앞근육

가쪽머리곧은근

앞머리곧은근

머리긴근

목긴근

앞목갈비근

중간목갈비근

뒤목갈비근

목갈비근

목뼈 옆에서 일어나
고 제1~2갈비뼈에
닿는다.

제3등뼈

3장 근육계

69

등의 근육과 운동

- 등 근육은 팔 운동, 호흡 운동의 보조, 척주 운동에 관여한다.
- 팔 운동에는 얇은층의 근육, 호흡 운동에는 중간층의 근육이 관여한다.
- 척주 운동에 작용하는 깊은층의 근육을 특별히 '고유등근육'이라고 한다.

등의 얇은 부분에 있는 근육은 팔 운동에 작용한다

등 근육도 다양한데, 그 역할에 따라 '팔 운동에 작용', '호흡 운동을 보조', '척주 운동에 작용', 3개의 그룹으로 나눌 수 있다. 각각의 역할을 하는 근육은 얇은층, 중간층, 깊은층으로 명확히 나뉘어 있는 것이 특징이다.

팔 운동에 관계하는 근육은 얇은층에 분포되어 있다. 어깨뼈나 빗장뼈에 이어지는 등세모근, 어깨올림근, 앞톱니근, 마름근(P.62, P.66 참조), 위팔뼈에 연결되는 넓은등근도 이 그룹에 속한다.

호흡 운동에 관여하는 근육은 중간층에 있다. 갈비뼈에 붙어 있는 위뒤톱니근과 아래뒤톱니근으로, 가슴우리를 올리고 내리는 데 관여한다.

'고유등근육'은 척주의 운동과 지지에 작용한다

척주의 움직임에 관여하는 것은 깊은층에 있는 근육들이다. 이것들은 본래의 목적을 담당하는 등근육이라는 의미에서 고유등근육이라고 한다. 고유등근육은 크게 긴등근육과 짧은등근육으로 나뉘는데, 긴등근육은 다시 널판근과 척주세움근으로 나뉜다. 척주세움근은 척주 관절을 폄시켜 척주 전체를 일으키는 역할을 하고, 척주를 따라 세로로 뻗어 있기 때문에 몸 밖에서도 확인할 수 있다. 엉덩갈비근, 가장긴근, 가시근이 이에 해당한다. 짧은등근육은 긴등근육보다 안쪽에 있는데, 가로돌기가시근육, 가시사이근, 가로돌기사이근, 뒤통수밑근육으로 이루어져 있다. 가로돌기가시근육은 반가시근, 뭇갈래근, 돌림근으로 되어 있으며 뭇갈래근은 척추뼈를 고정하는 가장 중요한 근육이라고 한다.

고유등근육의 대부분은 좌우 쌍을 이루며 동시에 작용하면 폄이 되지만 한쪽만 작용하면 가쪽굽힘이나 회전이 된다.

시험에 나오는 어구

척주세움근
척주의 기립을 지지하는 근육. 엉덩갈비근, 가장긴근, 가시근이 해당된다.

키워드

넓은등근
등뼈에서 엉치뼈 및 긴뼈에 잇고, 위팔뼈에 닿는 큰 근육. 손을 등쪽으로 돌리는 운동 등에 관여한다.

위뒤톱니근 · 아래뒤톱니근
위뒤톱니근은 상부의 갈비뼈와 척추를, 아래뒤톱니근은 하부의 갈비뼈와 척추를 연결한다.

널판근
머리널판근과 목널판근이 있는데, 각각 목뼈와 등뼈에 잇고 관자뼈와 뒤통수뼈 및 목뼈에 닿는다.

가시사이근
인접하는 척추뼈의 가시돌기들을 연결하는 근육이다.

가로돌기사이근
인접하는 척추뼈의 가로돌기들을 연결하는 근육이다.

메모

가로돌기가시근육
인접하는 척추뼈의 가로돌기와 가시돌기를 연결하는 근육으로, 반가시근, 뭇갈래근, 돌림근이 있다. 각각 가슴, 목, 머리로 세분된다.

등의 근육

등 근육에는 팔 운동에 작용하는 근육, 호흡 운동을 보조하는 근육, 척주 운동에 관여하는 근육이 있다.

위뒤톱니근 · 아래뒤톱니근(중간층)

위뒤톱니근은 위쪽 갈비뼈와 척추를, 아래뒤톱니근은 아래쪽 갈비뼈와 척추를 연결하여 갈비뼈를 움직인다.

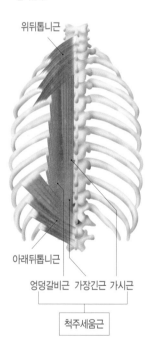

위뒤톱니근

아래뒤톱니근

엉덩갈비근 가장긴근 가시근

척주세움근

고유등근육 · 깊은층 / **고유등근육 · 얕은층**

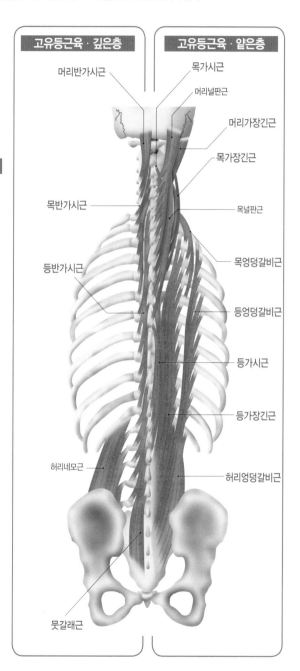

머리반가시근

머리널판근

머리가장긴근

목가시근

목가장긴근

목반가시근

목널판근

목엉덩갈비근

등반가시근

등엉덩갈비근

등가시근

등가장긴근

허리네모근

허리엉덩갈비근

뭇갈래근

손발의 근육과 운동

근육계

- ●손가락과 발가락 근육은 형태가 똑같은 것이 많다.
- ●손으로 물건을 집을 수 있는 것은 엄지와 새끼손가락의 맞섬근이 작용하기 때문이다.
- ●발가락에는 맞섬근이 없기 때문에 손처럼 물건을 집을 수 없다.

정밀한 움직임을 실현시키는 손가락 근육

62쪽에서 설명했듯이 손은 아래팔 근육에 이어져 있지만 여기서는 손가락의 움직임에 작용하는 근육들(이는곳과 닿는곳이 손 안에 있기 때문에 손근육이라고 함)에 대해 설명하겠다. 이것들이 손의 정밀한 움직임을 실현시켜 준다.

손근육을 구성하는 것은 엄지두덩근육, 새끼두덩근육, 벌레근, 뼈사이근 등으로 모두 손가락 관절에 작용하는 근육이다(엄지두덩, 새끼두덩이란 엄지손가락과 새끼손가락 시작부분에 불룩 튀어나온 부분을 말한다). 엄지두덩근육은 엄지맞섬근, 짧은엄지굽힘근, 엄지모음근, 짧은엄지벌림근으로 되어 있다. 특히 엄지맞섬근과 짧은엄지벌림근은 중요한데, '물건을 집는다'는 행위에 밀접하게 관여한다. 새끼두덩근육은 새끼맞섬근, 새끼벌림근, 짧은새끼굽힘근으로 이루어지고(모음근이 없는 것이 특징), 벌레근은 엄지 이외의 손가락의 굽힘·폄에 작용한다. 뼈사이근에는 등쪽뼈사이근과 바닥쪽뼈사이근이 있는데 전자는 손가락을 모으고, 후자는 손가락을 벌리는 운동에 작용한다.

발가락 근육은 운동성보다 안정성을 우선한다

발의 근육은 크게 발등근육과 발바닥근육으로 나뉜다. 발등근육은 짧은발가락폄근과 짧은엄지폄근 둘 뿐이지만, 발바닥근육은 대부분이 손근육과 공통되며, 마찬가지로 엄지두덩근육(엄지벌림근, 짧은엄지굽힘근, 엄지모음근)과 새끼두덩근육(새끼벌림근, 짧은새끼굽힘근), 벌레근, 뼈사이근이 있다. 단, 엄지맞섬근과 새끼맞섬근이 없기 때문에 손처럼 물건을 집을 수는 없다. 그 외에 짧은발가락굽힘근, 발바닥네모근 등이 있지만 발가락에 관계하는 모든 근육은 운동성이 떨어진다. 이는 운동성보다 몸을 지지할 수 있도록 발을 안정시키는 역할이 중심이기 때문이다.

손가락 근육

손바닥(안쪽)

제1바닥쪽뼈사이근

엄지모음근

얕은손가락굽힘근힘줄

짧은엄지굽힘근

벌레근
손바닥과 손가락 관절
(MP 관절)의 굽힘에 작
용하는 근육

새끼맞섬근

짧은새끼굽힘근 — 새끼두덩근육
새끼맞섬근, 새끼벌림
근, 짧은새끼굽힘근으
로 구성되며 새끼두덩
을 형성한다.

새끼벌림근

엄지맞섬근

짧은엄지벌림근

노쪽손목굽힘근힘줄

자쪽손목굽힘근힘줄

얕은손가락굽힘근힘줄

긴엄지굽힘근힘줄

손등(바깥쪽)

손가락폄근의 힘줄사이연결

바닥쪽뼈사이근

제1바닥쪽뼈사이근

새끼벌림근
새끼손가락을 약지
에서 떼어내는 움직
임에 작용한다.

짧은엄지벌림근힘줄

자쪽손목폄근힘줄

새끼벌림근힘줄

손가락폄근힘줄

노뼈

발가락 근육

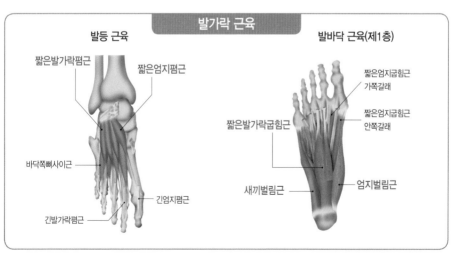

발등 근육

짧은발가락폄근

짧은엄지폄근

바닥쪽뼈사이근

긴엄지폄근

긴발가락폄근

발바닥 근육(제1층)

짧은엄지굽힘근
가쪽갈래

짧은엄지굽힘근
안쪽갈래

짧은발가락굽힘근

엄지벌림근

새끼벌림근

얼굴의 근육과 운동

POINT
- 두부 근육은 크게 표정근과 씹기근육으로 나뉜다.
- 피부를 움직이는 표정근은 뼈대근육과 구분하여 '피부근'으로 분류하기도 한다.
- 씹기근육은 4종류 있는데, 아래턱뼈의 운동에 관여한다.

희노애락 감정은 표정근이 나타내 준다

제목은 '얼굴의 근육'이라고 했지만, 안면의 움직임은 측두부의 근육도 관계하므로 엄밀히 말하면 '머리의 근육'이라 해야 한다. 크게 나눠서 표정근(안면근)과 씹기근육이 있으며 둘 다 발생학적으로는 물속에 사는 동물의 지느러미에서 유래한다.

안면에 널리 분포되어 있는 표정근은 뼈가 아니라 피부를 움직이므로 뼈대근육과는 구분하여 피부근으로 분류하는 경우도 있다. 이마와 뒤통수의 근육(이마근, 뒤통수근), 귀 주변의 근육(귓바퀴근), 눈 주위의 근육(눈둘레근, 눈썹주름근, 눈살근), 코 근육(코근), 입 주변의 근육(입둘레근, 큰광대근, 작은광대근, 위입술올림근, 입꼬리내림근, 입꼬리당김근), 아래턱부터 목 전면을 덮는 근육(넓은목근)이 있다. 두정부는 근육이 없고, 이마근과 뒤통수근을 잇는 머리덮개널힘줄이 덮고 있다.

씹기근육은 아래턱뼈를 움직여 음식물을 씹는 움직임에 작용하는 근육으로, 안면 옆에서 측두부에 걸쳐 분포되어 있다(저작 시에 관자놀이가 움직이는 것으로도 확인 가능). 깨물근(이를 악물 때 작용), 관자근(아래턱뼈를 들어 올림), 가쪽날개근과 안쪽날개근(둘 다 아래턱뼈를 앞뒤좌우로 움직임)이 있다. 안쪽·가쪽날개근은 어금니를 가는 운동에 관여한다.

 키워드

이마근·머리덮개널힘줄·뒤통수근
이마부터 정수리를 거쳐 뒤통수를 덮고 있다. 수축하면 이마에 주름이 잡힌다.

눈썹주름근
미간에 있는 근육. 수축시키면 미간에 주름이 잡힌다.

눈살근
코뿌리에 주름을 만드는 근육이다.

작은광대근·위입술올림근
둘 다 올 때 윗입술을 들어 올리는 근육이다.

입꼬리내림근·입꼬리당김근
입꼬리내림근은 입꼬리를 내리는 근육. 입꼬리당김근은 입꼬리를 옆으로 벌리는 근육이다.

귓바퀴근
앞귓바퀴근, 위귓바퀴근, 뒤귓바퀴근이 있다. 본래는 귓바퀴 바깥귀구멍을 열고 닫는 역할을 하는 근육이지만 사람에게는 퇴화되어 있다.

 Athletics Column

표정근을 단련하면 주름을 방지할 수 있을까?

표정근은 얼굴의 피부와 연결되어 있으므로 미용과 관련된 여러 속설들은 어떤 의미에서는 당연하다. 얼마 전 화제가 된 '표정근 트레이닝'은 과장된 표정을 반복하거나 혀로 볼 안쪽 전체를 밀거나 해서 표정근을 단련하면 나이가 들어 생기는 주름을 방지할 수 있다는 것이다. 의학적인 근거가 있는 것은 아니지만 나이가 들면 근육이 쇠퇴한다는 것을 생각하면 이치에 맞는다고도 할 수 있다.

얼굴 근육

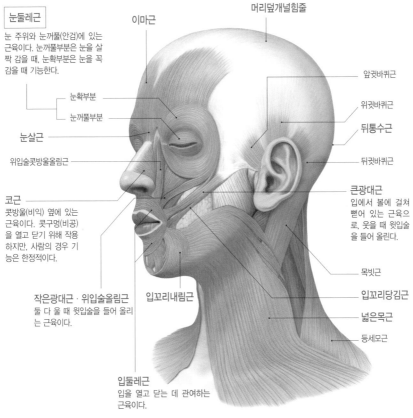

눈둘레근

눈 주위와 눈꺼풀(안검)에 있는 근육이다. 눈꺼풀부분은 눈을 살짝 감을 때, 눈확부분은 눈을 꼭 감을 때 기능한다.

눈확부분

눈꺼풀부분

눈살근

위입술콧방울올림근

코근

콧방울(비익) 옆에 있는 근육이다. 콧구멍(비공)을 열고 닫기 위해 작용하지만, 사람의 경우 기능은 한정적이다.

작은광대근 · 위입술올림근

둘 다 울 때 윗입술을 들어 올리는 근육이다.

이마근

머리덮개널힘줄

앞귓바퀴근

위귓바퀴근

뒤통수근

뒤귓바퀴근

큰광대근

입에서 볼에 걸쳐 뻗어 있는 근육으로, 웃을 때 윗입술을 들어 올린다.

목빗근

입꼬리당김근

넓은목근

등세모근

입꼬리내림근

입둘레근

입을 열고 닫는 데 관여하는 근육이다.

씹기근육

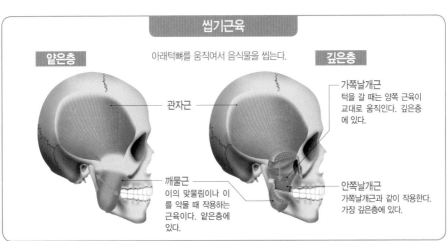

아래턱뼈를 움직여서 음식물을 씹는다.

얕은층

깊은층

관자근

가쪽날개근

턱을 갈 때는 양쪽 근육이 교대로 움직인다. 깊은층에 있다.

깨물근

이의 맞물림이나 이를 악물 때 작용하는 근육이다. 얕은층에 있다.

안쪽날개근

가쪽날개근과 같이 작용한다. 가장 깊은층에 있다.

흉복부의 근육과 운동

POINT
- 몸통 얕은층의 큰 근육은 체강(체벽과 내장 사이의 빈 곳)을 방어하는 체벽으로 기능한다.
- 가슴벽을 만드는 근육은 가슴우리를 움직여 호흡 운동에 관여한다.
- 배벽을 만드는 근육은 복압을 조절하고 배변이나 호흡 운동을 촉진한다.

방호벽 역할과 호흡을 보조하는 역할

몸통의 표면은 큰가슴근, 앞톱니근, 넓은등근 등 큰 근육으로 덮여 있다. 이런 근육의 가장 큰 역할은 체벽으로, 내장이 들어 있는 체강의 "방호벽"으로 기능하는 것이다.

체강은 크게 가슴안과 배안으로 나뉜다. 가슴안은 폐나 심장이 들어 있는 가슴우리를 담고 있는데, 깊은층 근육으로 된 가슴벽으로 둘러싸여 있다(앞가슴벽, 가쪽가슴벽, 뒤가슴벽으로 나뉨). 이것들을 만드는 근육은 갈비뼈 사이에 뻗어 있는 갈비사이근이나 앞가슴벽 내면의 가슴가로근, 척주세움근 안쪽에 있는 갈비올림근 등으로 모두 가슴우리를 움직이고 호흡 운동에 관여한다.

가슴우리보다 아래 있는 배안도 벽벽으로 둘러싸여 있다(앞배벽, 가쪽배벽, 뒤배벽으로 나뉨). 앞배벽은 앞배근육(배곧은근), 가쪽배벽은 가쪽배근육(배바깥빗근, 배속빗근, 배가로근), 뒤배벽은 뒤가슴벽으로 이어지는 고유배근육, 큰허리근, 허리네모근으로 되어 있다. 이런 근육은 복부의 내장을 보호하는 한편, 배안 내의 압력(복압)을 조절하여 배변이나 호흡 운동을 촉진하거나 척주 운동을 보조하는 역할을 하고 있다.

참고로 웨이트트레이닝을 하는 대부분의 사람들이 목표로 하는 '갈라진 복근(일명 식스팩)'은 앞배근육이다.

 키워드

큰가슴근
몸통의 전면 상부를 덮는 큰 근육이다. 빗장뼈, 복장뼈, 갈비뼈 등에 있고 위팔뼈에 닿는다. 체벽을 만들면서 팔로 껴안는 운동에도 작용한다.

갈비사이근
갈비뼈 사이(늑간틈) 근육이다. 바깥갈비사이근, 속갈비사이근, 맨속갈비사이근으로 나뉜다. 갈비뼈의 운동에 관여하고 바깥갈비사이근은 들숨에, 속갈비사이근과 맨속갈비사이근은 날숨에 작용한다.

가슴가로근
복장뼈와 제2~6늑연골을 잇는 근육으로 날숨에 작용한다.

갈비올림근
바깥갈비사이근의 등쪽, 척주세움근의 깊은층에 있어 들숨에 작용한다.

 Athletics Column

이너 머슬은 어디에 있을까?

요즘 '이너 머슬(inner muscle)'이라는 말을 자주 한다. 직역하자면 '깊은층근육'이라서 웨이트트레이닝에서는 몸통의 깊은층근육을 가리키는 경우가 많은 듯하다. 그런데 정확히 어떤 근육을 말하는지는 명확히 정의되어 있지 않고 막연하게 '단련하기 힘든 깊은층의 작은 근육'이라는 뜻으로 사용되고 있다(큰허리근이나 허리네모근 등을 가리키는 경우가 많음). 이런 근육을 단련하면 자세나 보행이 교정되고 근육을 효율적으로 사용할 수 있게 된다고 한다.

흉복부 근육

가슴벽 단면

가슴벽은 큰가슴근 · 앞톱니근 · 넓은등근으로 구성된다. 가슴안 내의 심장이나 폐를 보호한다.

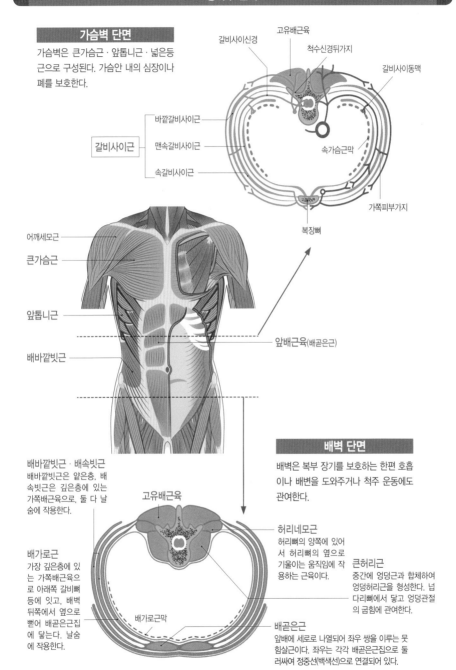

고유배근육

갈비사이신경

척수신경뒤가지

갈비사이동맥

바깥갈비사이근

갈비사이근 ── 맨속갈비사이근

속갈비사이근

속가슴근막

가쪽피부가지

복장뼈

어깨세모근

큰가슴근

앞톱니근

배바깥빗근

앞배근육(배곧은근)

배벽 단면

배벽은 복부 장기를 보호하는 한편 호흡이나 배변을 도와주거나 척주 운동에도 관여한다.

고유배근육

배바깥빗근 · 배속빗근
배바깥빗근은 얕은층, 배속빗근은 깊은층에 있는 가쪽배근육으로, 둘 다 날숨에 작용한다.

허리네모근
허리뼈의 양쪽에 있어서 허리뼈의 옆으로 기울이는 움직임에 작용하는 근육이다.

큰허리근
중간에 엉덩근과 합체하여 엉덩허리근을 형성한다. 넙다리뼈에서 닿고 엉덩관절의 굽힘에 관여한다.

배가로근
가장 깊은층에 있는 가쪽배근육으로 아래쪽 갈비뼈 등에 잇고, 배벽 뒤쪽에서 옆으로 뻗어 배곧은근집에 닿는다. 날숨에 작용한다.

배가로근막

배곧은근
앞배에 세로로 나열되어 좌우 쌍을 이루는 못힘살근이다. 좌우는 각각 배곧은근집으로 둘러싸여 정중선(백색선)으로 연결되어 있다.

'오장육부'란 무엇을 가리키는가?

'오장육부에 스며든다'라는 관용표현이 있다. 이 경우 '오장육부'는 '배 안'을 뜻하지만 '오장'과 '육부'는 구체적으로 무엇을 가리키는 것일까?

한자로 '장(臟)'은 창고 장(藏)에 월변(月)이 붙는 것에서 유추할 수 있듯이 내부에 '피'나 '기'를 담아두는 부분으로, '간', '심', '비', '폐', '신'을 말한다. 오늘날의 '간장', '심장', '비장', '폐장', '신장'에 해당한다. 한편 '부(腑)'는 내부가 비어 있다는 구조로 '담', '소장', '위', '대장', '방광', '삼초(三焦)'를 말한다. 이것도 현재의 장기명과 일치하지만('담'은 담낭) '삼초'만은 직접 해당하는 장기를 찾아낼 수 없다. 이것은 사실 '삼(三)'이라는 숫자에서 알수 있듯이 '상초', '중초', '하초'로 세분할 수 있다. 각각 무엇에 해당하는지는 여러 속설이 있는데 어떤 사전에는 '위의 상부', '위의 하부', '방광'이라고 설명하고 있는가 하면, 다른 곳에서는 '림프관'이라고 하거나 '기능을 가리키는 것으로 실체가 있는 것이 아니다'라는 설도 있어서 명확하지는 않다. '초(焦)'라는 한자가 나타내듯이 '생명의 에너지를 태우는 장소'라는 뜻이 있는 듯하다.

어찌됐든 '오장육부'는 '음양오행설'에 기초한 전통적인 한방의학의 개념이라 현대의학에 그대로 적용하는 것은 적절하지 않다고 할 수 있다.

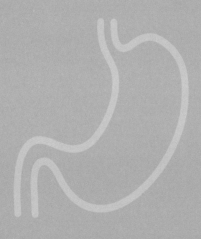

4장

소화기계

소화기계의 개요

- 음식물의 소화와 영양분의 흡수에 작용하는 장기 전체를 소화기계라고 한다.
- 소화기계는 크게 소화관과 부속기로 나뉜다.
- 소화관은 점막, 근육층, 장막으로 된 3층 구조를 하고 있다.

'소화관'은 영양의 섭취에 작용하는 한 줄의 관

생명 활동을 유지하기 위해서는 외부로부터 영양분을 섭취해야 한다. 이를 위한 여러 기관이 소화기계다.

소화기계의 메인이 되는 기관은 소화관이다. 음식의 소화와 영양분의 흡수를 담당하는 기관은 연결되어 있어서 한 줄의 관으로 간주할 수 있기 때문에 이렇게 부른다. 구체적으로는 입(입안)으로 들어온 음식물은 **식도**를 거쳐 위, 그리고 작은창자에 도달한다. 그 사이에 음식물은 소화되어 영양분이 흡수된다. 그리고 큰창자에서 수분이 흡수되고 "남은 찌꺼기"가 변이 되어 몸 밖으로 배출된다. 그동안에 일어나는 역할을 세분하면 **씹기**(음식물을 씹어 부순다), **연하**(삼킨다), **소화**(분해한다), **흡수**(영양분을 체내로 들인다), **배변**(변을 체외로 배출한다)이 된다.

'부속기'는 소화관의 기능을 보조한다

소화관의 벽은 안쪽에서부터 **점막, 근육층, 장막**으로 된 3층 구조를 하고 있는데, 각 층은 다시 여러 개의 층으로 나눌 수 있다. 우선 점막은 **점막상피, 고유판, 점막근육판, 점막밑층**으로 이루어진다. 근육층은 **안쪽돌림층**과 **바깥세로층**으로 된 2층 구조가 기본이지만 위장은 3층 구조로 되어 있다 (P.88 참조). 또 복부 소화관의 장막표면은 **장막(복막)**으로 덮여 있다.

소화관의 기능을 도와주는 부속기도 소화기계에 포함된다. 구체적으로는 **침샘**(귀밑샘, 혀밑샘, 턱밑샘)이나 **간, 쓸개, 이자**(이상을 소화샘이라 함), **이, 혀** 등이 있다. 소화샘은 독립된 기관으로 존재하는 것 외에도 소화관의 점막에도 존재한다(식도샘, 위샘, 창자샘, 혀샘, 입술샘 등).

소화기 개략도

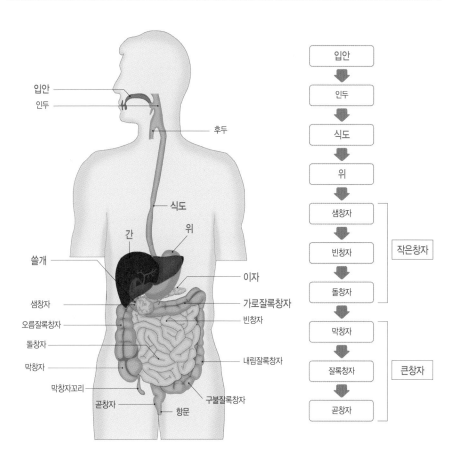

입안
인두
후두
식도
간
위
쓸개
이자
샘창자
가로잘록창자
오름잘록창자
빈창자
돌창자
내림잘록창자
막창자
막창자꼬리
곧창자
구불잘록창자
항문

입안 → 인두 → 식도 → 위 → 샘창자 → 빈창자 → 돌창자 → 작은창자

막창자 → 잘록창자 → 곧창자 → 큰창자

소화기 벽의 구조

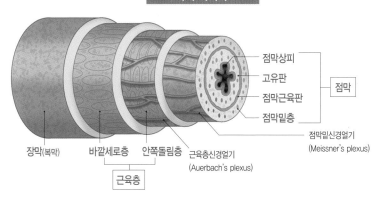

점막상피
고유판
점막근육판
점막밑층
점막

장막(복막)
바깥세로층
안쪽돌림층
근육층신경얼기
(Auerbach's plexus)
근육층
점막밑신경얼기
(Meissner's plexus)

입안 *oral cavity*

- 입안은 소화관의 입구로 씹기(咀嚼)를 담당한다.
- 침의 대부분은 3대 침샘(귀밑샘, 혀밑샘, 턱밑샘)에서 분비된다.
- 침에 포함되어 있는 소화효소인 아밀레이스는 당질을 맥아당으로 분해한다.

복잡한 구조를 가진 '입'

입안(입)은 소화기계의 입구에 해당하는 기관으로, 음식물의 씹기(씹는 일)를 담당한다. 아래턱을 상하로 움직여 음식물을 씹고, 전후좌우로 움직여 부순 후, 혀를 이용하여 섞어서 소화의 초기 단계를 수행한다. 이때 침(타액)에 의해 전분이 맥아당(말토스)으로 분해된다.

입안은 치열을 경계로 입안안뜰(앞쪽)과 고유입안(안쪽)으로 크게 나뉜다. 입안안뜰을 몸 외부와 격리시키는 것이 입술로, 그 사이를 입술틈새, 좌우 끝을 입꼬리라고 한다. 고유입안에서 천정 부분은 단단입천장와 물렁입천장, 바닥 부분은 혀, 양쪽면의 볼로 이루어져 있다(P.107 참조). 목젖이 특징인 물렁입천장은 뒤쪽 끝에 있는 입천장이 인두 사이를 구분하고 그 양쪽에 목구멍편도(일명 편도선)가 위치한다.

침에는 끈적이는 것과 끈적이지 않는 것이 있다

음식물을 씹을 때 큰 역할을 하는 침은 입안 안에 방출구를 갖고 있는 침샘에서 분비된다. 침샘은 입술이나 혀에도 있지만(입술샘 · 혀샘), 약 95%는 귀밑샘, 혀밑샘, 턱밑샘으로 구성되는 큰 침샘(3대 침샘)에서 분비된다. 각 샘에서 나오는 침은 성질과 성분이 다르다. 예를 들어 혀밑샘의 침은 뮤신이라는 당단백을 풍부하게 갖고 있는 끈적거리는 점액이지만, 귀밑샘의 침은 이것을 갖고 있지 않는 산뜻한 장액이다. 하루에 분비되는 침은 1.0~1.5ℓ에 달한다.

침에는 몇 가지 소화효소가 들어 있는데 주요 성분은 아밀레이스(아밀라아제)로, 귀밑샘이나 턱밑샘의 침에 풍부하다. 전분과 같은 당질을 맥아당으로 분해한다.

시험에 나오는 어구

귀밑샘
큰 침샘(3대 침샘) 중 하나. 귀밑샘의 침은 뮤신을 포함하지 않는 산뜻한 장액으로, 소화효소의 주요 성분인 아밀레이스가 풍부하게 들어 있다.

입천장
물렁입천장의 뒷부분으로 양쪽은 이중 주름(입천장혀활과 입천장인두활)으로 되어 있다. 목구멍편도는 이 사이에 위치한다.

키워드

혀밑샘
혀 아래 주름에 있으며 3대 침샘 중에서 가장 작다. 분비되는 침은 뮤신을 많이 함유하고 있어서 점성이 강하다. 침 전체의 7~8%를 차지한다.

턱밑샘
혀밑샘 안쪽 및 아래층에 좌우 쌍으로 있다. 분비되는 침은 전체의 약 65%를 차지하고, 점액과 장액이 섞여 있지만 점성이 약간 강하다. 아밀레이스 외에 살균물질로 작용하는 과산화효소(peroxidase)나 리소자임도 갖고 있다.

아밀레이스
전분과 같은 당질을 맥아당(말토스)으로 분해하는 소화효소이다. 역사상 처음으로 발견된 효소이기도 하다. α, β, 글루코, Isoamylase, 4종류가 있다.

입안의 구조

소화관의 입구인 입안에서는 음식물을 씹고 부수고 섞는 복잡한 운동이 일어난다.

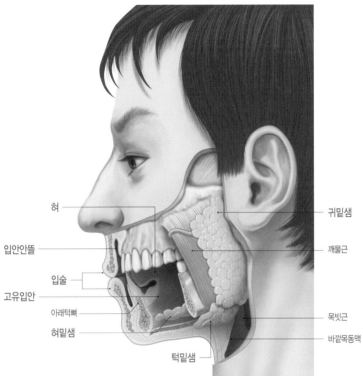

혀
입안안뜰
입술
고유입안
아래턱뼈
혀밑샘
턱밑샘

귀밑샘
깨물근
목빗근
바깥목동맥

⚠ 원포인트

귀밑샘

귓바퀴(耳介)의 앞쪽 아래에 위치하는 침샘. 분비되는 침은 전체의 약 20%를 차지한다(아밀레이스가 풍부하지만 뮤신이 없는 장액). 여기가 바이러스에 감염되면 염증을 일으켜 붓는 '유행성 이하선염(볼거리)'이 된다.

목구멍편도

입천장혀활과 입천장인두활 사이에 있는 편도(모양이 아몬드와 비슷하기 때문에 이런 이름이 붙여짐)로, 침입한 균 등에 대해 방어기능을 담당한다. 참고로 순수한 림프절이 아니기 때문에 현재는 '편도선'이라 부르지 않는다.

입술

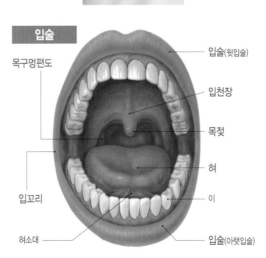

목구멍편도
입꼬리
혀소대

입술(윗입술)
입천장
목젖
혀
이
입술(아랫입술)

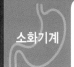

01 | *teeth*

- 소아기에 유치가 다 생긴 후에 순차적으로 영구치로 바뀐다.
- 앞니, 송곳니, 작은어금니, 큰어금니를 합한 32개가 기본이지만 빠져 있는 경우도 있다.
- 기본적인 내부구조는 사기질과 상아질로 된 2층 구조다.

아래위 32개가 기본이지만 다 없는 경우도 있다

이는 음식물을 씹을 때 직접적으로 작용하는 소화관의 부속기이다. 생후 6개월부터 3살까지 아래위 20개의 유치가 나고, 그 후에 순차적으로 영구치로 바뀌어 간다. 영구치는 앞에서부터 순서대로 **앞니**(상하로 총 8개), **송곳니**(상하좌우로 총 4개), **작은어금니**(상하좌우로 총 8개), **큰어금니**(상하좌우로 총 12개)로 총 32개로 구성되는 것이 기본이지만 가장 안쪽에 있어서 성인이 된 후에 나는 **셋째큰어금니**(이른바 '사랑니')는 입안 안에 노출되지 않고 **이틀돌기**(아래턱뼈의 일부) 안에 머물러(매복치) 전혀 나지 않는 경우도 드물지 않게 있다.

치아의 구조는 외부적으로는 **치아머리**(잇몸에서 노출되는 부분), **치아목**(치아머리과 치아뿌리의 경계에 해당하는 잇몸으로 둘러싸인 부분), **치아뿌리**(치아주위조직에 파묻혀 있는 부분)으로 나뉜다. 내부적으로는 바깥쪽에서부터 **사기질과 상아질**로 되어 있다. 사기질은 인산칼슘을 주성분으로 하는데 인체에서 가장 단단한 부분이다. 상아질은 염화칼슘 등으로 되어 있어 속에 혈관이나 림프절, 신경이 통하는 **치아속질공간**이 있다. 또 치아뿌리의 경계면은 얇은 골질(시멘트질)로 덮여 있으며 **이틀뼈**(위턱뼈·아래턱뼈의 일부)와 **치아인대**로 연결되어 있다.

 키워드

유치
생후 6개월에서 2~3살 동안 나는 이. 상하 20개가 다 난 후에 순차적으로 영구치로 바뀐다.

영구치
6살 무렵부터 나기 시작해서 15~16살 무렵까지 상하 28개가 다 나고, 성인이 된 후에 셋째큰어금니가 나서 총 32개가 된다. 단, 셋째큰어금니는 나지 않는 경우도 있다.

앞니
앞니는 안쪽앞니와 가쪽앞니로 구성되며 음식물을 씹기 위해 작용한다. 절치라고도 한다. 상하 각 4개씩(총 8개) 있다.

column ## 왜 치과만 따로 있을까?

여러 진료과에서 치과만 왜 따로 독립적인지 이상하게 여긴 적이 있을 것이다. 예로부터 치과 영역은 다른 진료과와는 별개로 취급되어 왔다. 치과의 경우 증상의 치유보다는 보철 등의 비율이 커서 이에 관한 지식(재료학 등)이 필요하다. 똑같이 사람의 몸을 대상으로 하지만 접근 방법이 다른 과와는 전혀 다른 것이다. 이것이 치과가 따로 독립적인 가장 큰 이유다. 단, 구강외과는 치과 영역이지만 다른 과도 관여하는 경우가 있다.

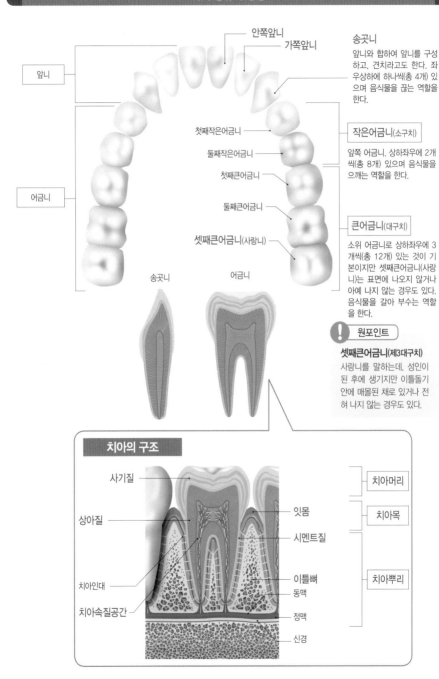

안쪽앞니

가쪽앞니

송곳니
앞니와 합하여 앞니를 구성하고, 견치라고도 한다. 좌우상하에 하나씩(총 4개) 있으며 음식물을 끊는 역할을 한다.

앞니

첫째작은어금니

둘째작은어금니

첫째큰어금니

둘째큰어금니

셋째큰어금니(사랑니)

작은어금니(소구치)
앞쪽 어금니. 상하좌우에 2개씩(총 8개) 있으며 음식물을 으깨는 역할을 한다.

큰어금니(대구치)
소위 어금니로 상하좌우에 3개씩(총 12개) 있는 것이 기본이지만 셋째큰어금니(사랑니)는 표면에 나오지 않거나 아예 나지 않는 경우도 있다. 음식물을 갈아 부수는 역할을 한다.

어금니

송곳니

어금니

! 원포인트

셋째큰어금니(제3대구치)
사랑니를 말하는데, 성인이 된 후에 생기지만 이틀돌기 안에 매몰된 채로 있거나 전혀 나지 않는 경우도 있다.

치아의 구조

사기질

상아질

치아인대

치아속질공간

잇몸

시멘트질

이틀뼈

동맥

정맥

신경

치아머리

치아목

치아뿌리

4장

소화기계

식도 *esophagus*

- 식도는 목부분, 가슴부분, 배부분으로 나뉜다.
- 3군데(식도입구부, 대동맥교차부, 가로막관통부)에서 좁아진다.
- 복막으로 덮여 있지 않은 것이 다른 소화관과 가장 큰 차이점이다.

식도에는 3군데 잘록한 부분이 있다

입안에서 부서진(씹기) 음식물은 인두(P.106 참조)에서 삼켜져(연하) 식도로 보내진다. 연하는 혀가 음식물을 인두로 운반(제1상·입안인두상), 인두가 식도 입구까지 운반(제2상·인두식도상), 식도의 연동운동에 의해 위까지 운반(제3상·식도상), 이와 같은 3단계로 나눌 수 있는데 수의운동은 제1상뿐이고, 제2상과 제3상은 불수의운동이다(음식물이 목 안쪽 벽에 닿으면 반사적으로 삼켜진다).

인두와 위를 잇는 식도는 전체 길이가 25cm 정도로, 기도나 폐, 심장보다 깊숙한 곳을 통과한다(때문에 식도 질환 수술은 대수술). 위에서부터 **목부분**(약 5cm), **가슴부분**(16cm~18cm), **배부분**(2~3cm), 3부분으로 나눠져 각각에 잘록(움푹 들어간 부분: 굽이)이 있다. **인두식도잘록, 기관지대동맥잘록, 가로막잘록**이라고 하는데 이 부분이 식도암이 발생하기 쉬운 장소라고 알려져 있다.

식도의 근육은 역방향의 이중나선

식도벽은 다른 소화관과 마찬가지로 3층 구조로 되어 있지만(점막, 근육층, 장막·P.81 참조), 장막이 복막으로 덮여 있지 않고 주위의 기관과 직접 닿아 있기 때문에 인접 기관 또는 식도 자체에 질환이 생기면 그 영향이 주변에 퍼지기 쉬운 경향이 있다.

연동운동을 하는 근육층은 앞부분은 가로무늬근, 뒷부분은 민무늬근으로 되어 있으며(둘 다 제대로근), 내층과 외층으로 이루어진 이중 구조로 되어 있다. 내층과 외층은 서로 역방향의 나선모양으로 뻗어 있는데, 식도구멍(식도가 통과하는 가로막 구멍)보다 조금 위쪽에서는 바퀴모양의 아래식도조임근이 형성되어 있다.

식도의 구조와 명칭

식도는 목부분, 가슴부분, 배부분으로 나뉘는데 각각은 잘룩으로 구분되어 있다. 다른 소화관과 가장 다른 점은 장막이 복막으로 덮여 있지 않다는 점이다.

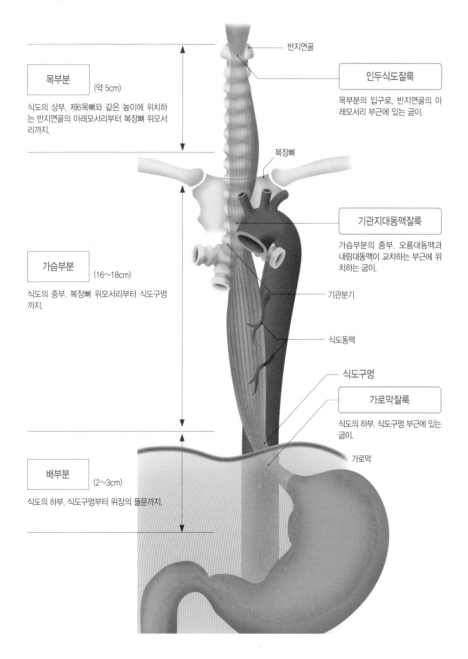

목부분 (약 5cm)

식도의 상부. 제6목뼈와 같은 높이에 위치하는 반지연골의 아래모서리부터 복장뼈 위모서리까지.

가슴부분 (16~18cm)

식도의 중부. 복장뼈 위모서리부터 식도구멍까지.

배부분 (2~3cm)

식도의 하부. 식도구멍부터 위장의 들문까지.

반지연골

인두식도잘룩

목부분의 입구로, 반지연골의 아래모서리 부근에 있는 굽이.

복장뼈

기관지대동맥잘룩

가슴부분의 중부. 오름대동맥과 내림대동맥이 교차하는 부근에 위치하는 굽이.

기관분기

식도동맥

식도구멍

가로막잘룩

식도의 하부. 식도구멍 부근에 있는 굽이.

가로막

위 *stomach*

POINT
- 위는 크게 3부분으로 나뉜다(위바닥부분, 위몸통부분, 날문부분).
- 위벽의 근육층은 3층 구조가 특징적이다(바깥세로층, 중간돌림층, 안쪽빗층).
- 위액의 염산은 살균 작용을 하고, 소화효소 펩신은 단백질을 분해한다.

"위장"은 J자 형태의 큰 주머니

입안에서 씹혀 부서진 음식물 덩어리(식괴)는 식도를 거쳐 위에 도달한다. 위는 J자 형태의 주머니 모양을 한 기관으로, 왼쪽 아래 갈비뼈에서 시작하여 배꼽 근처까지 위치한다. 용량은 1.4ℓ 정도이며, 커브가 작은 쪽을 작은굽이(소만), 큰 쪽을 큰굽이(대만)라고 한다. 큰굽이에서는 큰그물막(大網)이라는 커튼 모양 막이 뻗어 있어 배안 앞면을 덮고 있다.

위는 편의상 3부분으로 나눈다. 식도와의 경계를 들문, 샘창자와의 경계를 날문이라고 하는데, 들문 직후에 펼쳐지는 부분을 위바닥부분, 날문 직전 부분을 날문부분(위각이라고 부르는 굽이을 경계로, 다시 날문안뜰과 날문관으로 나눔), 그 사이 부분을 위몸통부분이라고 한다. 이와는 별도로 상부(U), 중부(M), 하부(L)로 나누는 방법도 있다.

위액은 살균과 단백질 분해를 담당한다

위벽도 다른 소화관과 마찬가지로 점막, 근육층, 장막으로 이루어지지만 다른 소화관의 근육층은 2층 구조인데 반해, 위의 근육층은 **바깥세로층**, **중간돌림층**, **안쪽빗층**으로 된 3층 구조라는 점이 특징적이다. 바깥세로층과 중간돌림층은 식도나 샘창자와 연결되어 있는데(중간돌림층은 식도와 샘창자의 안쪽돌림층과 연결되고, 날문부분에서는 **날문조임근**을 형성), 안쪽빗층은 위장에만 있기 때문에 내벽의 점막에 많은 주름이 형성되어 있다.

내면의 점막표면에는 작은 융기(위소구)와 움푹 패인 곳(위오목, gastric pits)이 많이 있다. 위오목 안에 있는 **위샘**(위저샘)이 분비하는 **위액**은 염산을 주성분으로 하는데, 이것이 위 안을 살균함과 동시에 거기에 들어 있는 **펩시노겐**을 펩신이라는 소화효소로 바꿔서 단백질을 분해하는 작용을 한다.

🔒 **키워드**

날문
위의 출구(샘창자와의 경계). 날문조임근에 의해 개폐된다. 또 날문샘에서는 가스트린이라는 호르몬이 분비되어 아래식도조임근을 수축시켜 들문을 닫는다.

안쪽빗층
위 특유의 근육층으로 식도의 안쪽돌림층이 일부 분화된 것이다.

위샘
위의 점막에 무수히 있는 구멍(위오목) 안에 있으며, 위액을 분비한다. 으뜸세포(펩시노겐을 분비), 벽세포(염산을 분비), 부세포(점액을 분비)로 구성된다. 점액은 위벽의 표면을 덮어, 위산의 직접적인 영향을 줄인다.

펩신
위샘의 으뜸세포에서 분비되는 펩시노겐이 부세포의 염산에 의해 활성화되어 생기는 단백질 분해 효소이다.

✏️ **메모**

위의 위치
위치적으로 위는 명치 부근에 있다. 몸 밖에서 보면 왼쪽 아래 갈비뼈에서 배꼽에 걸친 영역이며, 들문은 제11등뼈, 날문은 제1허리뼈 부근에 있다.

위의 구조

위는 3개 영역으로 구분되는데, 상부(들문 직후에 펼쳐지는 부분)를 위바닥부분, 하부(날문 직전 부분)를 날문부분, 나머지를 위 몸통부분이라고 한다. 병리학에서는 상부(U), 중부(M), 하부(L)로 3등분한다.

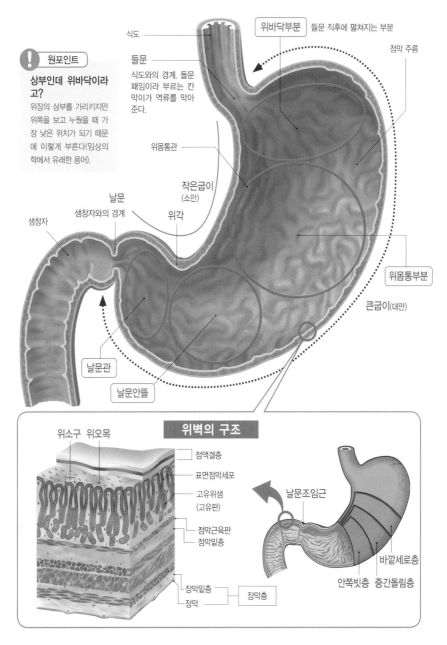

원포인트

상부인데 위바닥이라고?

위장의 상부를 가리키지만 위쪽을 보고 누웠을 때 가장 낮은 위치가 되기 때문에 이렇게 부른다(임상의학에서 유래한 용어).

식도

들문
식도와의 경계. 들문 패임이라 부르는 칸막이가 역류를 막아 준다.

위몸통관

날문

샘창자와의 경계

작은굽이 (소만)

위각

샘창자

날문관

날문안뜰

위바닥부분 | 들문 직후에 펼쳐지는 부분

점막 주름

위몸통부분

큰굽이(대만)

위벽의 구조

위소구 위오목

점액겔층
표면점막세포
고유위샘 (고유판)
점막근육판
점막밑층
장막밑층
장막

장막층

날문조임근

바깥세로층

안쪽빗층 중간돌림층

작은창자 ① 샘창자 *duodenum*

- ●작은창자는 샘창자, 빈창자, 돌창자로 나뉜다.
- ●샘창자에서는 쓸개즙과 이자액이 섞여 지방과 당질을 분해한다.
- ●샘창자 전체는 위부분, 내림부분, 수평부분, 오름부분으로 구분된다.

작은창자의 처음 부분에서 쓸개와 이자액을 섞는다

음식덩이(식괴)는 위에서 소화되어 죽 상태가 되어 날문을 통해 작은창자로 보내진다. 작은창자는 배안 안을 구불구불 돌아 큰창자에 이르는 소화관으로 전체 길이는 성인의 경우 6m나 된다.

전체는 크게 3부분으로 나뉘어 위장에 가까운 쪽부터 **샘창자, 빈창자, 돌창자**라 부른다.

샘창자는 총 길이가 약 25cm로, 작은창자 전체에서 차지하는 비율은 크지 않지만 **쓸개즙**(담액)과 **이자액**(췌장액)을 추가하는 중요한 역할을 하고 있다.

쓸개즙은 간에서 만들어지는데 소화효소는 포함하고 있지 않지만, 지방을 유화시키고 **리파제**(지질분해효소)의 효과를 높이는 기능을 하는 노란색 액체이다.

이자액은 이자에서 만들어지는데 리파제 외에 당질을 분해하는 **아밀레이스**와 **말토스** 등과 같은 소화효소를 포함하고 있다. 쓸개즙이 나오는 **온쓸개관**과 이자액이 나오는 **이자관**은 개구(orifice)가 똑같다. 이것을 **큰샘창자유두**(파터 유두)라고 한다.

C자 모양으로 크게 4파트로 나뉜다

샘창자의 전체 모양은 C자형으로, 이자를 둘러싸듯 뻗어 있다. **위부분**(Ⅰ부), **내림부분**(Ⅱ부), **수평부분**(Ⅲ부), **오름부분**(Ⅳ부)으로 구분되어, 위부분 이외는 뒤배벽에 밀착되어 있기 때문에 위치가 움직이지 않는다.

오름부분은 빈창자 직전에서 크게 휘어져 있다. 이것을 **샘빈창자굽이**라고 한다.

시험에 나오는 어구

큰샘창자유두
파터 유두라고도 한다. 쓸개즙과 이자액의 분비구로 이를 둘러싸는 오디괄약근에 의해 개폐가 이루어진다. 또이 가까이에 덧이자관의 개구인 작은샘창자유두가 있는 경우도 있다.

키워드

쓸개즙
간에서 만들어지는 노란색 소화액. 주성분은 쓸개즙산과 빌리루빈이다. 일단 쓸개에 저장해서 농축시킨 후에 샘창자로 보내진다. 지방을 유화시켜 소화효율을 높인다.

이자액
이자에서 만들어지는 무색 소화액. 리파제(이자액에 들어 있는 지질분해효소), 아밀레이스 및 말토스(당질분해효소), 트립신(단백질 분해효소) 등을 갖고 있다.

작은창자(샘창자)의 구조

위장에서 이어지는 샘창자는 이자을 둘러싸듯이 뻗어 있다. 끝에 있는 샘빈창자굽이에는 결합조직과 민무늬근으로 된 트라이츠 인대가 있어서 가로막과 연결되어 샘창자를 지지한다.

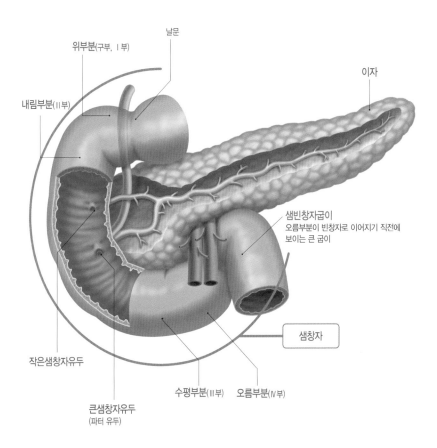

위부분(구부, I 부)

날문

이자

내림부분(II부)

샘빈창자굽이
오름부분이 빈창자로 이어지기 직전에
보이는 큰 굽이

샘창자

작은샘창자유두

수평부분(III부)　오름부분(IV부)

큰샘창자유두
(파터 유두)

column　'샘창자'의 이름을 둘러싼 속설

　　샘창자라는 이름은 그 길이가 손가락의 가로 너비(약 2cm)의 12배라는 것에 유래한다. 일본어명은 〈해체신서〉에 처음 등장하는데 '이것은 12인치의 오역이 정정되지 않은 채로 지금에 이르게 되었다'는 설이 현재도 진짜처럼 유포되고 있다. 하지만 학명인 'duodenum'은 라틴어로 '12개의 손가락'을 뜻하는 'duodenum digitorum'이 그 어원으로, 네덜란드어로도 이를 따르고 있으므로 스기타 겐파쿠가 번역을 잘못했던 것은 아니다.

작은창자 ② 빈창자·돌창자 *jejunum, ileum*

POINT

- 빈창자와 돌창자는 뒤배벽과 장간막으로 연결되어 있어서 장간막작은창자라고도 한다.
- 작은창자의 안쪽 면에는 무수히 많은 돌림주름이 있으며 장융모로 덮여 있다.
- 장융모에 의해 작은창자의 표면적이 확장되어 흡수 효율이 높아진다.

작은창자 내벽의 표면적은 체표면적의 약 100배!

샘창자에서 이어지는 작은창자는 **빈창자**(空腸)와 **돌창자**(回腸)이다. 빈창자는 약 2.5m, 돌창자는 약 3.5m라고 하는데, 샘창자를 포함하여 이들의 명확한 경계는 없다. 단, 작은창자를 특징짓는 내벽의 **돌림주름**과 **장융모**는 빈창자에서 특히 발달되어 있다. 또 빈창자와 돌창자는 뒤배벽과 **장간막**으로 연결되어 있어서 이를 총칭하여 **장간막작은창자**라고 한다(샘창자는 장간막이 없다).

돌림주름은 작은창자 내부를 둘러싸듯이 펼쳐지는 주름으로 Kerckring's fold라는 별명도 있다. 영양분은 돌림주름의 표면을 덮는 수많은 장융모가 흡수한다. 장융모에 의해 작은창자 내벽의 표면적이 확장되어(체표면적의 100배에 해당하는 200㎡에 달한다) 영양분의 흡수 효율이 높아진다.

흡수된 영양분은 모세혈관과 림프관으로 들어간다

작은창자에서는 3대영양소(당질, 지질, 단백질)의 소화가 모두 일어나는데, 그 분해에 작용하는 효소의 대부분은 **장샘**(소화 내벽에 있는 샘)에서 분비되는 **장액**이 아니라 내벽의 점막에 붙어 있다. 즉, 작은창자의 소화는 소화액이 아니라 장벽에 닿아서 진행되기 때문에 **장 소화**라고 한다.

영양분을 흡수하는 장융모에는 **모세혈관**과 **림프관**이 지나고 있다. 작은창자까지의 소화에 의해 당질은 **글루코스**(포도당), 단백질은 **아미노산**과 **펩티드**로 분해되는데, 이것들은 모세혈관으로 들어간다.

한편 지질은 **지방산**과 **모노글리세이드**로 분해되는데, 장융모에 흡수된 후 세포 안에서 다시 합성되어 림프관으로 들어간다.

키워드

장융모
높이 1mm 정도의 손가락 모양 돌기(융털돌기)로, 유돌기라고도 한다. 표면의 점막상피는 단층으로 된 원주상피(장상피세포)이다. 내부에 모세혈관과 림프관이 지나간다.

장액
알칼리성 소화액으로 샘창자샘이나 장샘에서 분비된다. 영양분의 분해보다 내용물의 중화나 점막 보호와 같은 역할이 크다.

메모

빈창자(空腸)
명칭은 해부를 했을 때 이 장에 내용물이 없었다는 것에서 유래한다. 돌림주름과 장융모가 돌창자보다 발달되어 있다.

장점막의 소화효소
단백질을 아미노산으로 분해하는 에렙신이나 락토스(유당)를 갈락토스와 글루코스(포도당)으로 분해하는 락타아제, 말토스(맥아당)를 글루코스로 분해하는 말타아제 등이 있다.

작은창자의 구조

샘창자를 제외한 작은창자 중, 빈창자는 전반의 약 40%, 돌창자는 후반의 약 60%를 차지하지만, 둘의 명확한 경계는 없다. 단, 돌림주름이나 장융모는 빈창자에 많이 보인다.

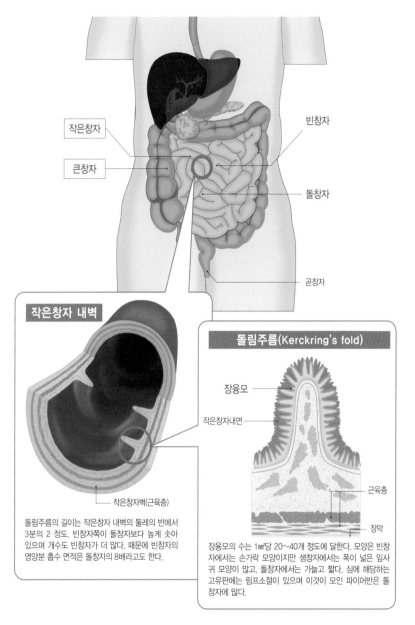

작은창자

큰창자

빈창자

돌창자

곧창자

작은창자 내벽

작은창자벽(근육층)

돌림주름의 길이는 작은창자 내벽의 둘레의 반에서 3분의 2 정도, 빈창자쪽이 돌창자보다 높게 솟아 있으며 개수도 빈창자가 더 많다. 때문에 빈창자의 영양분 흡수 면적은 돌창자의 8배라고도 한다.

돌림주름(Kerckring's fold)

장융모

작은창자내면

근육층

장막

장융모의 수는 1㎟당 20~40개 정도에 달한다. 모양은 빈창자에서는 손가락 모양이지만 샘창자에서는 폭이 넓은 잎사귀 모양이고, 돌창자에서는 가늘고 짧다. 심에 해당하는 고유판에는 림프소절이 있으며 이것이 모인 파이어반은 돌창자에 많다.

큰창자 ① 막창자·잘록창자 *caecum, colon*

- 큰창자는 막창자, 잘록창자, 곧창자로 나뉜다.
- 잘록창자는 오름잘록창자, 가로잘록창자, 내림잘록창자, 구불잘록창자로 구분된다.
- 큰창자의 주요 기능은 수분의 흡수와 변의 생성이다.

큰창자는 수분을 흡수하고 변을 생성한다

작은창자에서 영양분이 흡수된 내용물은 큰창자로 보내진다. 큰창자는 배안 속에서 ㄷ자 모양으로 되어 있는데 길이는 1.5m 정도이다. 큰창자는 크게 3부분으로 나뉘는데, 작은창자에서 가까운 쪽부터 **막창자**(맹장), **잘록창자**(결장), **곧창자**(직장)라 한다. 단, 막창자는 5cm 정도이며 곧창자도 15cm 정도로, 대부분은 잘록창자이다. 잘록창자는 다시 **오름잘록창자, 가로잘록창자, 내림잘록창자, 구불잘록창자**로 구분된다.

작은창자와 큰창자의 연결부분(돌창자구멍)은 큰창자 안쪽으로 돌출되어 있어서 작은창자로 역류되는 것을 막는 돌막창자판막이 붙어 있다. 그 아래가 막창자인데 사람의 경우 소화에는 거의 관여하지 않는다. 하지만 초식동물의 경우 막창자가 크게 발달되어 있어서 식이섬유를 분해하는 중요한 역할을 담당한다. 막창자에는 가늘고 긴 **막창자꼬리**가 붙어 있다. 대부분 기능하지 않는 흔적기관이지만 점막 아래에는 림프 조직이 많이 존재한다.

큰창자의 내벽에는 **반달주름**이 있는데, 융모가 없어서 영양분의 흡수는 일어나지 않는다. 수분의 흡수와 변의 생성이 주된 역할이다. 외벽에는 **잘록창자띠**라 부르는 조직이 세로로 **뻗어** 있는데, 이것이 긴장함으로써 큰창자에는 구불구불한 주름이 생긴다. 팽창을 **잘록창자팽대**, 그 사이의 홈을 **잘록창자패임**이라고 한다.

잘록창자
가로잘록창자와 구불잘록창자는 장간막을 갖고 있지만, 오름잘록창자와 내림잘록창자는 뒤배벽에 연결되어 있어 장간막을 갖고 있지 않다.

막창자꼬리
막창자 끝에 붙어 있는 길이 5~6cm 정도의 돌기. 점막 아래에 많은 림프 조직이 있다. 염증(막창자꼬리염)을 일으키면 복막염이 될 가능성이 높으므로 빨리 절제해야 한다.

잘록창자띠
큰창자 외벽의 표면에 세로로 뻗어 있는 띠 모양의 결합조직. 자유띠, 간막띠, 큰그물막띠로 나뉜다. 표면에는 지방조직을 갖고 있는 복막주렁이라는 주머니 모양 구조가 있다.

잘록창자팽대
잘록창자띠의 긴장에 의해 생기는 잘록창자의 팽창을 말한다.

잘록창자패임
잘록창자팽대 사이의 홈. 내벽에는 반달주름이 생긴다.

---

column **막창자꼬리는 무용지물인가?**

막창자꼬리는 소화에 관여하지 않기 때문에 오랫동안 "무용지물"로 여겨져 왔다. 예전에는 막창자꼬리염을 예방하기 위해 염증을 일으키지 않아도 절제하는 사람이 있을 정도였다. 하지만 염증을 일으키기 쉬운 원인 중 하나는 막창자꼬리가 림프 조직이기 때문에 그렇다. 그런 의미에서는 막창자꼬리는 몸의 방어 기능에 관여한다고 할 수 있다. 또 최근에는 이른바 유익균(장내 좋은 세균)을 갖고 있는 장기로도 주목하는 사람도 있는 듯하다. 흔적기관이라고 해서 아무 역할도 하고 있지 않다고 결론 짓는 것은 조금 성급할지도 모른다.

잘록창자의 구조와 소화

큰창자는 작은창자에서 이어지는 길이가 약 1.5m인 소화관이다. 막창자(약 5cm), 잘록창자(약 1.3m), 곧창자(약 15cm)로 되어 있다.

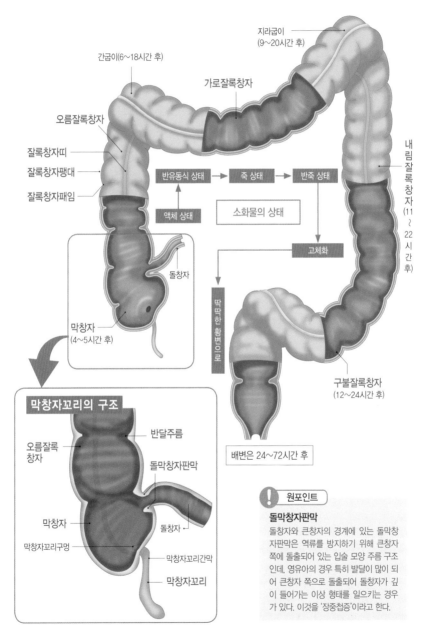

막창자꼬리의 구조

- 반달주름
- 오름잘록창자
- 돌막창자판막
- 막창자
- 돌창자
- 막창자꼬리구멍
- 막창자꼬리간막
- 막창자꼬리

배변은 24~72시간 후

원포인트

돌막창자판막

돌창자와 큰창자의 경계에 있는 돌막창자판막은 역류를 방지하기 위해 큰창자 쪽에 돌출되어 있는 입술 모양 주름 구조인데, 영유아의 경우 특히 발달이 많이 되어 큰창자 쪽으로 돌출되어 돌창자가 깊이 들어가는 이상 형태를 일으키는 경우가 있다. 이것을 '장중첩증'이라고 한다.

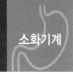

큰창자 ② 곧창자·항문 *rectum, anus*

POINT

- 곧창자는 곧창자팽대와 항문관으로 나뉜다.
- 항문관은 빗살선을 경계로 점막 조직이나 혈관이 크게 다르다.
- 항문의 개폐에는 2종류의 항문조임근이 작용한다.

소화기계 끝의 구조는 의외로 복잡하다

잘록창자 다음부터 몸 밖으로 나가는 개구부(항문)까지가 소화기계의 끝인 **곧창자**(직장)이다. 길이는 약 15cm인데, 골반바닥의 근육(골반가로막)을 경계로 2부분으로 구분된다. 앞부분을 **곧창자팽대**, 뒷부분을 **항문관**이라 한다. 곧창자팽대는 항문관보다 큰 내강으로, 여러 개의 주름이 있다. 그 중에서 특별히 발달한 것을 **휴스턴판**이라고 한다.

항문관은 길이가 4cm 정도인데, **빗살선**을 경계로 모습이 크게 다르다. 예를 들어 점막 조직은 이곳을 경계로 앞쪽은 원주상피, 뒤쪽은 중간층 편평상피로 되어 있다. 혈관도 크게 다른데, 빗살선보다 위쪽은 **위곧창자동·정맥**이 지나고, 아래쪽은 **아래곧창자동·정맥**이 지나고 있다. 둘의 차이는 정맥에서 두드러지는데, 위곧창자정맥은 간을 경유하여 심장으로 돌아가는 데 반해, 아래곧창자정맥은 속엉덩정맥을 통해 아래대정맥으로 연결된다.

항문관 내벽에는 정맥이 집중되어 있는 부분이 있다(속곧창자정맥얼기·바깥곧창자정맥얼기). 여기는 혈류가 정체되기 쉬워(울혈) 종종 혈종이나 출혈이 생긴다. 이것이 이른바 치질이다.

항문의 개폐에는 **항문조임근**이 작용한다. 이것은 제대로근인 **속항문조임근**과 맘대로근인 **바깥항문조임근**으로 되어 있다.

시험에 나오는 어구

위곧창자정맥
간문맥이 지나고 있기 때문에 상부곧창자암이 발생하면 간으로 전이되기 쉽다.

아래곧창자정맥
속엉덩정맥을 거쳐 아래대정맥에 연결된다. 때문에 하부 곧창자암이 발생하면 폐로 전이되기 쉽다.

키워드

빗살선
발생학적으로는 후장말단과 표피의 경계에 해당하기 때문에 후장 유래 부분의 점막은 원주상피, 표피 유래 부분의 점막은 중층편평상피(피부와 똑같음)로 되어 있다.

---

column 좌약은 왜 효과가 좋을까?

투약 방법에는 경구 투약이나 주사 등 여러 가지가 있지만, 좌약도 많이 사용한다. 왜 항문에 삽입한 약이 효과가 있는지 이상하게 생각한 적이 있는 사람도 많을 것이다. 그 이유는 항문관 하부의 정맥이 간을 경유하지 않고 심장에 이어져 있다는 점과 관계가 있다. 경구약은 소화관에서 흡수된 후에 간을 통과할 때 분해될 우려가 있지만, 좌약의 경우 성분을 직접 심장으로 보내 다시 폐나 전신으로 전달시킬 수 있기 때문이다.

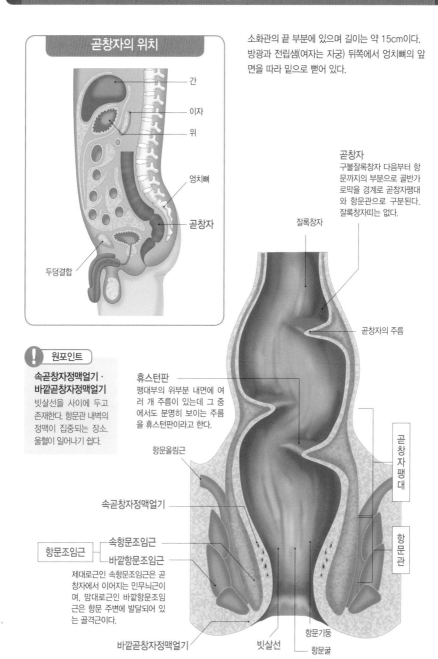

곧창자의 위치

- 간
- 이자
- 위
- 엉치뼈
- 곧창자
- 두덩결합

소화관의 끝 부분에 있으며 길이는 약 15cm이다. 방광과 전립샘(여자는 자궁) 뒤쪽에서 엉치뼈의 앞면을 따라 밑으로 뻗어 있다.

곧창자
구불잘록창자 다음부터 항문까지의 부분으로 골반가로막을 경계로 곧창자팽대와 항문관으로 구분된다. 잘록창자띠는 없다.

잘록창자

곧창자의 주름

원포인트

속곧창자정맥얼기·바깥곧창자정맥얼기
빗살선을 사이에 두고 존재한다. 항문관 내벽의 정맥이 집중되는 장소. 울혈이 일어나기 쉽다.

휴스턴판
팽대부의 위부분 내면에 여러 개 주름이 있는데 그 중에서도 분명히 보이는 주름을 휴스턴판이라고 한다.

항문올림근

속곧창자정맥얼기

항문조임근
- 속항문조임근
- 바깥항문조임근

제대로근인 속항문조임근은 곧창자에서 이어지는 민무늬근이며, 맘대로근인 바깥항문조임근은 항문 주변에 발달되어 있는 골격근이다.

바깥곧창자정맥얼기

빗살선

항문기둥

항문굴

곧창자팽대

항문관

4장

소화기계

간 *liver*

- 간은 윗면 2구획, 아랫면 4구획으로 나뉜다.
- 간에는 간동맥과 문맥으로부터 혈액이 흘러 들어온다.
- 간의 구성단위는 간세포가 모여 육각기둥을 이룬 간소엽이다.

소화관과 협력하여 작용하는 "뜨거운 장기"

간은 소화관은 아니지만 음식물의 소화와 영양 섭취에 밀접하게 작용하는 부속기이다. 기능은 크게 3가지로, 쓸개즙의 생성, 영양분의 저장, 해독작용이다. 다기능성과 1kg이 넘는 크기 때문에 공급받는 혈액은 분당 1ℓ에 달한다. 때문에 온도가 높고 '인체에서 가장 뜨거운 장기'라고 한다.

간의 모양은 옆으로 둥근 삼각형으로 윗면은 **간낫인대**라는 칸막이로 **오른엽**과 **왼엽**으로 나뉘고, 아랫면은 H자 모양의 홈에 의해 **네모엽**과 **꼬리엽**을 추가한 4개로 구분된다. 아랫면의 오른엽 바로 아래에는 **쓸개**가 붙어 있어서 간에서 만들어진 쓸개즙이 **온간관**과 **쓸개관**을 통해 보내진다. 그리고 저장 · 농축된 후 **온쓸개관**을 통해 샘창자로 보내진다.

2종류의 혈액이 섞여 내부를 순환한다

간에는 2가지 큰 혈류가 있다. 하나는 간세포에 산소나 영양분을 공급하는 **간동맥**에서 나오는 혈류이고, 다른 하나는 소화관에서 흡수된 영양분을 날라주는 **문맥**에서 나오는 혈류이다. 2개의 혈류는 간 안에서 잘게 분기 · 합류하여 간세포의 열(간세포판)로 싸인 **굴모세혈관**(유동; sinusoidal capillary)을 통과한다.

간세포판이 방사성으로 모여 형성된 육각기둥 모양의 **간소엽**이 간의 구성단위이다. 기둥의 중심을 통과하는 **중심정맥**은 굴모세혈관에서 나오는 혈액을 모아 간정맥을 거쳐 아래대정맥으로 이어진다.

혈액은 굴모세혈관을 통과하는 동안에 간세포와 물질을 교환한다. 잉여 영양분은 글리코겐으로 저장하고, 부족분은 포도당으로 만들어 방출한다. 또 유해물질은 해독하여 혈액으로 되돌려준다.

 시험에 나오는 어구

간동맥
간세포에 영양을 공급하는 동맥(영양혈관)으로, 배안 동맥에서 분기되어 간에 이른다. 간에 제공되는 혈액의 약 20%를 담당한다.

문맥
소화관에서 흡수된 영양분을 나르는 혈액이 통하는 정맥(기능혈관)으로, 간에 공급되는 혈액의 약 80%를 차지한다.

 키워드

간낫인대
복막의 주름으로 간의 앞 윗쪽, 앞배벽, 가로막을 연결한다. 관상인대나 왼섬유인대, 오른섬유인대에도 연결되어 있다.

간세포판
간세포가 열 모양으로 나열된 구조로, 사이에 굴모세혈관이나 생성된 쓸개즙이 흐르는 쓸개모세관이 통한다.

간소엽
간세포판이 방사선 모양으로 나열되어 형성된 육각기둥 구조로, 간 자체의 구성단위. 기둥의 중심을 중심 정맥이 지나고 있다. 기둥의 바깥쪽은 소엽간 결합조직이 둘러싸고 그 안을 소엽사이동맥과 소엽사이정맥(합류하여 굴모세혈관에 이름), 소엽사이쓸개관이 통하고 있다.

문맥혈은 간에 들어가는 혈액의 약 80%를 차지하는데, 산소공급량은 문맥혈:간동맥혈≒1:1이다. 그 이유는 소화관에서는 산소 소비가 그다지 많지 않고 문맥혈에도 산소가 포함되어 있기 때문이다.

메모

쓸개의 기능
용량은 50㎖ 정도의 주머니로 내부에 판막 구조(하이스터판막)가 있어서 쓸개즙이 들어오고 나가는 것을 조절한다.

간의 구조

간은 무게가 1.2~1.5kg이나 되는 몸 안에서 가장 큰 장기로, 크게 오른엽과 왼엽으로 나뉜다. 재생 능력도 매우 뛰어나 수술로 일부를 잘라내도 대부분 원래 크기로 되돌아간다.

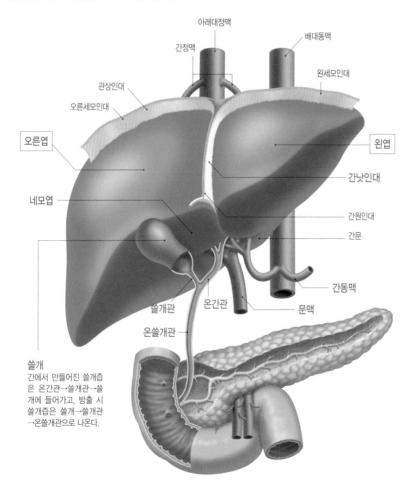

아래대정맥

배대동맥

간정맥

왼세모인대

관상인대

오른세모인대

오른엽

왼엽

간낫인대

네모엽

간원인대

간문

간동맥

쓸개관

온간관

문맥

온쓸개관

쓸개
간에서 만들어진 쓸개즙은 온간관→쓸개관→쓸개에 들어가고, 방출 시 쓸개즙은 쓸개→쓸개관→온쓸개관으로 나온다.

지방은 몸의 어디에 붙을까?

　체지방은 메타볼릭신드롬(metabolic syndrome, 내장지방증후군) 때문에 사람들의 많은 관심을 모으고 있는데 그렇다면 지방은 몸의 어떤 부분에 붙는 것일까?

　음식물 속의 지방은 대부분이 중성지방(트리글리세리드)이다. 이것은 지방산과 모노글리세리드로 분해되어 융털에 의해 흡수된 후 지방으로 재합성되어 림프관으로 들어간다. 이때 지방은 콜레스테롤이나 단백질 등과 '카일로마이크론'이라는 미립자로 구성되어 림프관에서 정맥을 경유하여 간이나 지방조직에 이르러 저장된다. 지방조직은 지방세포가 모인 결합조직으로 피하조직과 복막에 많이 존재한다고 알려져 있다. 피하조직에 저장된 지방은 '피하지방'이라고 한다. 한편 복막의 지방조직은 위장에서 하복부에 걸쳐 커튼 모양으로 늘어지는 '큰그물막(大網, greater omentum)'에 집중되어 있다. 여기에 저장되는 지방이 '내장지방'이다.

　큰그물막의 지방조직은 복부장기를 보호하는 역할을 하지만 과도하게 지방이 쌓이면 비대해져 지방의 두터운 벽이 내장을 둘러싸듯이 형성된다. 이것이 '내장지방형 비만'으로, 메타볼릭신드롬으로 문제시되는 상태이다. 내장지방형 비만은 복부가 팽창하여 나타나는 경우가 많기 때문에 복부 둘레는 메타볼릭신드롬을 진단하는 기준이 되고 있다(남성은 85cm 이상, 여성은 90cm 이상). 단, 말라 보여도 내장지방이 많은 경우가 있으므로 복부 둘레만으로 판단하는 것은 정확하지는 않다.

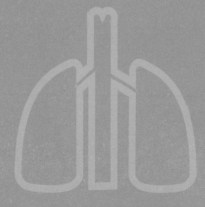

5장
—
호흡기계

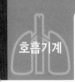

호흡기계의 개요

- 호흡이란 산소를 공급하고 이산화탄소를 배출하는 것을 말한다.
- 호흡기계는 크게 기도와 호흡부로 나뉜다.
- 호흡기계는 가로막이나 갈비사이근을 이용한 호흡 운동으로 움직인다.

호흡은 생명 에너지를 만들어 내는 수단

생물은 음식물의 영양분을 몸 안에서 **연소**시켜서 활동 에너지를 얻고 있다. 연소란 산소와 화합하는 것이므로 생명 활동을 유지하려면 **산소**를 계속 공급해야 한다. 또 연소로 인해 발생한 **이산화탄소**는 몸에 악영향을 끼치므로 몸 밖으로 배출할 필요가 있다. 이와 같이 산소를 공급하고 이산화탄소를 배출하는 일련의 과정을 **호흡**이라고 하며, 이에 작용하는 기관들을 총칭하여 **호흡기계**라고 한다.

환기와 가스 교환의 원리

호흡기계의 중심이 되는 기관은 허파이지만, 허파만으로 호흡이 성립되는 것은 아니다. 허파를 기능시키기 위한 구조나 원리가 필요하다.

호흡은 기능 면에서 보면 **환기**(허파로 공기 주입)와 **가스 교환**(산소와 이산화탄소의 교환)으로 구분하는데, 환기에 작용하는 기관을 **기도**, 가스 교환에 작용하는 기관을 **호흡부**라고 한다. 기도는 다시 **상기도와 하기도**로 나뉜다. 상기도는 구체적으로는 코안, 인두, 후두를 말하고, 하기도는 기관과 기관지를 가리킨다. 또 가스 교환에 작용하는 기관은 정확히는 허파를 구성하고 있는 **허파꽈리**라는 구조이다.

산소를 나르는 호흡 운동

환기를 하려면 호흡기계를 움직여야 한다. 이를 위해 작용하는 가슴우리의 운동을 **호흡 운동**이라고 하며, 가로막(횡격막)이나 갈비사이근에 의해 일어난다. 호흡 운동에 의해 허파꽈리에 들어간 산소는 전신으로부터 혈액

 시험에 나오는 어구

상기도와 하기도
환기에 작용하는 기도는 상기도와 하기도로 나뉜다. 상기도는 코안과 인두, 후두를 가리키고, 하기도는 기관과 기관지를 가리킨다.

 키워드

호흡기계
호흡을 하기 위해 작용하는 기관의 총칭으로, 크게 기도와 호흡부로 나뉜다. 기도는 상기도와 하기도로 분류되며, 전자는 코안과 인두, 후두를 가리키고, 후자는 기관과 기관지를 가리킨다.

호흡 운동
호흡기계를 실제로 기능시키기 위해 작용하는 운동. 가로막의 상하 운동이나 갈비사이근의 수축·신전에 의해 일어난다.

속호흡·바깥호흡
전신의 세포 레벨에서 일어나는 산소와 이산화탄소의 교환도 '호흡'으로 간주하여 속호흡 또는 조직호흡이라고 한다. 이에 반해 허파에서 일어나는 호흡은 바깥호흡 또는 허파호흡이라고 한다.

에 녹아 운반되어 온 이산화탄소와 교환되어, 피 속의 헤모글로빈에 실려 전신으로 운반된다(이산화탄소는 허파에서 몸 밖으로 배출된다).

운반된 산소는 조직세포에서 이산화탄소와 교환되는데 이것을 허파호흡 (바깥호흡)과 구분하여 속호흡이라고 한다.

메모

환기와 가스 교환
호흡기계의 기능은 허파로 기체를 넣고 빼는 '환기'와 산소와 이산화탄소를 교환하는 '가스 교환'으로 구분된다.

호흡기계의 개략도

기도를 통해 허파에 도달한 산소는 혈액 안으로 들어가고, 그 대신 혈액 속의 이산화탄소가 배출된다.

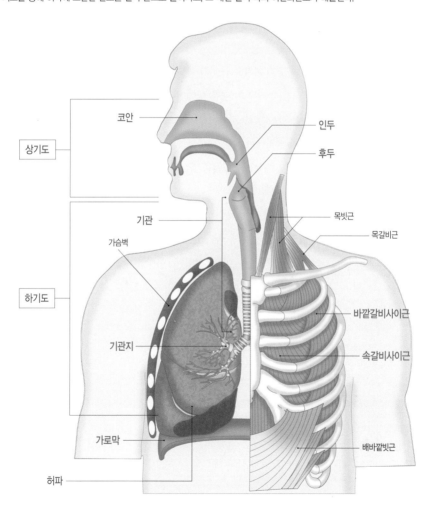

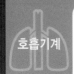

가스 교환(바깥호흡과 속호흡) *gas exchange*

POINT

- 허파에서 산소와 이산화탄소를 교환하는 것을 바깥호흡이라고 한다.
- 조직에서 산소와 이산화탄소를 교환하는 것을 속호흡이라고 한다.
- 가스 교환은 기체의 압력차에 의해 일어난다.

호흡은 몸 전체에서 일어난다

호흡의 본질은 산소와 이산화탄소를 교환하는 것이다. 이를 가스 교환이라고 한다. 허파는 가스를 교환하는 기관으로, 기도를 통해 들어온 공기(들숨)로부터 산소를 혈액 속으로 넣는다. 반대로 혈액 속에서 이산화탄소를 꺼내 날숨으로 배출한다. 이때 교환의 원동력이 되는 것이 산소와 이산화탄소의 농도 차이이다. 산소의 농도는 허파로 들어간 들숨 쪽이 혈액 속보다 높은 반면 이산화탄소의 농도는 혈액 쪽이 높은 상태이다. 기체의 압력은 농도에 비례하므로 산소는 압력이 높은 허파에서 낮은 혈액으로 이동하고, 이산화탄소는 압력이 높은 혈액에서 낮은 허파로 이동하게 된다.

허파에 들어온 산소는 적혈구에 들어 있는 헤모글로빈과 결합하여 혈액에 실려 전신의 조직으로 운반된다. 조직에 도달한 산소는 역시 분압(혼합기체의 기체별 압력)의 차에 의해 헤모글로빈에서 분리되어 세포로 들어간다. 그리고 그 대신 이산화탄소가 혈액 속의 혈장에 녹아 들어간다. 즉, 세포조직에서도 산소와 이산화탄소의 교환이 일어난다는 것이다. 이것을 속호흡 또는 조직호흡이라고 한다. 이에 반해 허파호흡은 바깥호흡이라고 한다.

키워드

헤모글로빈
적혈구에 들어 있는 단백질의 일종으로, 헴(heme) 색소를 갖고 있기 때문에 혈액이 빨간색을 띤다. 철을 포함하므로 산소와 쉽게 결합한다.

메모

산소와 이산화탄소의 분압
허파의 산소 분압은 100mmHg(수은주 밀리미터), 이산화탄소의 분압은 40mmHg이다. 혈액의 산소 분압은 40mmHg, 이산화탄소 분압은 46mmHg이다.

---

column **인공호흡이 효과가 있는 이유**

허파에 들어간 산소는 모두 소비되는 것은 아니다. 전신으로 운반되지 않은 산소는 배출된다. 공기의 성분은 산소가 21%, 이산화탄소가 0.03%인데, 날숨의 경우는 산소가 16%, 이산화탄소가 4%이다. 이산화탄소가 크게 증가했다고는 해도 산소가 아직 4배나 많이 들어 있다. 그래서 마우스투마우스 방식의 인공호흡이 효과가 있는 것이다. 관점을 달리하면 허파는 필요한 양의 산소만 받아들인다고 할 수 있다.

가스 교환의 원리

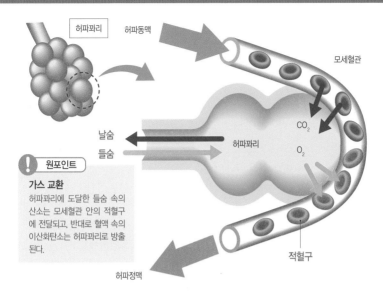

허파꽈리

허파동맥

모세혈관

CO_2

O_2

날숨

들숨

허파꽈리

적혈구

허파정맥

! 원포인트

가스 교환
허파꽈리에 도달한 들숨 속의
산소는 모세혈관 안의 적혈구
에 전달되고, 반대로 혈액 속의
이산화탄소는 허파꽈리로 방출
된다.

바깥호흡과 속호흡의 원리

바깥호흡

허파꽈리

O_2

CO_2

산소가 적혈구
안으로 들어간
다.

이산화탄소가
방출된다.

혈장

적혈구 허파 모세혈관

심장에서 허파로 보내져 온 혈액에 산소를 넣고, 이
산화탄소를 방출하는 것. 환기.

속호흡

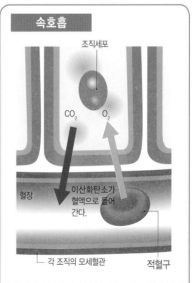

조직세포

CO_2 O_2

혈장

이산화탄소가
혈액으로 들어
간다.

각 조직의 모세혈관 적혈구

바깥호흡으로 얻은 산소를 전신의 세포에게 보내
고 세포에서 배출된 이산화탄소를 운반하는 기능
을 말한다.

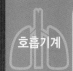
상기도(코안 · 인두 · 후두) *upper airway*

POINT

- 기도는 상기도와 하기도로 나뉜다.
- 상기도는 코안, 인두, 후두로, 인두는 다시 3구역으로 나뉜다.
- 인두에는 6개의 편도가 있어 Waldeyer 인두림프고리를 형성하고 있다.

공기를 들이마시는 입은 "제1방어선" 역할을 한다

호흡의 환기에 작용하는 기관을 기도라고 하며, 앞부분에 있는 상기도와 뒷부분에 있는 하기도로 구분된다. 상기도는 구체적으로 말하자면 코안, 인두, 후두를 가리키고, 하기도는 기관과 기관지를 가리킨다.

인두는 다시 코 부분, 입 부분, 인두 부분으로 구분된다.

코 부분은 코 안쪽을 말하며 코인두라고도 한다. 입 부분은 코 안쪽에서 입 안쪽에 걸친 범위로 입인두라고도 하며, 목 안쪽에서 기관과 식도의 분기점까지의 인두 부분을 후두인두라고도 한다. 후두인두는 소화관의 일부이기도 하며 들숨과 음식물 덩어리를 둘 다 통과시킨다. 단, 이 둘을 동시에 통과시킬 수는 없기 때문에 음식물을 삼킬 때에는 기관의 입구에 있는 후두덮개가 기관을 막아, 삼킨 음식물이 잘못해서 기관에 들어가는 흡인을 막고 있다.

인두의 특징으로는 편도가 있다는 것이다. 편도는 들숨에 들어 있는 이물질을 방어하는 기능을 하는 림프 조직으로, 잘 알려진 목구멍편도(좌우 한 쌍) 외에 코인두에 있는 인두편도(하나)와 귀관편도(좌우 한 쌍), 인두부에 있는 혀편도가 있다. 이 6개의 편도는 입 안쪽과 코 안쪽을 에워싸듯이 배치되어 있는데, 각각을 연결해서 그려지는 라인을 Waldeyer 인두림프고리라고 한다. 말하자면 인체의 "제1방어선"이다.

---

column   **목 안쪽에서 나오는 냄새 나는 덩어리**

목 안쪽에서 매일 하얗고 작은 덩어리가 나오는 경우가 있다. 만지면 치즈처럼 말랑한데 터트리면 악취가 난다. 이것은 '편도결석'이라고 하는데, 세균 등의 침입이나 벗겨진 점막 외피, 음식물 찌꺼기 등이 편도에서 백혈구나 림프구 등에 의해 변질되어 생성되는 것이다(목구멍편도에 생겨서 비대해지면 붙어 있는 모습을 눈으로 확인할 수 있음). 누구나 다 생기지만 가글링을 꼼꼼하게 하면 어느 정도 발생을 억제할 수는 있다.

인두의 시상단면도

상기도는 코안, 인두, 후두로 이루어진다. 인두는 코 부분(코인두), 입 부분(입인두), 인두 부분(후두인두)로 구분되며, 편도가 Waldeyer 인두림프고리를 형성하고 있다.

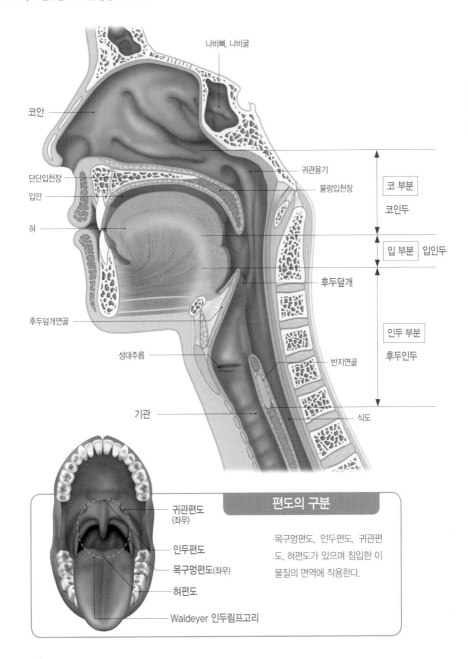

나비뼈, 나비굴

코안

단단입천장
입안

혀

후두덮개연골

성대주름

기관

귀관융기

물렁입천장

코 부분
코인두

입 부분 입인두

후두덮개

반지연골

인두 부분
후두인두

식도

귀관편도
(좌우)

인두편도

목구멍편도(좌우)

혀편도

Waldeyer 인두림프고리

편도의 구분

목구멍편도, 인두편도, 귀관편도, 혀편도가 있으며 침입한 이물질의 면역에 작용한다.

107

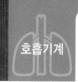

호흡기계

성대와 발성 *vocal cord, phonation*

POINT
- 후두덮개부터 기관 상단까지의 기관을 후두라고 한다.
- 후두는 방패연골로 둘러 싸여 내부에 성대가 있다.
- 성대문의 진동에 의해 발성을 하고 그 개폐는 후두근육이 담당한다.

목소리는 후두융기 부근에서 난다

후두덮개부터 기관의 상단(제6목뼈 부근)까지를 **후두**(길이 약 5cm 정도)라고 한다. 주위를 **후두연골**이 둘러싸고, 그 내부에 발성기관인 **성대**가 있다는 특징을 갖고 있다. 후두연골의 메인은 **방패연골**로, 하단은 기관으로 통하는 **반지연골**이 접하고 있고, 상단은 **방패목뿔막**을 사이에 두고 **목뿔뼈**와 연결되어 있다. 방패연골은 사춘기 때부터 발달하는데 특히 남성은 바깥쪽으로 튀어나와 육안으로도 인식할 수 있다.

성대는 후두를 막듯이 위치하고 있는데 방패연골 사이에 쳐진 막 모양의 **성대주름**과 **안뜰주름**(거짓성대), 여기에 작용하는 **후두근육** 등으로 구성된다. 성대주름과 안뜰주름은 좌우 한 쌍 있다. 그 틈 사이가 **성대문**(성대문틈새)으로, 호흡을 할 때는 날숨과 들숨을 통과시키기 위해 열려 있지만 발성 시에는 폐쇄된다. 이때 성대문의 개폐를 담당하는 것이 후두근육을 구성하는 **뒤반지모뿔근**(성대문을 넓힘)과 **가쪽반지모뿔근** 및 **가로모뿔근·빗모뿔근**(둘다 성대문을 닫음)이다. 또 **반지방패근**은 성대를 긴장시켜 고음의 발성에 작용하고 **방패모뿔근**과 **성대근**은 성대의 긴장을 풀어 저음 발성에 작용한다.

키워드

후두
후두덮개부터 기관 상단까지의 기도. 바깥쪽을 방패연골이 둘러싸고 있고 내부에 성대가 자리한다.

후두연골
후두 주위를 둘러싸는 방패연골. 그 아래에 있어서 기관과의 연결부를 형성하는 반지연골. 성대의 개폐에 관여하는 모뿔연골 등으로 이루어진다.

메모

성대문의 개폐를 담당하는 후두근육
성대문의 개폐나 긴장·이완에 작용하는 근육. 반지연골에 일어나고 모뿔연골에 닿는 뒤반지모뿔근과 가쪽반지모뿔근. 가로모뿔근 및 빗모뿔근. 반지연골에 일어나고 방패연골에 닿는 반지방패근. 방패연골에 일어나고 모뿔연골에 닿는 방패모뿔근, 그리고 성대근으로 구성된다.

---

column **변성기는 왜 일어날까?**

변성은 사춘기 때 나타나는 몸의 변화(제2차 성징) 중 하나다. 이 시기에는 몸의 성장이 두드러져 성대의 크기가 바뀌기 때문에 일어난다. 기본적으로 남녀를 불문하고 변성기가 오지만, 남자는 방패연골이 발달하면서 성대의 길이와 두께가 크게 바뀌기 때문에 변성의 폭이 뚜렷하다(여자는 성대의 변화가 작기 때문에 변성 폭도 작다). 또 변성기 초기에는 성대의 성장에 근육 발달이 따라가지 못해 목소리를 내기 힘든 사람도 있다(변성기 장애).

후두의 구조

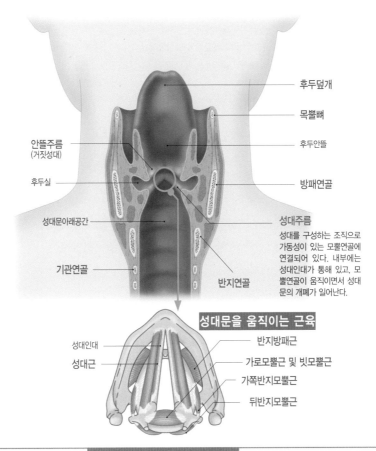

후두덮개

목뿔뼈

후두안뜰

방패연골

안뜰주름
(거짓성대)

후두실

성대문아래공간

기관연골

반지연골

성대주름

성대를 구성하는 조직으로 가동성이 있는 모뿔연골에 연결되어 있다. 내부에는 성대인대가 통해 있고, 모뿔연골이 움직이면서 성대문의 개폐가 일어난다.

성대문을 움직이는 근육

성대인대

성대근

반지방패근

가로모뿔근 및 빗모뿔근

가쪽반지모뿔근

뒤반지모뿔근

성대의 움직임

날숨을 쉴 때

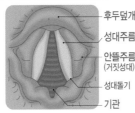

후두덮개

성대주름

안뜰주름
(거짓성대)

성대돌기

기관

숨을 깊이 들이마실 때

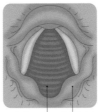

성대문
(성대문틈새)

모뿔덮개주름

발성을 할 때

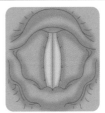

성대문틈새가 닫힌 상태에서 공기를 통과시키면 성대가 진동하여 소리가 난다.

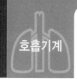

하기도(기관과 기관지) *trachea and bronchus*

POINT

- 하기도는 기관(후두에서 기관갈림까지)과 기관지로 구분된다.
- 기관의 앞면은 U자형 연골이 연결되어 보강되어 있다.
- 기관지는 분기를 약 20회 반복하여 허파꽈리에 이른다.

기관지는 여러 번 분기하여 가늘어져 간다

하기도는 기관과 기관지로 구분된다. 기관은 후두에서 **기관갈림**(기관지로 갈라지는 부분)까지를 말하는데(길이는 약 10cm) 앞면의 바깥쪽을 U자형 연골이 16~20개 연결되어 보강을 해 준다(뒤쪽은 식도와 접해 있기 때문에 연골이 없다).

기관갈림는 **복장뼈각**(루이각·P.50 참조)이 있는 위치에 있다. 분기 직후의 기관지를 주기관지라고 하는데 그 각도는 좌우가 다르다. 왼쪽 주기관지가 오른쪽 주기관지보다 각이 가파르다(우 25도, 좌 45도). 또 길이도 오른쪽(약 3cm)보다 왼쪽이 더 긴데(4~5cm), 지름은 왼쪽이 더 가늘다. 이것은 심장이 흉부의 왼편에 위치해 있는 것과 관계가 있다.

주기관지는 그 다음 엽기관지로 분기한다(오른쪽 3개, 왼쪽 2개). 다시 **구역기관지**, 세기관지, 종말세기관지, 호흡세기관지로 잘게 분기되어 간다. 여기까지 가면 두께는 약 0.5mm까지 가늘어지는데, 그 다음도 더욱 여러 번 분기하면서 **허파꽈리관**이 되어 **허파꽈리**로 이어진다. 기관갈림에서 허파꽈리까지의 분기 횟수는 약 20회에 달한다.

기관지는 주변에 림프절이 많이 존재하는 것도 특징적이다.

키워드

기관
후두에 이어지는 기도로, 기관지로 나뉘는 부분(기관갈림)까지를 말한다. 바깥쪽 앞면을 U자형 연골이 여러 개 연결되어 보강되어 있다.

주기관지
맨 처음에 분기한 기관지. 심장이 흉부 왼면에 있기 때문에 주기관지의 분기각도와 길이, 두께가 좌우 다르다. 이후 약 20회의 분기를 반복하여 허파꽈리에 이른다.

메모

기관지 분기
기관지는 다음과 같이 분기되어 있다.
주기관지→엽기관지→구역기관지→세기관지→종말세기관지→호흡세기관지.
허파는 허파 안에 들어온 기관지의 분기에 의해 좌우 약 10구역으로 나뉜다. 구역은 통상 B^1~B^{10}이라는 번호로 나타낸다.

---

column **감기 초기는 어디서부터?**

기관의 점막은 섬모상피로, 표면에 작은 털이 나 있다. 또 점막 표면의 샘에서는 점액이 항상 분비되어 들숨과 함께 침입한 이물질을 감싸, 섬모운동에 의해 밖으로 배출하려고 한다. 이것이 가래이다. 하지만 상기도와 하기도는 모두 외기와 직접 닿아 있기 때문에 점막이 손상을 입기 쉽다. 점액 감소나 섬모박리가 일어나 배출 기능이 떨어지면 기도에 이상한 느낌이 들고 바이러스에 의한 염증을 일으키게 된다. 이것이 감기의 초기 단계이다.

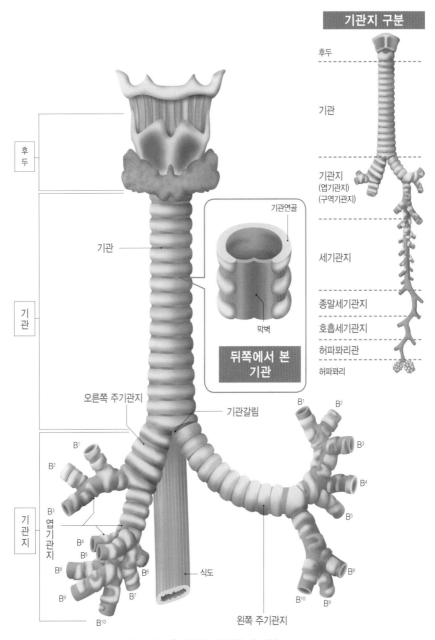

기관지 구분

후두

기관

기관지
(엽기관지)
(구역기관지)

세기관지

종말세기관지

호흡세기관지

허파꽈리관

허파꽈리

후두

기관

기관연골

기관

뒤쪽에서 본
기관

막벽

오른쪽 주기관지

기관갈림

B^1
B^2
B^3
B^4
B^5

B^1
B^2
B^3

엽기관지

B^4
B^5
B^8
B^9
B^6
B^7
B^{10}

기관지

B^8
B^{10}
B^9

식도

왼쪽 주기관지

※B^1∼B^{10}로 된 기관지 분기 구분은 정면에서 보이지 않는 것도 있다.

5장

호흡기계

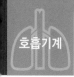

허파 *lung*

- ●허파의 표면은 가로막면, 갈비면, 안쪽면으로 구분된다.
- ●오른허파는 3개의 허파엽으로 나뉘는데 왼쪽은 2개밖에 없다.
- ●허파는 허파꽈리의 집합체로, 혈액을 갖고 있는 스펀지 모양의 기관이다.

좌우 허파는 크기가 다르다

허파는 호흡의 본질적인 기능을 담당하는 기관으로, 좌우 한 쌍이 가슴 우리 내부에 들어 있다. 로켓의 앞부분을 세로로 잘라 놓은 듯한 모습을 하고 있으며, 표면은 가로막면(허파바닥), 갈비면, 안쪽면(세로칸면)으로 구분된다. 안쪽면에는 허파동맥이나 허파정맥, 기관지가 들어가고 나오는 허파문, 심장이나 동맥이 들어가는 심장패임이라는 홈이 있고 제일 위쪽 끝은 허파꼭대기라고 한다.

구조적으로는 좌우 모두 여러 개의 블록으로 나뉜다. 오른허파는 위엽,

 키워드

가로막면
허파바닥이라고도 하는데 가로막에 접한 허파 아랫부분을 말한다.

갈비면
갈비뼈에 접한 면을 말한다.

안쪽면
심장을 둘러싸는 면. 세로칸면이라고도 한다.

허파의 외형

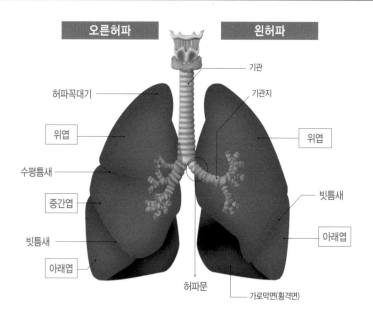

오른허파 　　　　　　　 왼허파

- 기관
- 허파꼭대기
- 기관지
- 위엽
- 위엽
- 수평틈새
- 중간엽
- 빗틈새
- 빗틈새
- 아래엽
- 아래엽
- 허파문
- 가로막면(횡격면)

중간엽, 아래엽(위엽과 중간엽을 나누는 경계를 **수평틈새**, 중간엽과 아래엽의 경계를 **빗틈새**라고 함)으로 되어 있고, 왼허파는 위엽과 아래엽(빗틈새에 의해 분할됨)으로 이루어지는데, 각각 다시 작은 10개의 **허파구역**으로 나뉜다(허파엽이나 허파구역은 기관지의 분기에 의해 나눠지는 구분).

　왼허파가 2엽밖에 없는 이유는 심장이 흉부에서 왼편에 위치하기 때문이다. 그래서 크기도 좌우 허파가 다르며, 오른허파는 성인의 경우 500~600g인데 반해 왼허파는 400~500g이다.

메모

스펀지와 같은 기관
허파를 형성하고 있는 것은 허파꽈리라는 미세한 주머니 모양의 구조로, 표면을 무수히 많은 모세혈관이 덮고 있다. 때문에 허파는 소위 '혈액을 다량 갖고 있는 스펀지' 처럼 되어 있다.

---

column　허파가 먼저인가? 부레가 먼저인가?

　허파는 어류의 부레(공기주머니)와 비슷한 기관이다. 그래서 오랫동안 '허파는 부레에서 진화했다'고 여겨져 왔다. 하지만 근래의 연구에서 반대로 허파에서 부레로 변화했다는 것이 밝혀졌다. 현재는 초기 어류가 해서에서 담수서로 이행하는 과정에서 녹아있는 산소량이 해수보다 적은 담수에서 지느러미 호흡을 돕기 위해 원시적인 허파를 갖게 되었지만 진화하는 중에 지느러미의 호흡 기능이 향상되어 허파호흡이 필요없어져서 부레로 변화했다고 여겨지고 있다.

허파의 구조

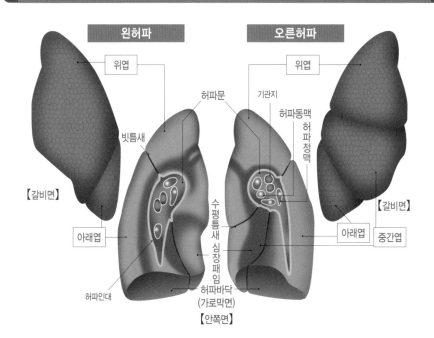

왼허파　　**오른허파**

위엽　　　　　위엽

허파문　　기관지

허파동맥
허파정맥

빗틈새

【갈비면】　　【갈비면】

아래엽　　　아래엽　중간엽

수평틈새
심장패임

허파인대

허파바닥
(가로막면)
【안쪽면】

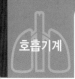

허파꽈리 *pulmonary alveolus*

- 허파꽈리는 세기관지 끝에 이어지는 작은 주머니 모양 구조를 하고 있다.
- 허파꽈리의 표면은 모세혈관으로 덮여 있어 가스 교환이 일어난다.
- 가스 교환을 위한 혈관 외에 허파에 영양을 보내는 혈관도 통하고 있다.

하나하나는 아주 작지만 합치면 거대해진다

허파를 구성하는 허파꽈리는 세기관지 끝(호흡세기관지)에 포도알처럼 연결된 주머니 모양 구조를 하고 있다. 지름이 0.1~0.2mm로 아주 작지만 하나의 호흡세기관지에 연결되는 허파꽈리는 만 오천 개에서 이만 개로, 좌우를 합친 총 개수는 약 6억 개에 달한다. 또 모든 허파꽈리의 표면적을 합한 값(호흡 면적)은 60~80m²로, 사람에 따라서는 80~100m²에 달하는 경우도 있다.

호흡세기관지와 허파꽈리는 허파꽈리관이라고 하는데, 허파꽈리와 허파꽈리는 아주 얇은 호흡막(결합조직과 내면을 덮는 허파꽈리상피로 이루어짐)에 의해 구분되어 있다. 표면은 모세혈관이 그물망처럼 둘러싸고 있고 호흡막을 통해 가스 교환(P.104 참조)이 이루어진다. 즉, 허파꽈리 안의 산소는 혈액 속의 적혈구에게 전달되고, 혈장 안의 이산화탄소가 허파꽈리 안으로 옮겨온다. 산소를 받은 혈액은 허파정맥을 거쳐 심장으로 돌아간 뒤 전신으로 운반된다.

허파에는 가스 교환을 위한 혈관과는 별도로 허파꽈리 자신에게 영양분을 보내기 위한 혈관도 통하고 있다(기관지동맥·기관지정맥). 이것은 대동맥에서 기관지를 따라 허파로 들어가 허파꽈리를 거쳐 허파를 나온 후에 대정맥을 통해 심장으로 돌아가는 루트를 그린다.

 키워드

허파꽈리
세기관지 끝에 연결되는 작은 주머니 모양 구조. 모세혈관이 덮고 있으며 산소와 이산화탄소의 교환이 이루어진다.

허파꽈리상피
허파꽈리 내면을 덮는 조직으로, 기저막을 사이에 두고 모세혈관과 접한다. 구성하는 세포에는 편평한 I형과 입방체 모양의 II형이 있다. II형은 I형에 끼어 있는 형태로 존재한다.

 메모

허파꽈리의 표면적
모든 허파꽈리의 표면적을 합하면 60~100m²이 되는데, 이것은 20~30평형 아파트에 해당하는 면적이다.

 Athletics Column

에어로빅

에어로빅은 본래 유산소 운동 자체를 가리킨다. 1967년에 미국 군의관이 고안한 심폐기능 향상 프로그램이 그 기원으로, 조깅이나 자전거 등에 의한 트레이닝이 중심이었다. 그 후 댄스에 이론이 응용되자 폭발적으로 보급되어 오늘날에는 단순히 '에어로빅'이라고 하면 이 댄스 형식을 가리키는 경우가 대부분이다. 단, 본래의 의미를 생각하면 이것은 에어로빅의 한 장르에 지나지 않으므로 '에어로빅 댄스'라고 부르는 편이 더 정확할 것이다.

들어온 산소는 허파동맥을 통해 허파꽈리로 운반되고 허파정맥을 통해 심장으로 돌아간다.

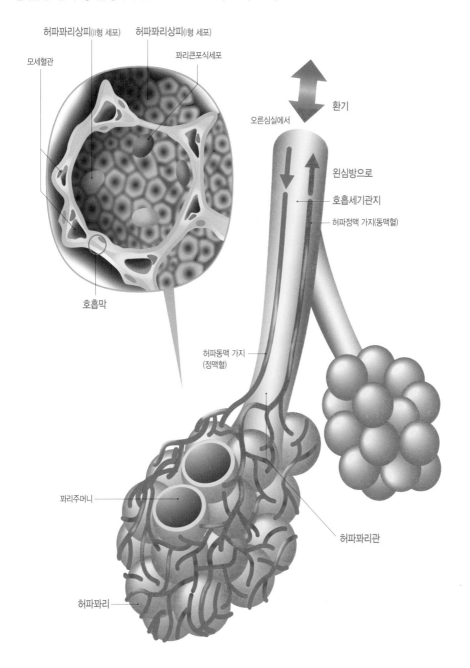

허파꽈리상피(II형 세포)
허파꽈리상피(I형 세포)
모세혈관
꽈리큰포식세포
호흡막
환기
오른심실에서
왼심방으로
호흡세기관지
허파정맥 가지(동맥혈)
허파동맥 가지
(정맥혈)
꽈리주머니
허파꽈리관
허파꽈리

가슴우리와 호흡 운동 *thorax and respiratory movemen*

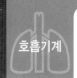

POINT
- 허파는 환기 기능이 없으므로 호흡은 가로막과 가슴우리의 운동으로 일어난다.
- 가로막이 내려가면서 가슴안 안이 음압되어 숨이 들어온다(복식호흡).
- 가슴우리가 바깥쪽으로 팽창할 때도 들숨이 일어난다(흉식호흡).

대부분의 호흡은 가로막의 상하 운동으로 일어난다

허파 자체에는 공기를 들이마시고 내보내는 기능이 없다. 환기를 하려면 외부에서 허파에 손을 쓸 필요가 있다. 그 역할을 하는 것이 **가로막**과 가슴우리에 의한 **호흡 운동**이다.

가로막은 아래가슴문에 뻗어 있듯이 위치하는 얇은 근육으로, 전체적으로는 돔과 같은 모양을 하고 있다(가슴아래문 모서리에서 일어나고 가로막 중심널힘줄에 닿는다). 수축하면 중앙 부분이 배안쪽으로 내려가 평탄해지고, 이와 함께 가슴안 속의 압력이 내려간다. 허파꽈리 속도 음압되어 외기가 흘러 들어오는 구조를 하고 있다(흡기·들숨). 가로막이 이완되어 원래대로 되돌아가면 가슴안 속의 압력도 올라가 허파꽈리 안의 기체가 밖으로 배출된다(호기·날숨). 가로막의 상하운동(안정 시 호흡의 경우 약 1.5cm, 심호흡의 경우 약 10cm)은 배안에도 영향을 주어 복부가 부풀어 오르거나 꺼져 보이기 때문에 이것을 복식호흡이라 부르는 경우도 있다.

가슴우리 자체의 운동도 호흡에 작용한다. **바깥갈비사이근**이 수축하면 가슴우리가 전후좌우로 확장되어 들숨에 작용하고, 이완되면 가슴우리는 원래로 돌아가 날숨에 작용한다. 이것을 **흉식호흡**이라고 한다. 호흡 운동은 복식호흡과 흉식호흡을 "합친 운동"이지만, 전체의 약 90%는 복식호흡에 의해 일어난다.

메모

복식호흡
가로막의 상하운동에 의한 호흡. 배안이 끼어 있기 때문에 복부는 호흡과 더불어 바깥쪽으로 부풀어 오르거나 꺼진다. 그래서 '복식'이라고 한다. 전체 호흡의 90%를 차지한다.

흉식호흡
바깥갈비사이근의 수축·신전에 의해 가슴우리가 확장·복원되면서 일어나는 호흡. 흉부가 크게 상하로 움직이기 때문에 이런 이름이 되었다. 보통은 전체 호흡의 10%를 차지하지만, 임산부는 가로막 운동이 방해를 받기 때문에 흉식호흡이 메인이 된다.

Athletics Column

요가와 필라테스의 호흡법

호흡은 피트니스 클럽 등에서 하는 운동에서도 중시된다. 특히 매트 운동의 경우 호흡법이 포인트가 되는 경우가 많다. 전반적으로 릴랙스 중심은 복식호흡, 트레이닝 중심은 흉식호흡을 의식하도록 지도한다. 전자의 대표가 요가로, 편안한 복식호흡으로 심신의 조절을 꾀한다. 후자의 대표는 비교적 최근 보급되어 인기가 많은 필라테스로, 심층근육을 단련한다는 목적 때문에 복부를 집어넣고 흉식호흡을 의식하여 움직이는 것이 특징적이다.

가슴우리와 호흡의 운동

들숨은 가슴우리를 넓혀 허파에 공기를 넣는 동작, 반대로 날숨은 가슴우리를 좁혀 허파의 공기를 밖으로 내는 동작이다.

들숨(숨을 들이마신다)

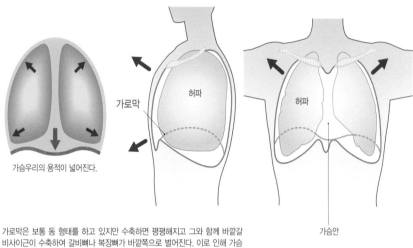

가슴우리의 용적이 넓어진다.

허파

가로막

허파

가슴안

가로막은 보통 돔 형태를 하고 있지만 수축하면 평평해지고 그와 함께 바깥갈비사이근이 수축하여 갈비뼈나 복장뼈가 바깥쪽으로 벌어진다. 이로 인해 가슴안 안의 압력이 저하되고 허파가 확장되어 외부의 공기가 들어가게 된다.

날숨(숨을 내뱉는다)

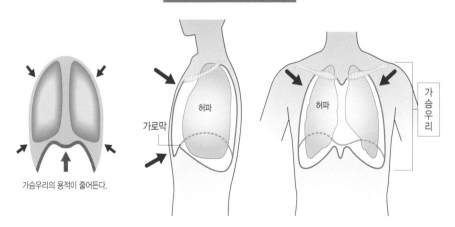

가슴우리의 용적이 줄어든다.

허파

가로막

허파

가슴우리

수축해 있던 가로막이나 바깥갈비사이근이 이완하여 원래의 모양으로 되돌아올 때 그 복원력으로 가슴안 안의 압력이 상승하고 허파에서 공기가 눌려 나온다. 자연스러운 날숨에서 숨을 더 뱉으려고 하면 속갈비사이근이 수축한다.

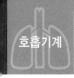

 호흡기계

가슴막 *pleura*

POINT

- 허파는 가슴막에 싸여 가슴우리 안에 들어 있다.
- 가슴막은 이중구조로 되어 있는데, 바깥쪽을 벽쪽가슴막, 안쪽을 허파쪽가슴막이라고 한다.
- 이중으로 된 가슴막 사이에는 가슴막안이 있으며 가슴막액으로 채워져 있다.

허파는 전체가 이중 주머니로 싸여 있다

허파는 심장과 함께 가슴우리 안쪽(가슴안)에 들어 있는데 그 사이에는 가슴막이 있다. 바꿔 말하면 가슴막으로 싸인 허파를 가슴우리가 담고 있다는 것이다. 가슴막은 이중구조로 되어 있는데 바깥쪽(가슴안의 내면에 접한 쪽)을 **벽쪽가슴막**, 안쪽(허파에 접한 쪽)을 **허파쪽가슴막**(폐흉막)이라고 한다. 둘 사이에는 **가슴막안**이라는 폐쇄된 공간이 있는데 여기는 가슴막에서 분비된 **가슴막액**으로 채워져 있다(액체가 들어 있는 주머니로 감싸고 있는 형태로 되어 있음). 이것이 쿠션 역할을 하여 가슴우리의 호흡운동이 허파에 끼치는 마찰 영향을 줄여준다.

벽쪽가슴막은 다시 **갈비가슴막**(갈비뼈 안쪽에 접한 쪽), **가로막가슴막**(가로막에 접한 쪽), **세로칸가슴막**(심장 쪽)으로 구분된다. 또 벽쪽가슴막의 맨 윗부분(허파꼭대기를 덮는 부분)을 특히 **가슴막꼭대기**라고 하는데 **가슴막위막**이 연결되어 있다. 가슴막위막은 목에서 뻗어 나온 근막으로, **십슨근막**이라고도 하며 허파가 아래로 내려가지 않도록 연결하는 역할을 한다.

기관지나 혈관은 허파문에서 가슴막을 관통해 허파의 내부로 진입하는데, 그 연결부는 허파인대로 보강되어 있어서 가슴막안의 폐쇄성이 유지되도록 한다.

 키워드

가슴막
허파 전체와 심장을 둘러싸는 장막. 이중구조로 되어 있으며 가슴우리에 접한 쪽을 벽쪽가슴막, 허파에 접한 쪽을 허파쪽가슴막 또는 폐흉막이라고 한다.

가슴막안
벽쪽가슴막과 허파쪽가슴막 사이에 있는 폐쇄공간으로, 가슴막액으로 채워져 있다. 내부의 압력은 주위보다 낮고, 허파의 들숨에도 작용한다. 때문에 폐쇄성을 잃으면 호흡운동이 저해받는다(기흉).

---

column ### 가로막의 3개의 구멍

기관지가 가슴막을 관통하여 허파에 진입해 있는 것과 마찬가지로 가로막도 식도나 대동맥, 대정맥이 관통하고 있다. 식도가 통하는 구멍은 식도구멍(esophageal hiatus), 대동맥이 통하는 구멍은 대동맥구멍(aortic hiatus), 대정맥이 통하는 구멍은 대정맥구멍(caval opening)이라고 한다. 가로막은 보통 돔 형태를 하므로 각 구멍이 위치하는 높이도 다르다. 또 'Hiatus'란 지름의 변동(두꺼워지거나 가늘어짐)에 대응하도록 만들어져 있는 구멍을 말한다. 대정맥은 대부분의 지름이 변하지 않기 때문에 opening이라고 한다.

가슴막과 가슴막안

가슴막은 허파 표면과 가슴우리 내면을 덮는 장막이다. 허파문에서 꺾이는 주머니 모양을 하고 있으며, 안은 가슴막액이라는 소량의 액체로 채워져 있어 호흡운동을 할 때 일어나는 마찰을 경감시켜 준다.

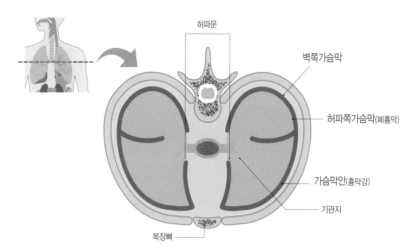

- 허파문
- 벽쪽가슴막
- 허파쪽가슴막(폐흉막)
- 가슴막안(흉막강)
- 기관지
- 복장뼈

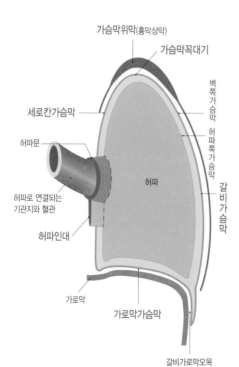

- 가슴막위막(흉막상막)
- 가슴막꼭대기
- 세로칸가슴막
- 허파문
- 허파로 연결되는 기관지와 혈관
- 허파인대
- 벽쪽가슴막
- 허파쪽가슴막
- 갈비가슴막
- 허파
- 가로막
- 가로막가슴막
- 갈비가로막오목

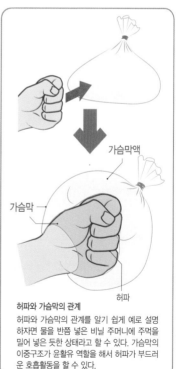

- 가슴막액
- 가슴막
- 허파

허파와 가슴막의 관계

허파와 가슴막의 관계를 알기 쉽게 예로 설명하자면 물을 반쯤 넣은 비닐 주머니에 주먹을 밀어 넣은 듯한 상태라고 할 수 있다. 가슴막의 이중구조가 윤활유 역할을 해서 허파가 부드러운 호흡활동을 할 수 있다.

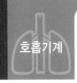

기침과 재채기 *cough and sneezing*

POINT

- 기침과 재채기는 호흡기에 이물질이 침입한 것을 저지하는 반사 작용이다.
- 재채기는 코안의 자극이 삼차신경을 거쳐 반사중추에 전달되어 일어난다.
- 기침은 기관이나 기관지의 자극이 미주신경에 의해 반사중추에 전달되어 일어난다.

풍속 200km/h 날숨으로 이물질의 배출을 꾀한다

기침과 재채기는 호흡기의 방어반응으로, 둘 다 숨뇌에 중추가 있는 반사 작용이다. 이물질이 기관 안쪽 깊숙이 도달하지 않도록 날숨을 한꺼번에 토해내어 몸 밖으로 배출을 꾀하는 것이다.

재채기는 코안의 점막이 자극을 받으면 일어난다. 자극의 신호는 **삼차신경**을 경유하여 숨뇌의 반사중추에 전달되고, 반응의 명령이 **호흡근**(가로막·갈비사이근·배벽의 근육 등)에 작용하는 신경(가로막에 작용하는 **가로막신경** 등), **얼굴신경, 혀인두신경** 등으로 보내진다. 명령을 받으면 〈크게 숨을 들이마신다〉 → 〈성대문을 닫고 가슴안 안의 압력을 높인다〉 → 〈갑자기 개방하여 허파 내부의 기체를 한꺼번에 배출한다〉라는 일련의 반응이 발현된다. 이때 재채기의 풍속은 시속 200km에 달한다고 한다.

기침은 기관이나 기관지 점막이 자극을 받으면 일어난다. 자극을 반사중추에 전달하는 것은 미주신경으로, **가로막신경**이나 **갈비사이신경**을 통해 가로막이나 호흡근에 반응 명령을 내린다. 재채기와 마찬가지로 크게 숨을 들이마신 후에 성대문을 폐쇄시켜 기도나 허파의 압력을 높이고 갑자기 개방하여 한꺼번에 들숨을 내뱉는다. 기침의 풍속도 시속 200~300km에 달한다고 한다.

 키워드

삼차신경
안면의 감각을 전달하는 신경으로, 눈신경이나 위턱신경, 아래턱신경으로 이루어진다.

미주신경
인두나 기관, 기관지, 심장, 그 외 장기 등 넓은 범위에 분포되는 신경으로, 운동신경, 감각신경 등이 있다.

column **해를 보면 재채기가 나온다, 귀청소를 하면 기침이 나온다**

해를 보면 재채기가 나온다는 사람이 있다. '빛 재채기 반사'라고도 하는데, 일본인의 경우 25~30%가 이 반응이 나타난다고 한다. 그 원리는 분명하지 않지만 빛이 코안에 어떤 자극을 일으켜 그것이 반사중추에 전달된다고 여겨지고 있다. 기침도 기도의 자극과는 관계가 없는 경우가 있다. 미주신경이 있다면 어디를 자극해도 반응할 가능성이 있기 때문인데, 그 중에는 귀청소를 하면 기침이 나온다는 사람도 있다. 이유는 미주신경이 바깥귀길에 분포해 있기 때문이다.

재채기의 반사

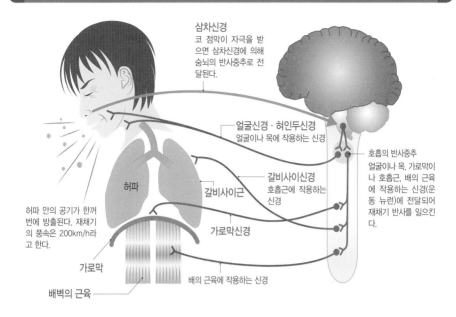

삼차신경
코 점막이 자극을 받으면 삼차신경에 의해 숨뇌의 반사중추로 전달된다.

얼굴신경·혀인두신경
얼굴이나 목에 작용하는 신경

갈비사이신경
호흡근에 작용하는 신경

갈비사이근

가로막신경

호흡의 반사중추
얼굴이나 목, 가로막이나 호흡근, 배의 근육에 작용하는 신경(운동 뉴런)에 전달되어 재채기 반사를 일으킨다.

허파 안의 공기가 한꺼번에 방출된다. 재채기의 풍속은 200km/h라고 한다.

허파

가로막

배벽의 근육

배의 근육에 작용하는 신경

기침의 반사

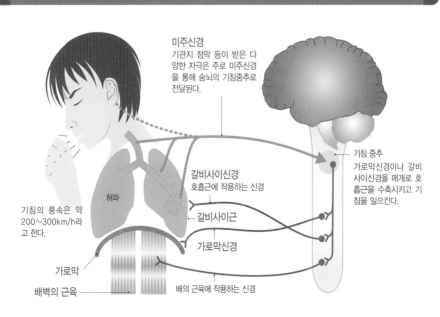

미주신경
기관지 점막 등이 받은 다양한 자극은 주로 미주신경을 통해 숨뇌의 기침중추로 전달된다.

갈비사이신경
호흡근에 작용하는 신경

갈비사이근

가로막신경

기침 중추
가로막신경이나 갈비사이신경을 매개로 호흡근을 수축시키고 기침을 일으킨다.

기침의 풍속은 약 200~300km/h라고 한다.

허파

가로막

배벽의 근육

배의 근육에 작용하는 신경

에너지를 얻는 원리

제3장 '근육의 개요②'(P.58 참조)에서 다뤘듯이 근육조직은 수축 · 신전을 하여 운동을 낳는다. 이 근육 수축의 에너지원은 'ATP'(아데노신 삼인산)라는 물질이다. ATP의 "원료"가 되는 것이 당질(탄수화물), 지질, 단백질로 된 '3대 영양소'로, 이것들은 에너지 생산에 관련된다는 점에서 '열원 영양소'라고도 부른다. 그런데 보통 이용되는 것은 당질과 지질이 메인으로, 단백질이 사용되는 것은 당질과 지질이 부족할 때나 단백질이 과잉 섭취되었을 때로 한정된다.

ATP의 합성 과정에는 '근육 안에 저장되어 있는 크레아틴 인산(CP)을 분해하여 합성하는 과정', '당질 분해에 의한 과정', '시트르산(구연산)을 비롯한 원환적인 화학반응에 의한 과정', 이 3가지가 있는데 각각 'ATP-CP계', '해당계', 'TCA 회로계'이라고 한다. 이 중 ATP-CP계는 저장할 수 있는 크레아틴 인산의 양이 지극히 적기 때문에 10초 정도밖에 에너지를 지속시킬 수 없다.

한편 해당계와 TCA 회로계는 계속해서 에너지를 생산할 수 있다. 해당계의 경우 근육 내의 글리코겐이나 혈액 속 글루코스(포도당)로부터 ATP가 만들어지며, TCA 회로계의 경우는 해당 계열에서 생성된 피루브산으로부터 변화된 '아세틸 코엔자임 A'(아세틸 CoA)가, 시트르산을 비롯한 화학 변화의 사이클에 투입됨으로써 ATP가 합성된다. 또 아세틸 CoA는 지방산으로부터도 만들어진다.

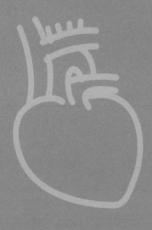

6장

순환기계

혈액순환의 개요

- 순환기계는 혈액에 의해 산소나 영양분을 전신으로 운반하는 시스템이다.
- 혈액순환은 온몸순환과 허파순환이 동시에 기능하여 성립한다.
- 림프계는 심혈관계의 보조적인 역할을 담당하고 있다.

순환기계는 체내의 큰 물류 시스템

허파로 들어온 산소나 작은창자에서 흡수된 영양분은 모두 이를 필요로 하는 조직까지 전달되지 않으면 의미가 없다. 그 운반을 담당하는 것이 혈액이며, 혈액을 전신 곳곳에 전달하는 구조를 순환기계라고 한다.

순환기계의 핵심은 심장으로, 강력한 펌프 기능으로 전신에서 보내져 오는 혈액을 다시 전신으로 전달하는 역할을 평생에 걸쳐 계속한다.

혈액의 흐름에는 2가지 루트가 있다. 첫째는 전신의 각 조직에 혈액을 나르기 위한 루트로, 심장에서 대동맥을 향해 출발하여 각 조직에서 모세혈관으로 분기한 후 다시 대정맥으로 모아져 심장으로 되돌아온다. 이것을 온몸순환(체순환)이라고 한다. 심장으로 되돌아온 혈액은 이산화탄소를 많이 갖고 있기 때문에 일단 허파로 보내서 가스를 교환하고 산소 농도를 높인 후 다시 심장으로 되돌아온다. 이것이 두 번째 루트인 허파순환(폐순환)이다.

심장은 하나가 2가지 순환을 처리하고 있다

혈액순환은 온몸순환과 허파순환이 동시에 기능함으로써 성립된다. 그래서 심장은 내부에 4개의 방으로 나눠져 2가지 순환을 동시에 처리하는 구조를 갖추고 있다.

순환기계의 "운반 수단"으로는 혈액 외에도 림프가 있다. 혈액으로는 나를 수 없는 영양분(지방 등)의 운반에 작용하는 등 혈액순환을 보조하는 역할을 하며, 전신에 걸쳐 있는 림프관을 통해 체내를 천천히 순환하고 있다. 이 체계를 특별히 림프계라고 한다. 이에 반해 혈액순환의 체계는 심혈관계라고 한다.

시험에 나오는 어구

허파순환과 온몸순환
허파순환은 허피에서 산소와 이산화탄소의 가스 교환을 하기 위한 혈액순환이다. 온몸순환은 전신의 조직에 영양이나 산소를 보내고 이산화탄소나 노폐물을 회수하기 위한 혈액순환이다.

키워드

혈액
조직세포에 산소나 영양을 전달하고 이산화탄소나 노폐물을 회수하기 위한 운반 수단. 고형 성분인 적혈구, 백혈구, 혈소판과 액체 성분인 혈장 등으로 이루어진다.

림프
림프구와 간질액(조직액)을 바탕으로 하는 림프장으로 이루어진 액상 조직이다.

혈액순환의 구조

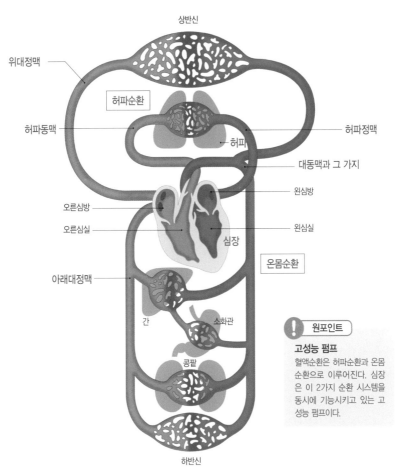

상반신

위대정맥

허파순환

허파동맥

허파정맥

허파

대동맥과 그 가지

왼심방

오른심방

오른심실

왼심실

심장

온몸순환

아래대정맥

간

소화관

콩팥

하반신

! 원포인트

고성능 펌프
혈액순환은 허파순환과 온몸
순환으로 이루어진다. 심장
은 이 2가지 순환 시스템을
동시에 기능시키고 있는 고
성능 펌프이다.

온몸순환과 허파순환

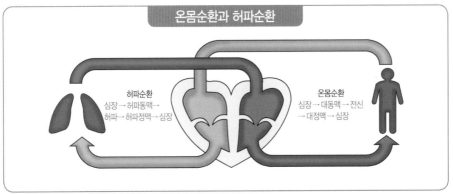

허파순환
심장→허파동맥→
허파→허파정맥→심장

온몸순환
심장→대동맥→전신
→대정맥→심장

적혈구와 혈소판 *red blood cell and platelet*

- 산소를 나르는 역할을 하는 적혈구는 혈액의 반 가까이를 차지한다.
- 혈소판은 출혈을 멈추는 역할을 한다.
- 적혈구와 혈소판은 모두 골수에서 만들어지고, 오래되면 지라에서 파괴된다.

적혈구의 구조와 역할

적혈구는 혈액의 40~50%를 차지한다. 적혈구는 혈액 $1\mu\ell(1mm^3)$에 대해 450~500만 개 있다.

적혈구의 지름은 $7~8\mu m$으로 가운데가 움푹 파인 원반 모양을 하고 있다. 이것은 적혈구가 만들어지는 과정에서 세포핵이 빠지기 때문이다. 적혈구는 이런 모양을 함으로써 자신의 지름보다 가는 모세혈관에도 들어갈 수 있는 것이다.

적혈구 안에는 헤모글로빈이라는 붉은 색소가 들어 있다. 혈액이 빨간 이유는 반 가까이를 차지하는 적혈구가 빨갛기 때문이다. 헤모글로빈은 산소와 결합하기 쉬운 성질을 갖고 있어서 허파에서 전신으로 산소를 나르는 역할을 하고 있다.

적혈구는 골수에서 조혈모세포가 분화하면서 만들어진다. 수명은 약 120일로, 오래된 적혈구는 지라(비장)에서 파괴되고 그 안의 헤모글로빈은 분해되어 새로운 적혈구의 원료나 쓸개즙의 성분으로 재이용된다.

혈소판의 구조와 역할

혈소판은 핵을 갖고 있지 않고 불규칙한 모양을 한 작은 혈구로, 혈관 안에 있을 때는 원반 형태를 하고 있다. 골수의 조혈모세포에서 만들어지는 과정에서 거대핵세포가 찢어져서 만들어진다. 혈소판은 혈액 $1\mu\ell(1mm^3)$에 대해 20~40만 개 있다. 수명은 10일 정도로, 오래되면 지라에서 파괴된다.

혈소판의 역할은 지혈이다. 혈관이 파열되면 거기에 모여들어 지혈 작용을 하는 물질을 활성화시키는 물질을 방출하여 출혈을 막는다.

시험에 나오는 어구

헤모글로빈
철과 단백질로 된 붉은 색소로, 산소와 쉽게 결합하는 성질을 갖고 있다. 산소와 결합하면 선명한 붉은 색이 되고, 산소와 분리되면 어두운 붉은 색이 된다.

조혈모세포
골수에 있으며, 적혈구, 혈소판, 백혈구의 바탕이 되는 세포. 각 혈구는 이것이 분화하여 만들어진다.

키워드

골수
긴뼈의 뼈몸통이나 궁둥뼈, 복장뼈 등과 같은 납작뼈 안에 있으며 혈구를 만든다. 조혈 기능이 왕성하여 빨갛게 보이는 것을 적색골수, 나이가 들면 지방으로 바뀌어 조혈 기능을 잃어버린 것을 황색골수라고 한다.

지혈
지혈 기능에는 혈소판 외에 혈장 안에 있는 피브리노겐이나 칼슘 이온 등 대부분의 성분이 복잡하게 관련되어 있다. 이런 지혈에 관련된 것을 혈액응고인자라고 한다.

메모

혈구
골수에서 생긴 혈구는 골질에 있는 하버스관이나 볼크만관과 같은 터널 안을 통과하는 혈관에 의해 뼈 밖으로 보내진다.

혈액에 들어 있는 성분

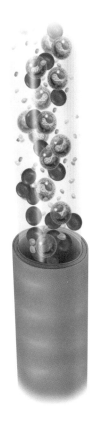

적혈구

지름 7~8μm인 무핵 혈구. 세포질은 헤모글로빈으로 채워져 있어 가스 교환에 작용한다.

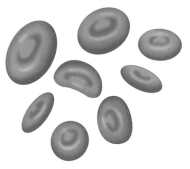

혈소판

거대핵세포의 세포질이 찢어져 만들어지는 지름 2~3μm인 무핵세포조각.
P.129 참조

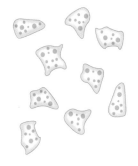

백혈구

핵을 갖고 있는 혈구.
P.128 참조

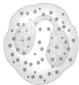

혈구의 분화

혈액 세포는 분화하여 점점 작아진다. P.145 참조

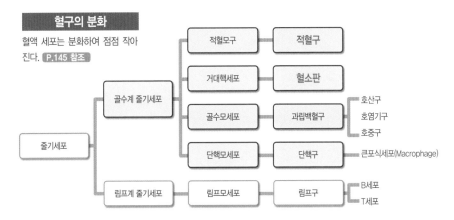

백혈구 *white blood cell*

POINT
- 백혈구에는 과립백혈구, 단핵구, 림프구가 있다.
- 백혈구의 60~70%를 차지하는 호중구는 탐식작용이 있다.
- 면역 기능의 중심을 담당하는 림프구에는 몇 가지 타입이 있다.

3종류의 백혈구가 면역 기능을 담당한다

백혈구는 핵을 갖고 있는 혈구로, 살균이나 바이러스 이물질에 의한 공격으로부터 몸을 보호하는 면역 기능과 관련되어 있다. 혈구 중에서는 가장 수가 적어, 보통 혈액 $1\mu\ell$(1mm³)에 대해 6,000~8,000개 정도 있다.

백혈구에는 과립백혈구, 단핵구, 림프구와 같은 종류가 있는데 각각 역할이 다르다.

과립백혈구는 세포 안에 과립이라고 하는 알갱이가 보이는 백혈구를 말한다. 과립백혈구의 종류로는 호중구, 호산구, 호염기구가 있다. 모두 지름이 12~15μm 정도이다.

호중구는 백혈구의 60~70%를 차지한다. 세균 등이 침입하면 재빨리 모여들어 외부의 적을 둘러싸 죽인다. 이와 같은 기능을 **탐식작용**이라 한다. 호산구와 호염기구는 수가 적고 알레르기와 관계한다고 여겨지고 있지만 그 기능은 명확하게 알려져 있지 않다.

외부의 적을 물리치는 큰포식세포

단핵구는 지름이 20~30μm 정도의 백혈구로, 과립은 없다. 혈액 속에 있을 때는 둥근 모양을 하지만, 혈관에서 외부 조직으로 나오면 아메바 같은 모양을 한 **큰포식세포**(Macrophage)가 된다. 큰포식세포에도 탐식작용이 있어서 침입한 외부의 적을 둘러싸 죽인다. 또 둘러싸서 파괴한 적의 파편을 림프구인 T세포에게 제시하여 외부 적의 침입을 알리는 역할을 하기 때문에 항원제시세포라고도 한다.

림프구는 지름이 6~15μm인 좀 작은 백혈구로, 백혈구의 20~30%를 차지한다. 종류는 T세포, B세포 등이 있는데, 각각 다른 역할을 가지고 면역 기능을 담당한다. 예를 들어 침입한 외부의 적에 대한 정보를 받은 T세포는 스스로 증식하여 B세포에게 항체를 만들도록 지시를 내리고, 다른 특별한 T세포에게는 외부의 적에게 당한 세포를 처리하도록 한다.

백혈구의 종류

과립백혈구

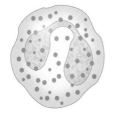

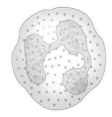

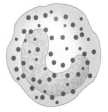

호산구
지름이 약 14μm인 백혈구. 대부분은 점막에 보이며, 천식과 같은 알레르기 질환에서 증가한다.

호중구
지름이 약 12~14μm인 구형. 염증 부위나 감염 부분에 가장 먼저 향해 세균을 탐식한다.

호염기구
지름이 약 12~14μm인 백혈구. 과립에는 헤파린이나 히스타민 등이 들어 있다.

림프구

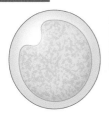

지름이 약 10μm로, 면역 반응에 중심적인 역할을 한다. 백혈구 안에서 호중구 다음으로 많다.

단핵구

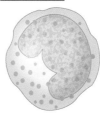

지름이 20~30μm로 백혈구 중에서 가장 크다. 세균·이물질·바이러스 감염 세포·종양 세포 등을 탐식·분해한다.

거대핵세포에서 혈소판으로

거대핵세포는 골수 안에 존재하는 거대한 세포이다. 성숙하면 세포질을 돌기로 바꾸어 골수의 굴맥관의 창으로부터 혈관 안으로 그 돌기를 뻗는다. 그 돌기가 혈류에 의해 찢어지면 그 조각들이 혈소판이 된다(1개의 거대핵세포에서 수 천 개의 혈소판이 나온다). 혈소판을 생산하고 남은 거대핵세포의 핵은 큰 포식세포로 보충 분해된다.

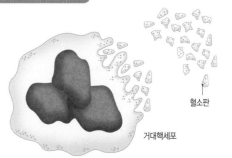

혈소판

거대핵세포

심장의 구조

- 심장은 좌우 2쌍의 심방·심실로 된 펌프이다.
- 심방과 심실의 경계 및 심실에서 나오는 출구에는 역류를 막는 판막이 있다.
- 심장 전체는 심장막으로 된 주머니가 감싸고 있다.

심장은 강력한 "2기통 엔진"

혈액을 내뿜는 펌프로 작용하는 심장은 온몸순환과 허파순환 둘 다를 처리하기 때문에 2개의 실린더가 합쳐진 듯한 내부 구조를 하고 있다. 구체적으로는 좌우 2쌍의 내강, 즉 오른심방·오른심실과 왼심방·왼심실로 나뉘어, 좌우 심방 및 심실의 쌍이 서로 다른 역할을 갖고 있는 펌프로 기능한다(오른심방·오른심실은 전신에서 회수한 혈액을 허파순환으로 돌리고, 왼심방·왼심실은 허파에서 돌아온 혈액을 온몸순환으로 돌림). 심방과 심실은 **방실판막**으로 나눠져 있으며, 오른심실의 **허파동맥**과 왼심실의 **대동맥**에도 **동맥판막**이 있어서 혈액의 역류를 막고 있다(방실판막은 심실에서 뻗은 끈 모양의 힘줄끈, 동맥판막은 심실쪽으로 부풀어 오른 모양을 해서 역류를 방지함).

심장벽의 주체는 두터운 심장근육층

심장벽은 3층으로 되어 있다. 메인은 두터운 심장근육조직으로 된 **심장근육층**으로, 전신에 혈액을 내보내는 왼심실이 특히 두텁다(오른심실의 약 3배). 또 심방과 심실의 근육은 경계부인 **섬유고리**로 구분되어, 수축의 독립성이 유지된다. 또 심장근육층은 일정 간격의 수축에 큰 에너지를 필요로 하기 때문에 심장과 온몸순환에서 반쯤 독립적인 "전용 혈관"(심장혈관·134쪽 참조)을 갖고 있다.

심장근육층을 안팎으로 끼고 있는 것이 **심장속막**과 **심장바깥막**이다. 참고로 심장의 판막은 심장속막에 유래한다(심장근육이 아니므로 스스로 열고 닫을 수 없음). 더욱이 심장 전체는 **심장막**으로 감싸져 있다. 심장막과 심장 사이에 형성된 공간은 **심장막안**이라고 하며, 그 안에 있는 장액이 박동에 수반되는 마찰을 경감시켜 준다.

키워드

심방·심실
심방은 혈액을 받는 방이고, 심실은 혈액을 내보내는 방이다. 인접한 좌우 심방을 가르는 벽을 심방사이막, 좌우 심실을 가르는 벽은 심실사이막이라고 한다. 심실사이막 쪽이 두껍다.

방실판막
심방과 심실을 나누는 판으로, 오른방실판막은 삼첨판막, 왼방실판막은 승모판막이라고도 한다.

심장속막·심장바깥막
심장속막은 단층편평상피로 된 내피세포와 결합조직이며, 심장바깥막은 장막과 지방조직으로 되어 있다. 심장속막은 혈관내막으로 이어져 있다.

섬유고리
좌우 심방과 심실의 경계를 형성하는 결합조직. 심방근육과 심실근육은 이것으로 구분되어 자극전도계통에 의해서만 연결된다. 전기적 연결로가 하나뿐이기 때문에 심박 리듬이 유지된다.

심장막
심장을 감싸는 탄력성이 없는 막으로, 주머니로 된 내부를 심장막안 또는 심막강이라고 한다. 내면은 바깥막으로 덮여 있다.

심장내부의 구조

심장의 내부는 4실로 나뉜다. 오른심방 · 오른심실은 혈액을 허파로 내보내는 역할을 하는 펌프, 왼심방 · 왼심실은 혈액을 전신으로 내보내는 역할을 하는 펌프이다.

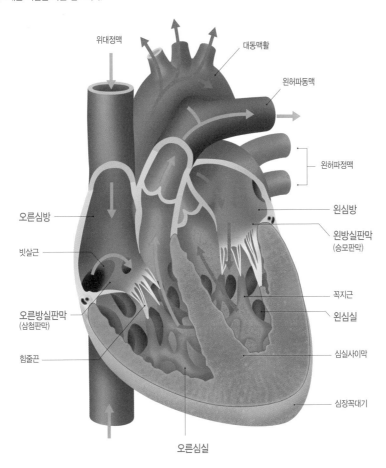

위대정맥

대동맥활

왼허파동맥

왼허파정맥

왼심방

왼방실판막
(승모판막)

꼭지근

왼심실

심실사이막

심장꼭대기

오른심방

빗살근

오른방실판막
(삼첨판막)

힘줄끈

오른심실

심장벽의 3중 구조

혈관이 발달되어 생긴 기관인 심장은 혈관과 마찬가지로 3층의 벽(심장속막, 심장근육층, 심장바깥막)으로 구성된다.

심장속막

심장근육층

심장바깥막

장막심장막
섬유심장막

심장막

섬유고리

심장막안

심장의 기능

POINT

- 심장 안의 혈액은 일단 허파로 보내져 되돌아 온 후에 다시 전신으로 보내진다.
- 심장은 굴심방결절에서 일어난 특수심장근육의 흥분이 퍼지면서 수축된다.
- 특수심장근육의 긴장이 전달되는 경로를 자극전도계통이라고 한다.

심장의 움직임에도 "기점"이 있다

심장을 중심으로 한 혈액의 흐름은 '오른심방 → 오른심실 → 허파동맥 → 허파 → 허파정맥 → 왼심방 → 왼심실'이 된다(오른심방에는 전신에서 회수된 혈액이 들어가고, 왼심실에서는 전신을 향해 혈액이 배출됨). 먼저 허파순환을 시켜 혈액에 산소를 넣고(동시에 이산화탄소를 제거함), 일단 심장으로 되돌린 후에 다시 전신으로 내보내는 것이다.

혈류의 기동력인 심장근육의 수축은 좌우 심방·심실에서 동시에 일어나기 때문에 심장은 전체가 주기적으로 박동한다. 구체적으로는 오른심방의 굴심방결절(키스 플랙 결절)에 일어난 긴장이 심방사이막 하부의 방실결절에 전달되고, 다시 좌우 심실에 이르면서 수축된다(방실결절에서 뻗은 히스 다발이 좌우로 갈라진 후 망 모양의 푸르키니에 섬유가 되어 심실 내면에 퍼짐). 이 긴장 전달에 관여하는 심장근육을 특수심장근육이라고 하며, 전달경로를 자극전도계통이라고 한다. 심장근육의 흥분은 이러한 루트로만 전달되기 때문에 다른 근육의 긴장이 영향을 주지 않고 일정한 박동이 유지되는 것이다. 또한 특수심장근육의 수축은 자율적인 반응이지만 자극전도계통 자체는 자율신경계의 제어를 받는다.

시험에 나오는 어구

자극전도계통
특수심장근육의 긴장이 심실에 전달되는 경로. 자율신경계의 제어를 받는다(굴심방결절에 작용함). 교감신경은 심박의 항진에, 부교감신경은 심박의 억제에 작용한다.

키워드

굴심방결절
키스 플랙 결절 또는 페이스 메이커라고도 한다. 분당 약 70회의 긴장이 자극전도계통에 전달된다.

방실결절
굴심방결절의 긴장을 심실 전체로 확장하기 위한 중계 역할을 한다.

특수심장근육
자극전도계통을 형성하는 심장근육으로, 자율적으로 수축하는 능력이 있다. 이 이외의 심장근육은 보통심장근육이라고 한다.

Athletics Column

심박수 트레이닝

심한 운동을 맹목적으로 하기보다 적절한 강도의 운동을 하는 편이 트레이닝 효과가 올라간다고 한다. 이에 기준이 되는 것이 심박수로, 일반적으로 '220−나이'로 구할 수 있는 '최대 심박수'를 이용하는 방법이 알려져 있다. 예를 들어 최대 심박수의 60~70%를 '목표 심박수'로 하여, 이를 유지하도록 운동하면 체지방을 효율적으로 연소시킬 수 있다고 한다. 목표 심박수의 산출에는 최대 심박수에 '안정 시의 심박수'를 고려한 계산 방법도 있다.

심장의 자극전도계통

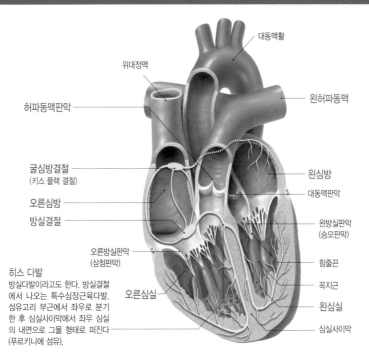

- 대동맥활
- 위대정맥
- 허파동맥판막
- 왼허파동맥
- 굴심방결절 (키스 플랙 결절)
- 왼심방
- 대동맥판막
- 오른심방
- 방실결절
- 왼방실판막 (승모판막)
- 오른방실판막 (삼첨판막)
- 힘줄끈
- 꼭지근
- 오른심실
- 왼심실
- 심실사이막

히스 다발
방실다발이라고도 한다. 방실결절에서 나오는 특수심장근육다발. 섬유고리 부근에서 좌우로 분기한 후 심실사이막에서 좌우 심실의 내면으로 그물 형태로 퍼진다(푸르키니에 섬유).

심장 내 혈액의 흐름

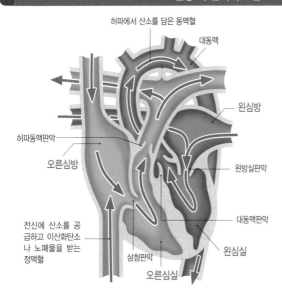

- 허파에서 산소를 담은 동맥혈
- 대동맥
- 왼심방
- 허파동맥판막
- 오른심방
- 왼방실판막
- 대동맥판막
- 전신에 산소를 공급하고 이산화탄소나 노폐물을 받는 정맥혈
- 삼첨판막
- 왼심실
- 오른심실

전신에서 보내져 온 정맥혈은 일단 오른심방으로 들어가고, 오른심실에서 허파로 보내진다. 허파에서 이산화탄소를 분리하고 산소를 공급받은 동맥혈은 일단 왼심방으로 들어간 후 왼심실에서 전신을 향해 배출된다. 이 흐름은 일방통행으로, 역류하지 않도록 심방이나 심실 출구에는 판막이 마련되어 있다.

> ❶ **원포인트**
>
> **박동의 원리**
> 박동은 심장의 주기적인 수축 운동이다. '심실의 수축 시작 ~ 동맥판막 폐쇄'를 수축기, '동맥판막 폐쇄 ~ 심실의 수축 시작'까지를 확장기라고 구분한다. 확장은 심실의 수축 중에 심방에서 시작되어 심실로 퍼진다.

심장혈관 *coronary vessel*

POINT

- 심장에는 대동맥에서 분기된 전용 동맥(심장동맥)이 뻗어 있다.
- 심장동맥은 좌우 2계통이 있으며, 각각 심장의 반씩 담당하고 있다.
- 심장동맥의 "가지"는 서로 연결되어 있지 않아서 막히면 상당히 위험하다.

심장은 VIP 대우로 신선한 혈액을 받는다

쉬는 일 없이 폄을 반복하는 심장은 다른 장기에 비해 특히 많은 에너지를 소비한다. 때문에 심장은 전용 혈관을 통해 산소와 영양을 제공받는다.

이 혈관은 심장을 왕관처럼 둘러싸고 있기 때문에 심장혈관이라고 한다. 단, 심장 외벽에서 눈으로 인식할 수 있는 것은 좌우 2줄의 심장동맥뿐으로, 정맥은 심장벽에 자잘하게 분기되어 뻗어 있어서 주요 혈관은 존재하지 않는다. 즉 심장정맥이란 심장 전체에 퍼져 있으며, 최종적으로 심장 뒷면의 심장정맥굴로 수렴되는 정맥군(왼심방빗정맥, 큰·중간·작은심장정맥 등)을 총칭하는 것이다.

정맥은 심장정맥굴을 경유하여 오른심방으로 돌아가는데 일부는 오른심방에 직접 연결되어 있다.

심장동맥은 연결이 거의 없다

심장동맥은 대동맥에서 맨 처음으로 분기되는 동맥이다. 그래서 가장 신선한 혈액을 심장에 공급할 수 있는 것이다(심장동맥으로 보내진 혈액은 심장을 나오는 혈액의 5~10%에 달함). 대동맥의 아래쪽에 있는 좌우 대동맥굴을 기점으로 하여 심장의 오른쪽에서 뒤쪽 반을 오른심장동맥이, 왼쪽에서 앞쪽 반을 왼심장동맥이 담당한다. 오른심장동맥은 다시 오른모서리가지와 뒤심실사이가지로 분기하는 한편, 굴심방결절에도 가지를 뻗고 있다. 또 오른심장동맥은 앞심실사이가지, 휘돌이가지, 왼모서리가지로 나뉜다. 이러한 가지는 서로 연결이 거의 없는 끝동맥이다. 때문에 폐색이 일어나면 그 끝에 혈액이 전달되지 않아 조직이 괴사할(심근경색) 위험이 있다.

시험에 나오는 어구

끝동맥
이른바 "바이패스(우회로)"를 갖고 있지 않는 동맥. 혈관끼리의 연결이 거의 없어 폐색을 일으키면 그 끝으로 혈액이 전달되지 않는다.

키워드

심장동맥
심장근육에 혈액을 공급하는 동맥. 대동맥에서 처음으로 분기된 동맥으로 오른심장동맥과 왼심장동맥이 있다.

오른모서리가지
오른심장동맥의 가지. 심장의 오른쪽 면에 분포되어 있다.

뒤심실사이가지
오른심장동맥의 가지. 오른심방이나 심실 뒤쪽에 분포되어 있다.

앞심실사이가지
왼심장동맥의 가지. 심실 앞부분에 분포되어 있다.

휘돌이가지
왼심장동맥의 가지. 왼심방에 분포되어 있다.

왼모서리가지
왼심장동맥의 가지. 왼심방에 분포되어 있다.

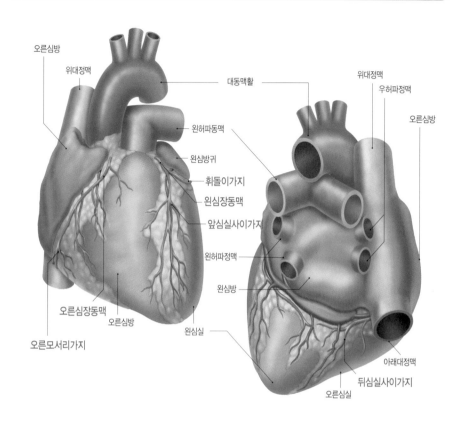

오른심방
위대정맥
대동맥활
왼허파동맥
왼심방귀
휘돌이가지
왼심장동맥
앞심실사이가지
왼허파정맥
오른심장동맥
오른심방
오른모서리가지

위대정맥
우허파정맥
오른심방
왼심방
왼심실
아래대정맥
뒤심실사이가지
오른심실

심장혈관과 심장 판막의 위치

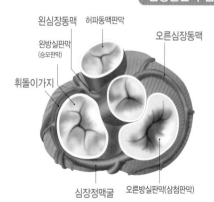

왼심장동맥 허파동맥판막
왼방실판막
(승모판막)
오른심장동맥
휘돌이가지
심장정맥굴 오른방실판막(삼첨판막)

심장동맥은 좌우 2개 있는데, 둘 다 대동맥굴(대동맥이 심장에 연결되어 있는 부분)에서 출발하여 심장근육 전체에 동맥혈을 공급한다(심장동맥의 혈류는 심장의 확장기에 증가함). 관에 흘러들어간 후에 정맥혈의 약 80%는 심장의 뒤쪽에 있는 심장정맥굴로 회수되어 아래대정맥 안쪽에서 오른심방으로 들어가고, 남은 약 20%의 정맥혈은 자잘한 정맥에서 직접 오른심방으로 돌아간다('심장정맥'이라 불러야 할 주축이 되는 혈관은 없음).

혈관의 조직 구조

POINT
- ●혈관벽은 속막, 중간막, 바깥막으로 되어 있는데, 동맥과 정맥은 두께가 다르다.
- ●동맥벽은 중간막이 두껍게 발달되어 높은 탄력성을 유지한다.
- ●정맥벽은 얇지만 내부 곳곳에 판막이 있어 혈액의 역류를 방지하고 있다.

혈관은 내부의 압력을 처리하는 정교한 튜브

심장을 출발하는 혈관이 동맥, 심장으로 되돌아오는 혈관이 정맥이다. 따라서 동맥을 흐르는 혈액(동맥혈)은 산소를 많이 품고 있으며, 정맥을 통과하는 혈액(정맥혈)은 이산화탄소를 많이 품고 있는데, 허파동맥에는 정맥혈이, 허파정맥에는 동맥혈이 흐른다.

동맥과 정맥의 벽은 둘 다 3층 구조로 되어 있다. 즉, 속막(내피세포와 탄력섬유로 된 속탄력막으로 이루어짐), 중간막(민무늬근과 탄력섬유로 이루어짐), 바깥막(성긴결합조직으로 이루어짐)으로 구성되지만, 벽은 동맥이 더 두꺼우며 특히 중간막이 발달하여 높은 탄력성을 유지하고 있다. 그 중에서도 심장을 나오는 대동맥의 탄성이 특히 높고(중간막에 탄력섬유가 풍부), 탄력이 혈류의 지속에도 작용한다(이 타입을 탄력동맥이라고 한다).

한편 가는 동맥의 중간막은 민무늬근의 비율이 높고, 이 작용에 따라 혈류를 조절하고 있다(근육동맥).

정상적인 혈액은 혈압으로 유지된다

정맥의 벽은 동맥벽보다 얇은데, 특히 속막과 중간막이 얇다. 한편 속막 곳곳에 동맥에는 보이지 않는 판막(정맥판막)이 있어서 혈액의 역류를 막고 있다.

동맥과 정맥의 벽의 두께 차이나 판막의 유무는 혈관벽이 받는 혈류의 압력, 즉 혈압의 차이에 기인한다. 혈압은 심장의 수축 시에 가장 높아서 심장 안에서는 120mmHg, 대동맥에서는 100mmHg나 된다(수축기 혈압 · 최고혈압). 확장 시의 심장 내 혈압은 거의 0이지만 동맥에서는 벽의 탄력이 작용하여 80mmHg 정도 유지되기(확장기 혈압 · 최저 혈압) 때문에 정상적인 혈류가 유지된다.

시험에 나오는 어구

혈압
넓은 의미로는 심장벽이나 정맥벽이 받는 혈액의 압력을 가리키지만, 임상에서 말하는 '혈압'은 동맥 혈압을 가리킨다. 심장 수축 시의 혈압을 수축기 혈압(최고 혈압), 확장 시 혈압을 확장기 혈압(최저 혈압), 둘의 차를 맥압이라고 한다. 정상적인 혈압은 120∼80mmHg 사이이며, 맥압은 보통 50mmHg이다.

키워드

혈관벽의 구조
동맥과 정맥은 모두 속막, 중간막, 바깥막으로 된 3층으로 구성된다. 동맥은 중간막이 두껍게 발달되어 있다. 정맥은 벽은 얇지만 내부에 역류를 방지하는 판막을 갖고 있다.

탄력동맥
대동맥 등을 만드는 동맥에서 중간막의 탄력섬유가 가장 많고 탄력성이 높다.

근육동맥
민무늬근이 발달한 속막을 갖고 있는 동맥. 분배동맥이라고도 한다.

정맥판막
정맥의 내면에 존재하는 판막. 혈압이 지극히 낮은 정맥 안에서 정상적인 혈류를 유지하기 위해 혈류의 방향으로 열려 있어 역류를 방지한다.

한편 대정맥의 혈압은 매우 작아 혈압만으로 심장까지 혈액을 환류(심장으로 되돌림)시킬 수 없다. 그래서 가슴막안과 심방의 음압이나 근수축이 혈류를 지원한다.

동맥과 정맥의 조직 구조

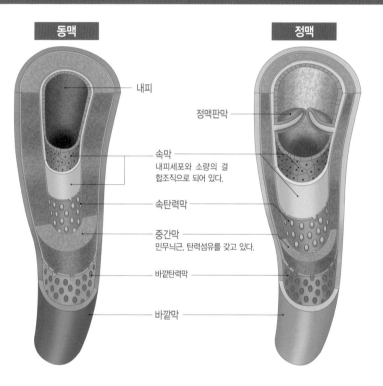

동맥

정맥

- 내피
- 정맥판막
- 속막
  내피세포와 소량의 결합조직으로 되어 있다.
- 속탄력막
- 중간막
  민무늬근, 탄력섬유를 갖고 있다.
- 바깥탄력막
- 바깥막

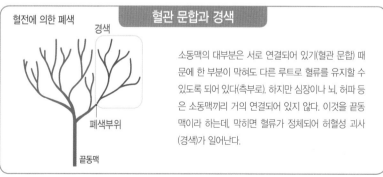

혈관 문합과 경색

혈전에 의한 폐색

경색

폐색부위

끝동맥

소동맥의 대부분은 서로 연결되어 있기(혈관 문합) 때문에 한 부분이 막혀도 다른 루트로 혈류를 유지할 수 있도록 되어 있다(측부로). 하지만 심장이나 뇌, 허파 등은 소동맥끼리 거의 연결되어 있지 않다. 이것을 끝동맥이라 하는데, 막히면 혈류가 정체되어 허혈성 괴사(경색)가 일어난다.

동맥계 *arterial system*

- 대동맥은 크게 오름대동맥, 대동맥활, 내림대동맥으로 구분된다.
- 내림대동맥은 가로막을 경계로 가슴대동맥과 배대동맥으로 나뉜다.
- 대동맥의 큰 가지는 대동맥활 부근과 골반 부근에 있다.

대동맥은 심장을 나온 직후 유턴한다

왼심실을 출발한 대동맥은 우선 위쪽으로 향하지만(오름대동맥) 그 다음에 바로 유턴하여(대동맥활) 아래쪽으로 뻗어 간다(내림대동맥). 그리고 골반 위에서 좌우 온엉덩동맥으로 분기하여 끝난다. 여기에 이르기까지 몇 개의 "가지"로 갈라진다. 처음 분기가 대동맥굴(발살동)의 심장동맥이라는 것은 134쪽에서 설명했다. 그 다음은 대동맥활에서 좌우로 분기한다. 오른쪽은 우선 팔머리동맥으로 분기한 후 오른쪽 목 근육을 통과해 머리쪽으로 향하는 **오른온목동맥**과 오른쪽 팔로 향하는 **오른빗장밑동맥**으로 갈라진다. 또 왼쪽 목 근육부터 머리로 향하는 **왼온목동맥**과 왼쪽 팔로 향하는 **왼빗장밑동맥**은 대동맥활에서 직접 분기한다.

내림대동맥은 가로막을 경계로 가슴대동맥과 배대동맥으로 나뉜다. 가슴대동맥은 다시 가지가 갈라져 흉부기관(심장 제외)에 도달하고(기관지동맥, 식도동맥 등), 배대동맥의 "가지"는 복부 장기나 배벽에 분포한다(복강동맥, 위·아래장간막동맥, 콩팥동맥 등). 앞에서 말한 온엉덩동맥은 다시 골반 장기에 분포하는 속엉덩동맥과 다리로 향하는 **바깥엉덩동맥**(다리로 들어간 후에는 넙다리동맥)으로 분기한다.

대동맥굴
대동맥 기부에 보이는 부풀어 있는 부분. 좌우심장동맥이 분기한다.

메모

가슴대동맥의 가지
갈비뼈를 따라 뻗는 갈비사이동맥, 허파에 영양을 주는 (허파에 분포) 기관지동맥, 식도에 영양분을 주는 식도동맥 등이 있다. 심장을 제외한 흉부에 분포한다.

배대동맥의 가지
복부에 분포한다. 소화기에 분포하는 복강동맥이나 위·아래장간막동맥, 비뇨기에 분포하는 콩팥동맥, 생식기에 분포하는 고환동맥·난소동맥 등이 있다.

Athletics Column

동맥과 지구성 트레이닝

예전에 동맥은 혈액 운반의 역할만 주목을 받아 스포츠가 미치는 영향에 대해서는 그다지 연구가 되지 않았다. 하지만 근래에 지구성 운동이 동맥의 형태에 영향을 준다는 사실이 판명되었다. 구체적으로는 러닝이나 자전거와 같은 지구성 트레이닝을 계속 한 사람의 동맥의 내경이 커지고, 벽의 탄력성도 올라간다는 것이 밝혀졌다. 내경이 커지면 심장이 한 번 수축할 때 보내는 혈액량이 증가하게 된다.

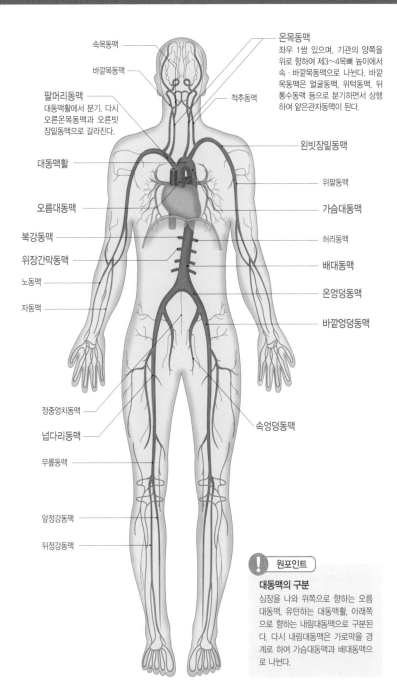

속목동맥

바깥목동맥

팔머리동맥
대동맥활에서 분기. 다시
오른온목동맥과 오른빗
장밑동맥으로 갈라진다.

척추동맥

대동맥활

오름대동맥

복강동맥

위장간막동맥

노동맥

자동맥

온목동맥
좌우 1쌍 있으며, 기관의 양쪽을
위로 향하여 제3~4목뼈 높이에서
속·바깥목동맥으로 나뉜다. 바깥
목동맥은 얼굴동맥, 위턱동맥, 뒤
통수동맥 등으로 분기하면서 상행
하여 얕은관자동맥이 된다.

왼빗장밑동맥

위팔동맥

가슴대동맥

허리동맥

배대동맥

온엉덩동맥

바깥엉덩동맥

정중엉치동맥

넙다리동맥

무릎동맥

앞정강동맥

뒤정강동맥

속엉덩동맥

6 장

순환기계

(!) 원포인트

대동맥의 구분
심장을 나와 위쪽으로 향하는 오름
대동맥, 유턴하는 대동맥활, 아래쪽
으로 향하는 내림대동맥으로 구분된
다. 다시 내림대동맥은 가로막을 경
계로 하여 가슴대동맥과 배대동맥으
로 나뉜다.

정맥계 *venous system*

- 물질교환이 활발한 영역에 있는 모세혈관의 벽은 투과성이 높다.
- 정맥계 혈류의 원동력은 가슴우리나 오른심방이 빨아들이는 작용이 크다.
- 위대정맥과 아래대정맥은 홀정맥으로 연결되어 있다.

정맥계는 혈액을 심장까지 되돌리는 루트

대정맥에서 분기한 정맥은 다시 몇 개의 가지로 나뉘는 것을 반복하여 최종적으로는 모세혈관이 되어 조직으로 퍼진다. 그 벽은 단층으로 된 내피세포와 기저막으로 이루어지는데, 특히 콩팥과 같이 물질교환이 활발한 영역에서는 내피세포에 많은 구멍이 뚫려있기 때문에 물질의 투과성이 올라간다(유창성 모세혈관).

모세혈관에서 조직 세포와 물질교환을 끝낸 혈액은 다시 심장으로 되돌아가게 된다. 이것을 정맥 환류(還流)라고 하며, 이를 위한 혈관계를 정맥계라고 하는데, 그 혈류는 동맥과 같은 혈압에 의한 푸시보다 가슴우리나 오른심방의 확장으로 발생하는 음압에 의한 빨아들임이 크게 작용한다.

정맥은 기본적으로 동맥과 나란히 있지만(동반정맥), 나란히 있지 않고 독자적으로 뻗어 있는 정맥도 있다. 정맥계의 메인인 위대정맥과 아래대정맥이 그러한데, 전자는 가로막보다 위, 후자는 가로막보다 아래의 정맥혈을 모아 오른심방으로 환류한다. 이 두 대정맥은 홀정맥이라는 가는 정맥(갈비사이정맥이나 식도정맥 등의 혈액이 유입)으로 연결되어 있다. 또 정맥에는 몸의 깊숙한 곳에서 동맥과 나란히 뻗어 있는 깊은정맥과 동맥과는 관계없이 피하에 뻗어 있는 얕은정맥이 있다.

🔒 키워드

모세혈관
두께가 5~10µm 정도로 아주 가늘지만 간에 있는 유동(굴모세혈관)은 예외적으로 두껍다. 모세혈관을 모아 하나로 만든 뒤 다시 모세혈관으로 나누는 정맥도 있는데 이것을 문맥이라고 한다.

동반정맥
동맥과 나란히 뻗어 있는 정맥. 단, 독자적으로 뻗어 있는 정맥도 많다(위·아래대정맥, 홀정맥, 문맥, 뇌정맥, 피하정맥).

홀정맥
위·아래대정맥을 잇는 가는 정맥. 부수적으로 반홀정맥(홀정맥 아래에서 분기하여 나란히 있음) 등이 있다.

깊은정맥·얕은정맥
깊은정맥은 몸의 깊숙한 곳에 뻗어 있는 정맥으로 동반정맥이다. 얕은정맥은 피하를 그물처럼 뻗어 있는 정맥(피하정맥)이다.

Athletics Column

모세혈관과 지구성 트레이닝

지구성 트레이닝을 계속하면 근육 안의 모세혈관의 밀도가 증가한다고 알려져 있다. 지구성 운동의 부하가 혈관 내피세포의 증식인자나 섬유아세포 성장인자를 활성화시키기 때문이라고 한다. 모세혈관이 증가하면 근육으로 가는 산소 공급량이 늘어나 혈류도 완만해지기 때문에 근육세포와의 물질교환도 쉽게 이루어진다. 한편 근력 트레이닝은 모세혈관과 함께 근육섬유도 증가하기 때문에 모세혈관의 밀도는 그다지 바뀌지 않는다.

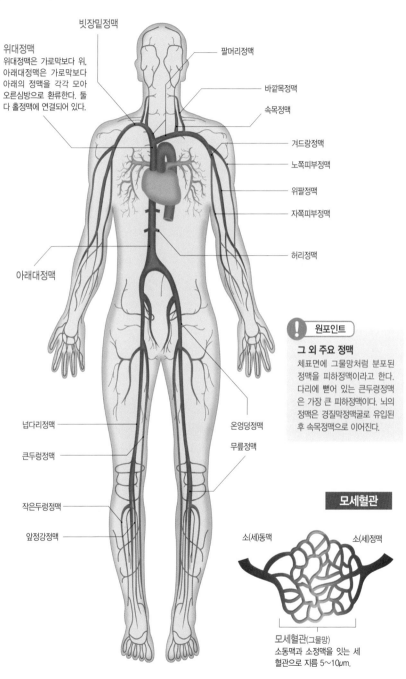

빗장밑정맥

팔머리정맥

위대정맥
위대정맥은 가로막보다 위,
아래대정맥은 가로막보다
아래의 정맥을 각각 모아
오른심방으로 환류한다. 둘
다 홀정맥에 연결되어 있다.

바깥목정맥

속목정맥

겨드랑정맥

노쪽피부정맥

위팔정맥

자쪽피부정맥

허리정맥

아래대정맥

넙다리정맥

큰두렁정맥

온엉덩정맥

무릎정맥

작은두렁정맥

앞정강정맥

> ⓘ **원포인트**
>
> **그 외 주요 정맥**
> 체표면에 그물망처럼 분포된
> 정맥을 피하정맥이라고 한다.
> 다리에 뻗어 있는 큰두렁정맥
> 은 가장 큰 피하정맥이다. 뇌의
> 정맥은 경질막정맥굴로 유입된
> 후 속목정맥으로 이어진다.

모세혈관

소(세)동맥

소(세)정맥

모세혈관(그물망)
소동맥과 소정맥을 잇는 세
혈관으로 지름 5~10µm.

림프계 *lymphatic system*

POINT

- 림프계는 림프관과 림프절로 이루어지며, 혈액순환을 보조한다.
- 림프의 큰 흐름은 모세림프관→림프줄기→정맥각이다.
- 림프계는 크게 2부분으로 나뉜다(오른쪽 상반신, 왼쪽 상반신+하반신).

림프계는 물질운반의 보조 시스템

산소나 이산화탄소, 대부분의 영양분은 혈액에 실려 운반되지만, 지방과 같이 혈액으로는 나를 수 없는 물질도 있다. 림프계는 이를 처리하는 "보조 운반 시스템"이다.

림프계는 전신에 뻗어 있는 림프관과 곳곳에 있는 림프절로 구성된다. 림프관 안을 흐르는 림프는 림프구와 림프장으로 이루어진다. 림프구는 면역에 작용하는 백혈구와 한편이며, 림프장은 조직액(간질액)에 유래하는 혈액 성분으로 원래는 모세혈관에서 조직 안으로 스며나온 혈장이다(모세림프관에 흡수되어 림프가 됨).

림프는 네트워크

림프계는 크게 2부분으로 나뉜다. 하나는 오른쪽 상반신 림프계로, 오른쪽 팔과 오른쪽 몸통 위부분의 모세림프관이 모여 오른림프관이 되고, 우경부의 림프관과 함께 오른정맥각으로 환류된다. 왼쪽 상반신과 하반신의 림프계는 거대한 네트워크를 형성하고 있다. 하반신의 모세림프관은 허리림프줄기과 창자림프줄기에 합류하여 가슴림프관팽대로 수렴되고, 여기서 가슴림프관(흉관)이 상행하여, 왼쪽 팔이나 왼목의 림프관과 합류하여 왼정맥각에 들어간다. 이것은 정맥의 혈류에도 보이는 구조로 이런 림프계에는 정맥과 마찬가지로 림프관 내부에 역류를 방지하는 림프관 판막이 마련되어 있다.

림프계 곳곳에 있는 림프절은 세망조직으로 된 장기로, 림프구가 많이 상주하며 림프 안에 혼입된 이물질이 혈액순환에 들어가는 것을 막는 역할을 하고 있다. 겨드랑이나 샅(몸통과 허벅지가 만나는 부위), 목 부분 등은 림프절이 특히 밀집·발달해 있다.

 키워드

림프구
백혈구의 일종으로 B세포와 T세포, 2종류가 있다. B세포는 항체(면역 글로불린)의 생성에 관여한다. T세포에는 항체를 직접 공격하는 킬러세포나 B세포의 항체 생성을 도와주는 헬퍼 T세포 등이 있다.

왼·오른정맥각
좌우의 속목정맥과 빗장밑정맥의 합류점. 림프줄기는 여기서 최종적으로 정맥으로 유입된다.

가슴림프관팽대(cisterna chyli)
허리림프줄기나 창자림프줄기 등 하반신의 림프관의 합류점이 있는 주머니. 작은창자에서 흡수된 지방을 갖고 있는 림프가 백탁되기 때문에 (유미(chyme)라고 함) 이런 이름이 되었다.

절 펌프
심장처럼 펌프 역할을 하는 기관이 있는 것이 아니라 관 주위의 근육 수축에 의해 흐름을 환기하는 장치. 림프관 외에 정맥에도 있다.

세망조직
그물망 모양으로 된 결합조직

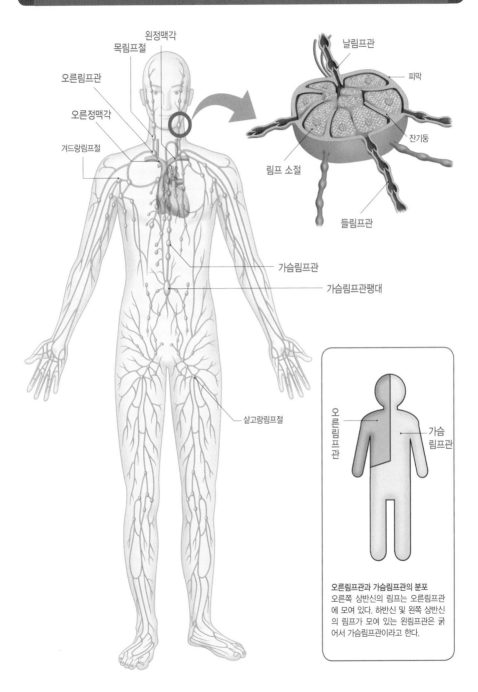

왼정맥각
목림프절
오른림프관
오른정맥각
겨드랑림프절

날림프관
피막
잔기둥
림프 소절
들림프관

가슴림프관
가슴림프관팽대

샅고랑림프절

6 장

순환기계

오른림프관

가슴
림프관

오른림프관과 가슴림프관의 분포
오른쪽 상반신의 림프는 오른림프관
에 모여 있다. 하반신 및 왼쪽 상반신
의 림프가 모여 있는 왼림프관은 굵
어서 가슴림프관이라고 한다.

순환기계

혈액과 림프의 생성

POINT

- 적혈구, 백혈구, 혈소판은 골수에서 생성된다.
- 모든 혈액 세포 성분의 시조는 조혈간세포다.
- 조혈모세포로부터 적혈구계, 백혈구계, 혈소판계로 분화한다.

혈액의 세포 성분은 골수에서 만들어진다

혈액의 액체 성분인 혈장, 림프의 액체 성분인 림프장, 조직을 채우는 조직액(간질액)은 성분적으로 큰 차이가 없으며 실질적으로 똑같은 것이다. 존재하는 장소에 따라 호칭이 달라질 뿐, 이를 집중적으로 생성하는 기관이 있는 것은 아니다(혈장이 조직에 스며들면 조직액이 되고, 다시 림프관으로 들어가면 림프장이 된다. 그 반대도 있음).

한편 세포 성분(적혈구, 백혈구, 혈소판)은 골수에서 생성된다(태아기 제외). 골수는 촘촘한 그물망 구조를 하고 있는데, 여기에 조혈골수(적색골수)라 부르는 조직(골수 전체의 약 반을 차지함)에서 조혈이 이루어진다. 여기에 있는 조혈모세포(조혈줄기세포)가 모든 세포 성분의 시조로, 적혈구계, 백혈구계, 혈소판계로 분화되어 간다. 이 중 백혈구계는 다시 과립백혈구계, 단핵구계, 림프구계로 분화된다. 과립백혈구계로부터는 호중구, 호산구, 호염기구가, 단핵구계로부터는 단핵구를 거쳐 큰포식세포(Macrophage)가 형성된다. 이 2계통은 골수 안에서 분화가 진행되는 데 반해 림프구계는 일부가 지라나 가슴샘으로 이동하여 성숙된다. 때문에 골수조혈과는 다른 카테고리로 다루는 경우도 있다.

🔒 **키워드**

조혈모세포
모든 혈구의 시조가 되는 분화 전의 세포. 골수에 존재하지만 이식용으로는 제대혈로부터도 채취한다.

큰포식세포
백혈구의 일종으로 Macrophage라고도 하는 면역세포. 혈액 중에서는 단핵구라고 하는데, 혈관 밖으로 나오면 아메바처럼 조직 안을 이동하여 이물질을 탐식하여 제거한다.

✏️ **메모**

태아기의 조혈
조혈은 수정 후 18일 무렵부터 난황낭에서 시작된다. 태아기 전반은 간이나 지라에서도 일어나지만 태아기 후반에 들어가면 점점 골수조혈이 메인이 된다.

---

column **골수이식은 뼈를 깎는 것이 아니다**

백혈병 등 조혈기능에 이상이 생겨 발생하는 난병의 치료로 골수이식이 있다. 이름을 들으면 뼈를 깎아 이식하는 듯한 인상을 받지만, 실제로는 조혈모세포가 포함된 골수액을 채취하여 이것을 환자의 정맥에 주사하여 골수에 대한 조혈모세포 정착을 도모하는 것이다. 단, 백혈구의 형태가 적합하지 않으면 거부반응을 일으키기 때문에(적합율은 혈연자의 경우도 25%, 비혈연자의 경우는 수 만분의 일 정도) 소위 '골수 은행'에 등록을 촉구하고 있다.

혈액 성분의 분화

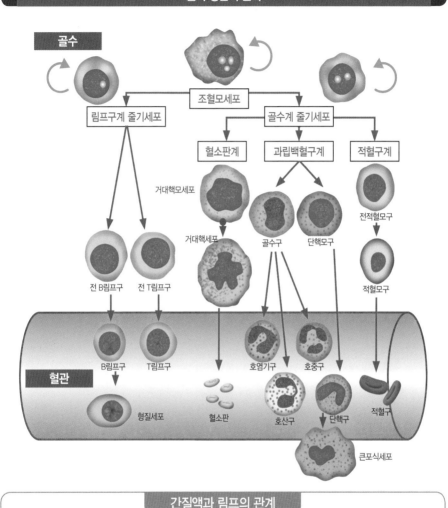

골수

조혈모세포

림프구계 줄기세포

골수계 줄기세포

혈소판계

과립백혈구계

적혈구계

거대핵모세포

거대핵세포

골수구

단핵모구

전적혈모구

전 B림프구

전 T림프구

적혈모구

혈관

B림프구

T림프구

호염기구

호중구

형질세포

혈소판

호산구

단핵구

적혈구

큰포식세포

간질액과 림프의 관계

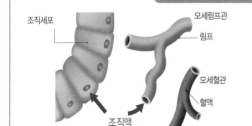

조직세포

모세림프관

림프

모세혈관

혈액

조직액

기저막

혈장, 림프장, 조직액(간질액)의 성분은 거의 비슷하다(단, 림프장에는 혈장 단백이 적다). 기본적으로 셋 다 똑같은 것으로, 조직세포, 혈관, 림프관 사이를 드나든다. 세포의 조직액이 과잉되면 림프관을 경유하여 혈액순환으로 되돌린다.

지라와 가슴샘 *spleen and thymus*

POINT
- 골수의 조혈 기능은 나이와 함께 저하된다.
- 오래된 적혈구는 지라로 보내져 처분된다.
- 가슴샘은 미성숙 림프구를 T림프구로 키워 내보낸다.

지라는 오래된 적혈구의 최종 처리장

혈액의 세포성분(적혈구, 백혈구, 혈소판)은 골수에서 생성되지만, 조혈기능은 나이가 들면 저하되고 특히 팔다리뼈의 조혈은 성인이 되면 멈춘다. 한편 몸통뼈대(척추뼈, 복장뼈, 볼기뼈 등)의 경우 평생에 걸쳐 조혈을 계속한다.

적혈구도 시간이 경과하면 쇠퇴하여 기능이 저하되기 때문에 오래된 적혈구는 지라로 보내져 처분된다. 지라는 배안 왼쪽 위에 있는 장기로 내부는 적색속질과 백색속질이라 부르는 영역으로 나뉘어져 있다. 적혈구의 처분은 적색속질에서 하는데 여기에 상주하는 큰포식세포가 먹는다(포함된 철은 새로운 적혈구 생성에 재이용). 보내지는 혈액의 양은 분당 약 300mℓ이며, 처리되는 적혈구는 하루에 약 20g에 이른다. 한편 백색속질은 림프 조직 중 하나로 생성되는 B림프구가 침입한 이물질에 반응하여 항체 생성 세포로 성숙하여 항체 생성을 시작하게 한다.

가슴샘은 미숙한 림프구를 단련시키는 도장

복장뼈 뒤 심장의 위부분 전면에 붙어 있는 가슴샘도 림프 조직이다. 단, 발달되는 것은 사춘기까지로, 그 후로는 점차 축소되어 지방조직으로 바뀌어 간다. 하지만 완전히 소실되지는 않는다.

내부는 겉질과 속질로 나뉘며, 겉질에는 골수로부터 온 면역 기능을 갖고 있지 않는 미발달 림프구가 대량으로 존재한다. 더욱이 수장세포나 큰포식세포 등이 공존하는데 이들이 미성숙한 림프구를 공격성이 강한 T림프구로 변환시키고, 속질을 경유하여 말초 순환으로 방출된다.

키워드

지라
가로막과 위바닥에 접해 있는 작은 기관으로, 내부는 적색속질과 백색속질로 나뉜다.

가슴샘
심장 위부분에 붙어 있는 림프 조직으로 사춘기까지 가장 커진 후에 축소되어 간다. 미성숙한 림프구를 공격성이 강한 T림프구로 육성하는 역할을 한다.

메모

골수조혈의 정지
조혈 기능을 끝낸 골수는 지방조직으로 바뀐다. 이것을 황색골수라고 한다. 한편 조혈이 왕성한 골수는 적색골수라고 한다. 황색골수가 되어도 필요하면 적색골수로 바뀌어 조혈 기능이 부활하는 경우도 있다.

지라의 위치와 구조

지라는 배안 왼쪽 위부분, 가로막과 위바닥에 접하는 150g 정도의 장기로, 노폐한 적혈구를 처리하는 적색속질과 B림프구의 성숙(항체 생성)에 작용하는 백색속질로 나뉜다.

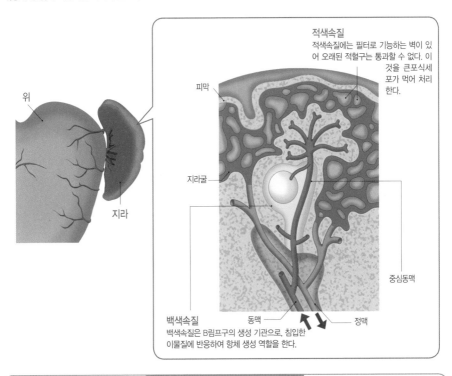

위

지라

피막

적색속질
적색속질에는 필터로 기능하는 벽이 있어 오래된 적혈구는 통과할 수 없다. 이것을 큰포식세포가 먹어 처리한다.

지라굴

중심동맥

백색속질
백색속질은 B림프구의 생성 기관으로, 침입한 이물질에 반응하여 항체 생성 역할을 한다.

동맥

정맥

가슴샘의 위치와 변화

가슴샘은 심장의 전방 위부분에 얹혀 있듯 위치한다. 신생아는 10~15g, 사춘기가 되면 30~40g으로 커지지만, 이후는 점차 지방조직으로 바뀌어 축소된다. 겉질은 상피세포가 그물망 모양 구조를 하고 있고, 이 안에 미숙한 림프구가 많이 존재한다.

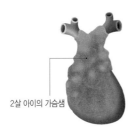

2살 아이의 가슴샘

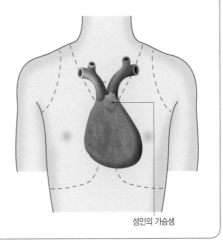

성인의 가슴샘

무산소 운동과 유산소 운동

에너지를 얻기 위한 과정인 '해당계'와 'ATP-CP계'는 ATP 합성이 빨리 진행되기 때문에 단시간에 큰 힘을 필요로 하는 경우에 효과를 발휘한다. 단거리 경주나 근력 트레이닝 등이 이런 계통에서 생성되는 에너지를 활용하는 대표적인 스포츠이다. 이 두 계통은 산소가 관여하지 않으므로("무산소계"라고 통칭) 이런 운동들은 퍼포먼스 향상에 산소를 필요로 하지 않는다. 따라서 '무산소 운동'이라고 한다.

한편 TCA 회로계는 ATP의 합성속도가 해당계나 ATP-CP계에 비해 느리기 때문에 오랜 시간을 요하는 지구성 운동에서 효과적이다. 장거리 경주나 조깅, 자전거 등과 같은 스포츠가 여기에 해당하며 TCA 회로계가 대량의 산소를 필요로 한다는 점에서(때문에 '유산소계'라고 함) 이런 운동들을 '유산소 운동'이라 한다.

그런데 '유산소 운동'의 경우 운동을 시작하고 얼마 동안은 해당계가 우선적으로 사용된다. 그러다가 원료인 글리코겐이나 포도당이 시간이 경과하면서 감소해 가기 때문에 전체에서 해당계가 차지하는 비율은 점차 적어진다. 대신에 커지는 것이 TCA 회로계로, 원료인 아세틸 CoA는 탄수화물 소비에서 지방 소비로 전환하여 마침내 '탄수화물 소비 < 지방 소비'가 된다(단, 탄수화물의 소비율이 0%가 되는 것은 아님).

체지방의 소비에 유산소 운동이 효과적인 이유는 바로 이 때문이다.

7장

비뇨기계 · 생식기계

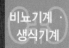

비뇨기계의 개요

- 혈액 속의 노폐물을 제거하여 몸 밖으로 배출하는 역할을 하는 것이 비뇨기계이다.
- 비뇨기계는 콩팥, 요관, 방광, 요도로 구성된다.
- 비뇨기계는 단순한 배출기관이 아니라 체내 환경을 조절하는 기관이기도 하다.

혈액 속의 노폐물을 제거하는 정화 시스템

몸 안의 각 조직으로 보내진 혈액은 영양분을 전달하고 노폐물을 받는다. 노폐물은 몸에 불필요(경우에 따라서는 유해)하기 때문에 혈액 속에서 제거해야 한다. 이를 위해 작용하는 기관이 콩팥이며, 제거한 노폐물을 몸 밖으로 내보내는 역할을 하는 것이 요도와 요관, 방광이다.

구체적으로는 콩팥으로 보내진 혈액이 여과되어 노폐물은 소변이 되어 요관을 통해 방광으로 보내지고, 여기서 다시 몸 밖으로 배출된다. 이런 일련의 기능을 담당하는 기관 전체를 통틀어 비뇨기계라고 한다.

체내의 수분량이나 전해질을 조절

비뇨기계는 혈액 속의 노폐물 배출뿐만 아니라 체내 환경을 조절하는 중요한 기능을 갖고 있다. 즉, 몸 안의 수분량이나 전해질 구성을 고려하여 여분은 배출하고 부족할 것 같은 것은 배출을 억제하도록 작용한다.

그런 의미에서 비뇨기계는 단순한 "종말 처리장"이 아니라 체내 환경의 "컨트롤 센터"라고 할 수 있다.

생식기로도 기능한다

또 소변 배설과 관련된 기관 중 일부는 생식기 기능도 갖고 있다(구체적으로 요도는 남성의 경우 음경 끝으로 열려 있으며, 여성은 외음부 안으로 열려 있다).

이런 연유로 이 장에서는 생식기에 대해서도 설명하겠다.

 키워드

비뇨기계
혈액 속의 노폐물 제거에 관련된 기관들. 콩팥, 요관, 방광, 요도로 구성된다. 몸 안의 수분이나 전해질을 조절하여 체내 환경을 조절하는 역할도 담당하고 있다.

노폐물
예를 들어 단백질이 소화되어 생기는 아미노산은 에너지 생성을 위해 분해될 때 유해한 암모니아를 만든다. 또 알코올이 간에서 분해되어 생기는 아세트알데히드도 독성이 강하다.

생식기
생식기능과 관련된 장기들. 남성의 고환이나 음경 등, 여성의 난소나 자궁, 질 등을 가리킨다.

콩팥과 방광의 위치

비뇨기계는 노폐물을 몸 밖으로 내보내는 기능을 담당한다. 콩팥에서 여과된 노폐물은 소변이 되어 요관을 통해 방광으로 보내지고, 다시 요도를 통해 몸 밖으로 배설된다.

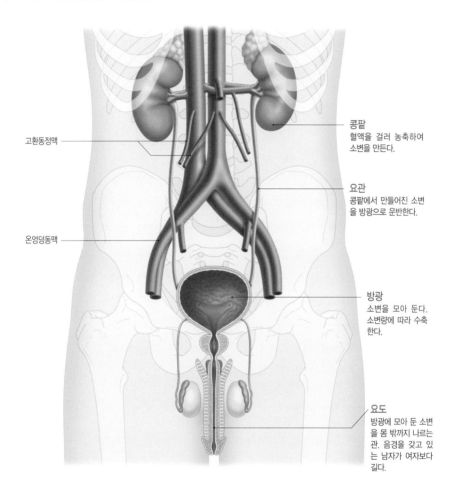

고환동정맥

온엉덩동맥

콩팥
혈액을 걸러 농축하여
소변을 만든다.

요관
콩팥에서 만들어진 소변
을 방광으로 운반한다.

방광
소변을 모아 둔다.
소변량에 따라 수축
한다.

요도
방광에 모아 둔 소변
을 몸 밖까지 나르는
관. 음경을 갖고 있
는 남자가 여자보다
길다.

7장

비뇨기계·생식기계

---

column 인공투석

신부전에 걸려 콩팥이 제대로 기능하지 못하면 혈액을 정화시킬 수 없기 때문에 생명의 위험에 처한다. 그래서 인위적으로 혈액을 정화하는 '인공투석'을 시행한다. 인공투석은 크게 나눠 기계장치에 의한 혈액투석(통원하면서 시행)과 자신의 복막에 의한 복막투석(집에서 카테터를 삽입하여 시행)이 있다. 주로 시행되는 것은 혈액투석이다. 하지만 하루걸러 몇 시간에 걸쳐 투석을 해야 하는 등 환자의 부담이 매우 크다.

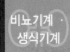
콩팥 *kidney*

- 콩팥은 척추를 사이에 두고 등쪽에 좌우 1쌍 있는 강낭콩 모양의 장기이다.
- 콩팥소체(여과 장치)와 콩팥세관이 소변 생성의 기본 단위(콩팥단위)이다.
- 생성된 소변은 콩팥피라밋 별로 모아 콩팥깔때기에서 방광으로 보내진다.

콩팥은 혈액의 여과 장치로 작동한다

콩팥(신장)은 척추를 사이에 두고 등쪽에 좌우 한 쌍 있는 장기이다. 위치는 팔꿈치 높이에 해당하지만 오른쪽 콩팥은 바로 위에 간이 있기 때문에 왼쪽 콩팥보다 1~2cm 낮게 위치한다. 전체는 지방조직으로 둘러 싸여 있고 뒤쪽 복막에 접한다. 단, 주위와의 연결성이 약하므로 호흡에 따라 상하로 2~3cm 움직이기도 한다(호흡성 이동). 형태는 강낭콩으로 비유하는데, 안쪽에 움푹 들어간 부분(콩팥문)으로부터 **콩팥동맥, 콩팥정맥, 요관**이 들어오고 나간다.

혈액을 여과하는 역할은 겉질에 산재해 있는 **콩팥소체**가 담당한다. 토리(콩팥동맥에서 이어진 들토리세동맥에서 분기된 모세혈관이 털실뭉치처럼 얽혀 있는 구조)와 이것을 감싸는 **토리주머니**(사구체낭)로 구성되며, 토리에서 만들어진 원뇨를 토리주머니가 모아 **콩팥세관**으로 보낸다. 콩팥소체와 콩팥세관이 소변 생성장치의 기본 단위로, 이를 합쳐 **콩팥단위**(네프론)라고 한다.

콩팥잔에서 소변을 취합한다

콩팥세관은 속질까지 내려간 후 유턴하여 겉질로 되돌아 와(헨레고리), 집합관에 합류한다. 단, 여기에 이르기까지 원뇨의 99%는 요관에서 혈관으로 재흡수되어 소변이 되는 것은 남은 1%에 지나지 않는다. 집합관은 콩팥의 내부를 향해 뻗어 있으며, 다른 집합관과 합류를 반복하여 유두관이 된 후 **콩팥유두**에서 나간다.

콩팥유두에서 분비된 소변은 콩팥잔이라는 구조가 받는다. 콩팥잔은 콩팥피라밋 단위로 소변을 취합하여 콩팥의 가장 안쪽 부분(콩팥굴)에 있는 콩팥깔때기(신우)에게 보낸다. 각 콩팥잔이 보내온 소변은 여기에 모아져 방광으로 이어지는 요관으로 보내진다.

키워드

콩팥
혈액을 여과해서 소변을 생성하며 비뇨기계의 핵심이 되는 기관으로, 좌우 한 쌍 있다. 내분비 기관이기도 하며, 적혈구 생성 촉진에 작용하는 에리트로포에틴 등을 분비한다.

콩팥소체
모세혈관이 털실뭉치 형태로 얽혀 있는 토리와 이것을 둘러싼 토리주머니로 구성된다. 토리가 혈액을 여과하여 원뇨를 만들고 토리주머니가 원뇨를 모아 콩팥세관으로 보낸다.

콩팥단위(네프론)
콩팥소체와 콩팥세관으로 구성되는 소변 생성의 최소 단위이다.

콩팥피라밋
콩팥의 속질을 형성하는 피라밋 형태의 구조로, 내부는 콩팥세관이나 집합관의 집합체이다.

콩팥잔
분비된 소변을 콩팥피라밋 단위로 모으는 컵 형태의 구조이다.

콩팥깔때기(신반)
콩팥의 가장 안쪽 부분(콩팥굴)에 있는 공동. 각 콩팥잔이 받은 소변을 모아 요관으로 보낸다.

콩팥의 구조

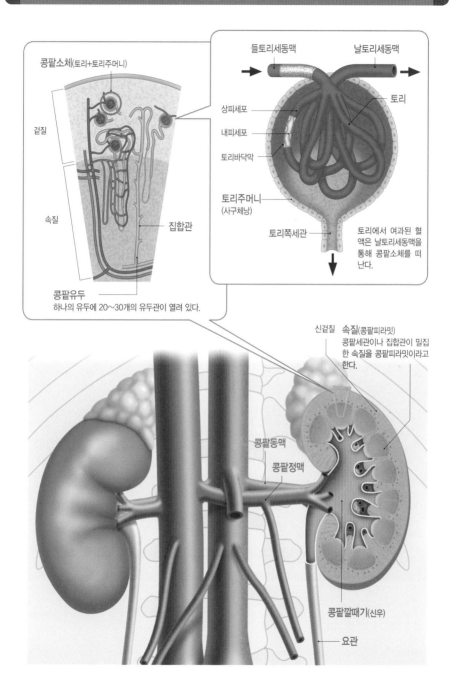

콩팥소체(토리+토리주머니)

겉질

속질

집합관

콩팥유두
하나의 유두에 20~30개의 유두관이 열려 있다.

들토리세동맥

날토리세동맥

상피세포

내피세포

토리바닥막

토리주머니
(사구체낭)

토리쪽세관

토리

토리에서 여과된 혈액은 날토리세동맥을 통해 콩팥소체를 떠난다.

신겉질　속질(콩팥피라밋)
콩팥세관이나 집합관이 밀집한 속질을 콩팥피라밋이라고 한다.

콩팥동맥

콩팥정맥

콩팥깔때기(신우)

요관

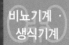
콩팥깔때기와 요관 *renal pelvis and ureter*

POINT

● 콩팥깔때기는 콩팥에서 만들어진 소변을 모으고, 요관은 그 소변을 방광으로 보낸다.
● 요관에는 3군데 생리적 협착부가 있다.
● 요관은 방광의 후벽에 비스듬하게 찔러 넣듯이 들어 있다.

콩팥에서 만들어진 소변을 모으는 콩팥깔때기

콩팥의 안쪽에 있으며 깔때기처럼 소변을 모으는 것이 **콩팥깔때기**이다. 콩팥 안에 나란히 있는 콩팥피라밋의 콩팥유두에는 **콩팥잔**이 붙어 있어서 항상 조금씩 나오는 소변을 받는다. 2~3개의 콩팥잔이 합류하고 그것들이 다시 하나로 합류하여 콩팥깔때기를 형성한다. 콩팥깔때기에 모인 소변은 콩팥깔때기에 연결되어 있는 요관을 통해 **방광**으로 보내진다.

콩팥깔때기는 그저 소변을 받기만 하는 것뿐만 아니라 **연동운동**을 하여 소변을 요관 쪽으로 능동적으로 보내고 있다.

소변을 방광에 보내는 요관

콩팥깔때기와 방광을 잇는 관이 요관이다. 굵기는 5~7mm이고, 길이는 25cm 정도이다.

요관은 3군데에 조금 좁아지는 부분이 있다. 바로 콩팥깔때기에서 요관으로 옮겨가는 부분과 요관이 온엉덩동맥과 교차하는 부분, 그리고 방관벽을 관통하는 부분이다. 이것을 **생리적 협착부**라고 한다. 소변의 성분이 결정화되어 돌처럼 된 것이 요관에 걸려 갑자기 심한 통증을 유발하는 요관결석은 생리적 협착부에서 많이 일어난다.

요관은 방광의 뒤쪽 벽으로 뒤쪽 위에서 아래쪽 앞으로 비스듬히 찔러 넣듯이 들어 간다. 방광에 소변이 차 방광벽이 잡아당기듯 늘어나서 **방광내압**이 높아지면 요관의 관통부가 찌부러지듯 해서 닫힌다. 이 구조가 방광 안의 소변이 요관으로 역류하는 것을 막아 준다. 요관도 연동운동을 하여 소변을 방광으로 능동적으로 보내고 있다. 그래서 설령 병으로 누운 채 일어나지 못하더라도 소변은 방광으로 운반된다.

콩팥깔때기와 요관

콩팥깔때기에 모인 소변은 요관을 통해 방광으로 보내진다. 요관에는 조금 가늘어지는 생리적 협착부가 3군데 있다.

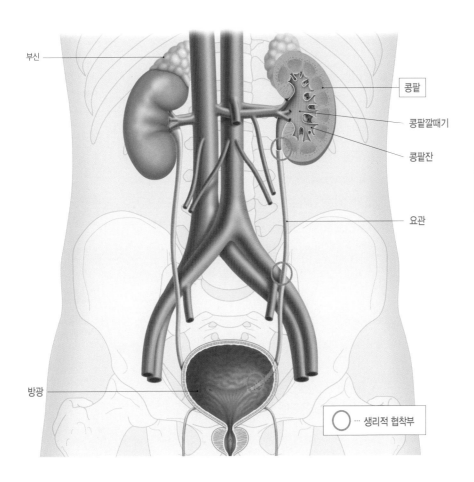

부신

콩팥

콩팥깔때기

콩팥잔

요관

방광

◯ ⋯ 생리적 협착부

---

column **땀과 소변**

    땀은 체온조절에 중요한 역할을 하고 있는데, 소변과 마찬가지로 혈액 속 노폐물을 배출하는 역할도 하고 있다. 실제로 땀과 소변은 농도만 다르지 성분은 똑같다. 땀은 피부의 피하조직에 있는 땀샘에서 분비된다. 땀샘에는 에크린 땀샘(소한선)과 아포크린 땀샘(대한선)이 있는데, 단순히 '땀샘'이라고 할 때는 전자를 가리킨다. 분비부는 세관이 털실뭉치처럼 얽힌 구조를 하고 있으며 피하조직 하부에 뻗어 있는 모세혈관과 연결되어 있다.

방광 *urinary bladder*

- ●방광은 배뇨할 때까지 소변을 모아 두는 주머니이다.
- ●방광벽에는 민무늬근이 있으며 내면의 점막은 이행상피로 되어 있다.
- ●방광이 부풀어 오를 때는 주로 천장 부분이 둥글게 부풀어 오른다.

몸에 불필요한 물질을 일시적으로 모아 둔다

방광은 소변을 배설할 때까지 모아 두는 주머니이다. 소변은 콩팥에서 끊임없이 조금씩 만들어지므로 방광이 없으면 소변을 계속 흘려보내게 된다. 방광은 골반의 두덩뼈 바로 뒤쪽에 접해 있는데 그 뒤로는 여자의 경우는 자궁과 질, 남자의 경우는 곧창자에 있다.

방광은 앞쪽으로 튀어나온 삼각추 모양을 하고 있다. 앞쪽으로 튀어나온 부분인 방광꼭대기는 정중배꼽인대라는 결합조직으로, 배꼽 쪽을 향해 매달려 있다. 또 후벽 부분을 방광바닥, 방광꼭대기와 방광바닥 사이 부분을 방광몸통, 아래쪽의 요도로 향하는 부분에서 가늘어지는 부분을 방광목이라고 한다.

방광 안의 후벽에는 아래쪽으로 요관이 들어가는 2개의 요관구멍과 요도로 가는 출구인 속요도구멍으로 된 삼각형 부분이 있다. 이것을 방광삼각이라고 한다.

소변량에 맞춰 늘어나고 줄어드는 방광

방광벽에는 민무늬근 층이 있는데 그 안쪽은 점막으로 덮여 있다. 방광벽은 방광이 비어 있을 때는 15mm 정도인데, 소변이 차서 부풀어 오르면 3mm 정도까지 얇아진다. 그 이유는 민무늬근이 늘어나고 줄어드는 까닭도 있지만, 점막이 두께를 바꿀 수 있는 이행상피라는 조직으로 되어 있기 때문이다. 단, 방광삼각 부분에는 신축성이 거의 없다.

방광에 소변이 차 부풀어 오를 때는 방광 전체가 풍선처럼 부풀어 오르는 것이 아니라 주로 방광몸통 천장에 해당하는 부분이 둥글게 부풀어 오른다. 방광에는 500㎖ 이상, 무리하면 800㎖ 정도의 소변을 저장할 수 있다고 한다.

방광삼각
2개의 요관구멍과 속요도구멍으로 만들어지는 삼각형으로, 다른 부분과 달리 신축성이 거의 없다.

이행상피
조직을 구성하는 세포가 원통 모양이 되거나 편평해져서 두께를 크게 바꿀 수 있는 상피를 말한다. 방광벽 외에 콩팥 깔때기나 요관에도 보인다.

정중배꼽인대
방광꼭대기에 붙어 배꼽까지 이어지는 결합조직을 말한다.

속요도구멍
방광이 요도로 열리는 출구이다. 이에 반해 요도가 밖으로 열리는 부분을 바깥요도구멍이라고 한다.

소변이 마려워지는 구조
방광에 200㎖ 정도의 소변이 차면 방광 내압이 올라가고 방광벽이 늘어난 것이 감지되어 그 정보가 대뇌로 전달되어 소변이 마려워진다.

방광의 외형

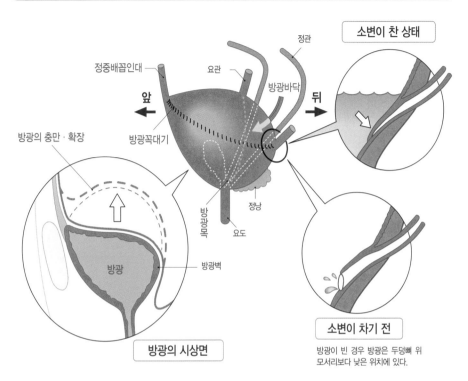

정중배꼽인대

요관

정관

방광바닥

소변이 찬 상태

앞 ← → 뒤

방광의 충만 · 확장

방광꼭대기

방광목

요도

정낭

방광벽

방광

방광의 시상면

소변이 차기 전

방광이 빈 경우 방광은 두덩뼈 위 모서리보다 낮은 위치에 있다.

방광의 이완과 수축

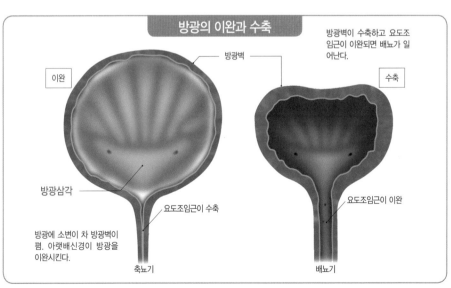

방광벽이 수축하고 요도조임근이 이완되면 배뇨가 일어난다.

이완

방광벽

수축

방광삼각

요도조임근이 수축

요도조임근이 이완

방광에 소변이 차 방광벽이 폄. 아랫배신경이 방광을 이완시킨다.

축뇨기

배뇨기

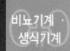

요도 *urethra*

POINT

- 속요도구멍부터 바깥요도구멍까지가 요도로, 구조는 남녀가 크게 다르다.
- 여자는 요도가 짧고 속요도구멍에서 똑바로 바깥요도구멍으로 열린다.
- 남자의 요도는 생식기를 겸하고 있으며 길이도 길고 가는 길도 복잡하다.

요도는 남녀가 크게 다르다

방광의 속요도구멍에서 소변이 밖으로 나오는 출구에 해당하는 바깥요도구멍까지가 요도이다. 요도의 구조는 여자와 남자가 크게 다르다.

여자의 요도는 방광 하부에서 앞쪽 밑으로 곧바로 뻗어 있으며, 바깥요도구멍는 소음순 안쪽, 질구멍 앞 질어귀(질전정)로 열려 있다. 길이는 3~4cm이다.

남자의 요도는 15~20cm이다. 생식기를 겸하고 있어서 중간에 정자를 보내는 사정관이나 망울요도샘에서 나온 관이 합류하고 있다. 남자의 요도는 전립샘부분, 막부분, 해면체부분으로 나뉜다. 전립샘부분은 속요도구멍에서 나와 바로 아래에 있는 전립샘 안을 통하는 부분이다. 거기서 골반 바닥을 만드는 근육들로 구성되는 비뇨생식가로막을 관통하는 짧은 부분이 막부분으로, 이곳은 좀 가늘다. 요도는 여기서 전방으로 굽어져 요도해면체 안을 통하는 해면체부분이 되고, 바깥요도구멍으로 열린다.

요도의 개폐를 컨트롤하는 요도조임근

남녀 모두 속요도구멍에는 속요도조임근이 있다. 속요도조임근은 속요도구멍의 개폐를 조절하는 민무늬근으로, 자신의 의사로는 컨트롤할 수 없는 제대로근이다.

또 요도가 비뇨생식가로막을 관통하는 부분에는 바깥요도조임근이 있다. 바깥요도조임근은 자신의 의사로 컨트롤할 수 있는 맘대로근이다. 남자의 경우는 요도 주변을 360도 둘러싸고 있지만, 여자는 전방에서 Ω자 모양으로 둘러싸기만 할뿐이라서 요도 후방의 질 뒤쪽 부분이 약하다.

시험에 나오는 어구

속요도조임근
방광목부의 민무늬근을 말한다. 자신의 의사로 컨트롤할 수 없는 제대로근이다. 단, 속요도조임근은 개별 근육이 아니라 방광벽의 민무늬근 근육섬유가 방광목에 모여 있는 부분을 가리킨다.

바깥요도조임근
비뇨생식가로막의 일부로, 요도를 둘러싸듯이 위치한다. 자신의 의사로 컨트롤할 수 있는 맘대로근으로, 요도를 닫거나 열 수 있다. 여자의 경우는 360도 둘러싸지 않기 때문에 좀 약하다.

키워드

비뇨생식가로막
골반바닥을 막는 근육들의 전방 부분. 요도나 여자의 경우는 질이 이것을 관통한다. 항문부는 포함하지 않는다. 바깥요도조임근은 그 일부를 구성하고 있다.

메모

남녀 요도의 차이
남자의 요도는 전립샘을 관통하고 있기 때문에 전립샘이 비대해지면 소변이 나오기 힘든 경우가 있다. 한편 여자의 요도는 남자에 비해 짧기 때문에 외부로부터 잡균이 침입하기 쉽다.

요도의 위치

남자

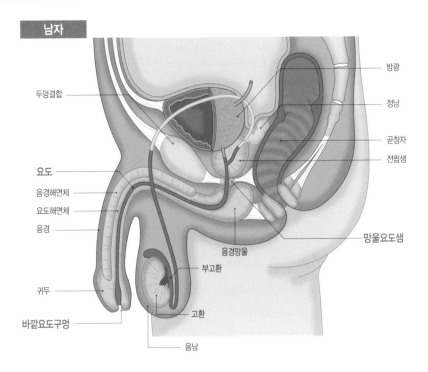

- 두덩결합
- 요도
- 음경해면체
- 요도해면체
- 음경
- 귀두
- 바깥요도구멍
- 음경망울
- 부고환
- 고환
- 음낭
- 방광
- 정낭
- 곧창자
- 전립샘
- 망울요도샘

여자

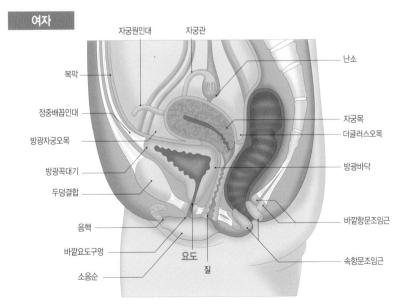

- 자궁원인대
- 자궁관
- 복막
- 정중배꼽인대
- 방광자궁오목
- 방광꼭대기
- 두덩결합
- 음핵
- 바깥요도구멍
- 요도
- 질
- 소음순
- 난소
- 자궁목
- 더글러스오목
- 방광바닥
- 바깥항문조임근
- 속항문조임근

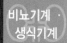

남성 생식기의 구조

- 남자의 생식기는 정소, 부고환, 정관, 음경, 음낭 등으로 구성된다.
- 정자는 정소에서 만들어져 부고환에서 정관, 요도를 거쳐 사정된다.
- 사정 시의 음경은 내부에 있는 해면체가 충혈되어 발기한다.

정자의 생성부터 사정까지는 여정이 길다

생식기는 남녀 모두 내생식기와 외생식기로 구분된다. 남자의 내생식기는 고환, 부고환, 정관, 부속 생식기를, 외생식기(외음부)는 음경과 음낭을 가리킨다.

고환은 남자의 생식 기능의 중추로, 부고환 등과 함께 주머니 모양의 음낭에 저장되어 있다. 정자를 만드는 한편 안드로젠(남성 호르몬)을 분비하는 내분비기관이기도 하다. 정자는 내부의 정세관에서 만들어져 고환그물에서 10개 정도 있는 고환날세관을 경유하여 부고환으로 보내진다.

부고환은 부고환관과 이에 이어지는 정관으로 구성되는데, 정자는 부고환관에서 대기한 후에 정관으로 보내진다. 정관은 부고환을 나와 골반바닥으로 향하고, 방광 위부분을 경유하여 요도로 열리는데, 그 중간에 정낭에서 나온 도관과 합류하여 사정관이 된다. 정낭은 부속 생식기 중 하나로 과당이 풍부한 알칼리성 점액을 분비한다. 또 방광 아래에 요도 위부분과 사정관을 둘러싸고 위치하는 전립샘도 부속 생식기로, 우윳빛 장액을 분비한다. 망울요도샘(쿠퍼샘)도 투명한 점액을 분비한다(도관은 요도 중간에 열린다). 이런 액체와 정자가 혼합된 것이 정액으로, 성적 흥분과 함께 사정된다.

정액은 음경 끝부분(귀두)에 있는 요도구멍에서 방출되는데, 음경은 사정 시 여성 생식기와의 교접을 쉽게 하기 위해 발기한다. 발기는 음경 내부의 **해면체**(요도를 둘러싸는 요도해면체와 등쪽에 있는 한 쌍의 음경해면체가 있음)가 충혈되어 일어난다. 해면체는 **속음부동맥**으로 통해 있는데, 보통은 민무늬근에 의해 닫혀 있다. 하지만 성적으로 흥분하면 근육이 이완되어 다량의 혈액이 해면체로 유입된다.

 키워드

고환
음낭에 들어 있는 좌우 한 쌍의 장기로, 정자를 만들고 남성 호르몬을 분비한다. 내부는 고환사이막으로 나뉘어 (소엽), 그 안의 정세관에서 정자가 만들어진다. 정세관은 고환그물로 집합한 후, 고환날세관을 거쳐 부고환관으로 이어진다.

부고환
고환 뒤쪽 위부분에 있는 작은 기관으로, 하나의 부고환관과 그 연장선에 있는 정관으로 구성된다. 정자는 여기서 생식 능력을 획득한다고 한다.

정관
부고환에서 골반바닥을 거쳐 방광 바로 아래 요도후벽으로 열리는 관. 중간에 정낭의 도관과 합류하여 사정관이 된다.

 메모

정액
정액의 70%를 차지하는 것은 정낭이 분비하는 점액으로, 정자를 활발하게 만드는 작용이 있다. 20%는 전립샘의 장액으로, 우윳빛의 밤꽃 향이 난다. 성적 흥분과 함께 분비되는 망울요도샘의 점액은 소량으로 요도의 윤활제 역할을 한다.

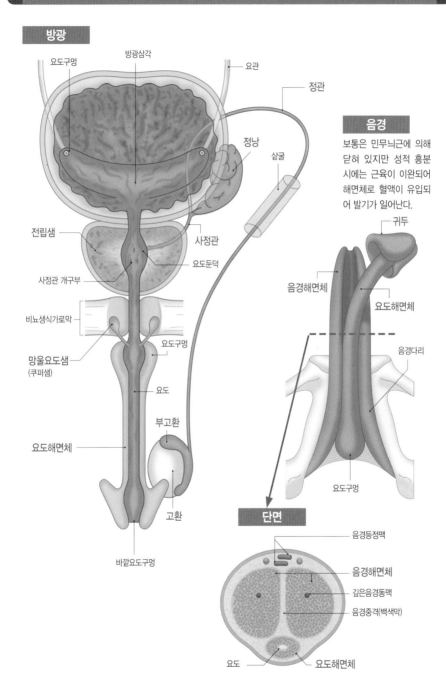

방광

요도구멍
방광삼각
요관
정관

음경

보통은 민무늬근에 의해 닫혀 있지만 성적 흥분 시에는 근육이 이완되어 해면체로 혈액이 유입되어 발기가 일어난다.

정낭
샅굴

귀두

전립샘
사정관
음경해면체
요도해면체

요도둔덕

사정관 개구부

음경다리

비뇨생식가로막
요도구멍

망울요도샘
(쿠퍼샘)

요도

부고환

요도해면체

고환
요도구멍

바깥요도구멍

단면

음경등정맥

음경해면체

깊은음경동맥

음경중격(백색막)

요도
요도해면체

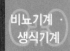

유방 *breast*

POINT

- 유방은 여자에게 주로 발달되어 있다. 남자에게도 있지만 발달되어 있지 않다.
- 젖샘은 젖샘소엽이라는 구조를 만들고 있으며, 젖샘관이 하나씩 뻗어 있다.
- 유방과 그 주변에는 림프관이 많이 뻗어 있다.

유방은 가슴 근육 위에 얹혀 있다

유방은 앞가슴 부분에 있는 반구 모양의 조직으로 남자에게도 있지만 여자가 더 발달되어 있다. 전체의 3분의 2는 큰가슴근에, 3분의 1은 앞톱니근에 얹혀 있다.

중앙에는 색소가 풍부한 젖꽃판이 있으며, 거기에는 12개 전후의 **젖꽃판샘**(몽고메리선)이 있다. 젖꽃판샘은 기름샘의 일종이다. 젖꽃판 중심에 돌출되어 있는 것이 **젖꼭지**이다.

유방 안에는 **젖샘걸이인대**(쿠퍼인대)라는 섬유다발이 있는데 이것이 유방의 모양을 지지하고 있다. 젖샘걸이인대는 피부와 가슴의 뼈대근육의 근막을 이어주고 있으며, 유방 안을 작은 방으로 나누고 있다. 또 유방에는 많은 지방 조직이 있다. 성인의 유방은 크기에 개인차가 있는데 이것은 주로 지방조직의 양에 의한 것이다.

유방에서 젖이 만들어진다

유방의 주요 역할은 출산 후에 젖을 만들어 아이에게 수유를 하는 것이다. 젖을 만드는 **젖샘**은 모여서 **젖샘소엽**이라는 구조를 만들고 있다. 젖샘소엽은 젖샘걸이인대로 구분된 방 안에 모여 있는데, 한쪽 가슴에 15~20개 있는 젖샘소엽은 젖꼭지를 중심으로 방사선 모양으로 나열되어 있다.

하나의 젖샘소엽에는 젖의 도관이 되는 **젖샘관**이 하나 있는데 이것이 젖꼭지에서 열린다. 젖샘관은 젖꼭지에서 열리기 직전에 조금 두꺼워지는데 이것을 **젖샘관팽대**라고 한다.

유방 주변에는 많은 림프관이 뻗어 있다. 유방 바깥쪽의 림프관은 합류하여 겨드랑 밑에 있는 **겨드랑림프절**로, 안쪽 림프관은 **복장옆림프절**로 모인다.

 시험에 나오는 어구

젖샘
젖을 분비하는 샘으로 여자에게 발달되어 있다. 젖샘소엽이라는 덩어리를 만들고 있다. 젖샘소엽은 한쪽에 15~20개 있다.

젖샘걸이인대
유방을 지탱하고 유방의 안을 구분하고 있는 섬유 다발

 키워드

겨드랑림프절
겨드랑 아래나 그 주변에는 많은 림프절이 있는데, 이를 통틀어 겨드랑림프절이라고 한다. 빗장뼈 아래의 꼭대기 림프절, 겨드랑의 중심림프절, 위팔 연결부분에 있는 가쪽림프절 등이 포함된다.

 메모

젖샘의 발달
젖샘은 수정란에서 시작하는 발생 과정에서 겨드랑 아래부터 두덩뼈를 통과하는 젖꼭지선이라는 선상에 생겨 발달한다. 이 선상에 보통의 유방 이외에 젖샘조직이 형성되고, 출생 후에도 남아 있는 경우가 있는데, 이것을 부유방이라고 한다.

유방의 구조

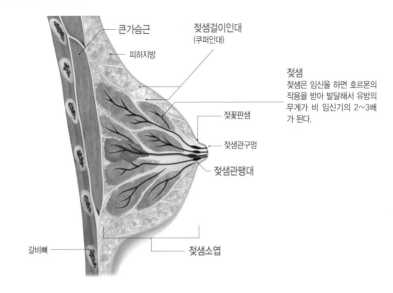

- 큰가슴근
- 피하지방
- 젖샘걸이인대 (쿠퍼인대)
- 젖꽃판샘
- 젖샘관구멍
- 젖샘관팽대
- 갈비뼈
- 젖샘소엽

젖샘
젖샘은 임신을 하면 호르몬의 작용을 받아 발달해서 유방의 무게가 비 임신기의 2~3배가 된다.

유방 주위의 림프관 · 림프절

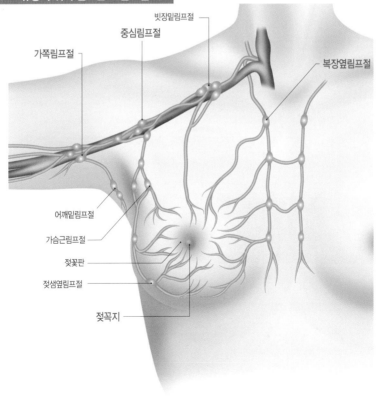

- 빗장밑림프절
- 중심림프절
- 가쪽림프절
- 복장옆림프절
- 어깨밑림프절
- 가슴근림프절
- 젖꽃판
- 젖샘옆림프절
- 젖꼭지

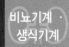

여성 생식기의 구조

POINT

- 여성의 생식기는 난소, 자궁관, 자궁, 질, 질어귀 등으로 구성된다.
- 난자는 난소에서 만들어져 자궁관에서 수정된 후 자궁에 착상한다.
- 질은 교접 기관임과 동시에 산도이기도 하며, 질어귀에서 열린다.

여성 생식기는 관처럼 연결되어 있다

여성의 생식기도 내생식기와 외생식기로 구분된다. 내생식기는 난소, 자궁관, 자궁, 질을 가리키고, 외생식기(외음부)는 불두덩, 대음순, 소음순, 음핵, 질어귀 등을 가리킨다. 또 유방이나 젖샘을 외생식기에 추가하는 경우도 있다.

여성의 생식 기능의 중추는 난소이다. 난자를 만드는 생식기관이면서 에스트로젠(난황호르몬)이나 프로제스테론(황체호르몬)을 분비하는 내분비기관이기도 하다. 난소에서는 난포(상피세포 주머니로 둘러싸인 난세포)가 만들어지는데 약 28일 만에 성숙하여 난자를 배안으로 배출한다. 이를 배란이라고 한다. 배란 후 난포는 바로 폐색되어 황체로 바뀐다.

방출된 난자는 자궁관으로 이동하여 수정을 기다리는데, 수정가능한 시간은 24시간밖에 없어서 이를 넘기면 자동으로 처분된다. 자궁관은 자궁으로 연결되는 관으로 난소에 가까울수록 내경이 넓어 난소 쪽으로 열리기 직전 부분을 자궁관팽대라고 한다.

수정란은 세포분열을 하면서 자궁관 안을 이동하여 자궁으로 나와 속막에 들어가(착상) 여기서 태아로 성장을 해 간다.

질은 음경과의 교접 기관과 산도 역할을 한다

자궁에 연결되는 질은 남성의 음경과의 교접 기관임과 동시에 출산 시에 산도로 기능한다. 질은 요도구멍 뒤쪽에서 열리는데(질구멍), 주름 구조인 소음순으로 둘러 싸인 부위를 질어귀라고 하고, 요도구멍이나 질구멍 외에 후방에 큰질어귀샘(바르톨린선)의 개구가 2개 있다. 또 소음순의 앞쪽교차부에는 음핵이 있다. 이것을 대음순이 둘러싸고 전방에는 피부의 융기부분인 불두덩(치구)이 있다.

키워드

자궁관(난관)
난소와 자궁을 연결하는 관. 난소에 가까울수록 내경이 넓어져 난소 쪽으로 열리기 직전 부분을 특히 자궁관팽대라고 한다. 개구부의 언저리는 송이처럼 퍼지는 구조를 가리킨다(자궁관술).

자궁
수정란을 내벽에 착상시켜 성장시키기 위한 주머니 모양의 기관. 크게 자궁몸통과 자궁목으로 나뉜다.

질
자궁에 연결되는 관 모양 기관으로, 교접기관으로서의 역할과 산도로서의 역할이 있다. 질어귀로 열린다.

큰질어귀샘(바르톨린선)
남성의 망울요도샘에 해당하는 기관으로 알칼리성 점액을 분비한다.

여자의 내생식기

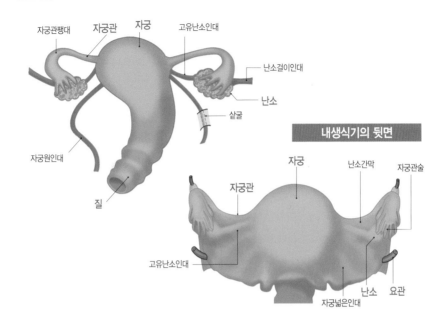

자궁관팽대　자궁관　자궁　고유난소인대

난소걸이인대

난소

샅굴

자궁원인대

질

내생식기의 뒷면

자궁

자궁관

난소간막　자궁관술

고유난소인대

난소　요관

자궁넓은인대

여자의 외생식기

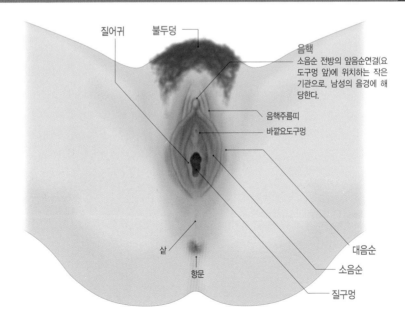

질어귀　불두덩

음핵
소음순 전방의 앞음순연결(요도구멍 앞)에 위치하는 작은 기관으로, 남성의 음경에 해당한다.

음핵주름띠

바깥요도구멍

샅

항문

대음순

소음순

질구멍

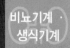

자궁 *uterus*

- 자궁은 방광 위쪽에 기대듯이 앞으로 기울어져 위치한다.
- 전체는 자궁몸통과 자궁목으로, 내부는 자궁안과 자궁목관으로 나뉜다.
- 미임신 상태의 자궁속막은 약 4주를 주기로 박리와 재생을 반복한다(월경).

자궁속막의 표면은 박리와 재생을 반복한다

자궁은 가지 모양을 한 주머니 형태의 장기로, 자궁관을 통해 좌우 난소
와 연결되어 있다. 방광에 기대듯이 앞으로 기울어져 위치하는데, 곧창자
와 방광 사이에는 **곧창자자궁오목**(더글러스오목)과 **방광자궁오목**이라는 큰 빈
틈이 있다. 이것은 남자에게는 보이지 않는데 임신과 함께 자궁의 팽창에
대처하는 공간이라고 여겨진다. 또 자궁 전체는 복막으로 덮여 있다.

내부는 크게 2부분으로 나뉜다. 위부분 3분의 2를 **자궁몸통**, 질과 통하
는 하부 3분의 1을 **자궁목**이라고 한다. 둘의 경계는 내부에서 약간 좁아지

시험에 나오는 어구

자궁내막증
자궁의 속막조직이 원래 있
어야 할 부위(자궁안) 이외에
증식하는 병. 호르몬 주기에
따라 심한 생리통 등이 생기
고 불임의 원인이 되기도 한
다.

여성 생식기

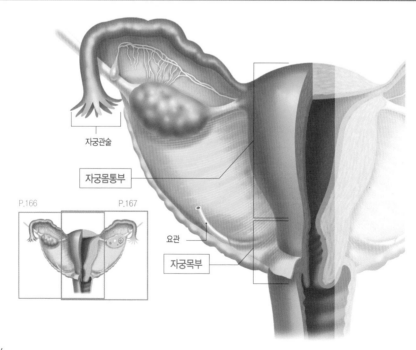

자궁관술

자궁몸통부

P.166   P.167

요관

자궁목부

기 때문에(자궁몸통 내부를 구성하는 **자궁안**에서 자궁목 내부를 구성하는 **자궁목관**으로 옮겨가는 부분) **자궁잘룩**이라고 한다. 또 자궁목 개구부인 질 안에 돌출된 부분은 **자궁목 질부분**이라고 하며, 그 반대쪽, 즉 자궁몸통의 천장부분(자궁관 개구부보다 위쪽 부분)은 **자궁바닥**이라고 부른다.

자궁벽은 3층 구조로 되어 있는데, 안쪽부터 **자궁속막**, **자궁근육층**, **자궁바깥막**으로 구분한다. 자궁속막은 점막(단층원주상피)으로, 자궁관에서 이동해 온 수정란은 여기에 접촉한 후 점막 속으로 침식해 들어 간다(착상). 속막은 착상 시기에 맞춰 두께가 굵어지는데, 착상하지 않는 경우는 두꺼워진 부분이 박리되어(이때 출혈을 동반) 질을 통해 몸 밖으로 배출된다. 이것이 **월경**(생리)으로, 박리된 후는 얇은 바닥층만이 남는다. 하지만 속막은 바닥층 세포가 증식하면서 재생되어 월경 전의 두께까지 되돌아간다. 속막의 박리와 재생은 임신에 이르기까지 약 4주 주기로 반복된다(월경 주기).

자궁근육층은 두꺼운 민무늬근층으로(약 1cm), 태아의 성장에 수반하는 자궁안의 팽창에 대응한다. 자궁바깥막은 외막이다.

키워드

자궁벽
자궁속막, 자궁근육층, 자궁바깥막, 3층 구조로 이루어진다. 속막은 수정란이 착상하는 장소인데, 임신이 되기까지 약 4주 주기로 표면의 박리와 재생을 반복한다(월경).

메모

월경(생리)
자궁속막은 수정란의 착상에 대비해 두꺼워지는데 임신이 되지 않는 경우는 박리되면서 출혈을 보인다. 박리 후는 바닥층이 남지만 시간이 지나면 원래의 두께로 재생된다(이 부분을 기능층이라고도 한다). 이것은 임신이 될 때까지 4주 주기로 반복된다.

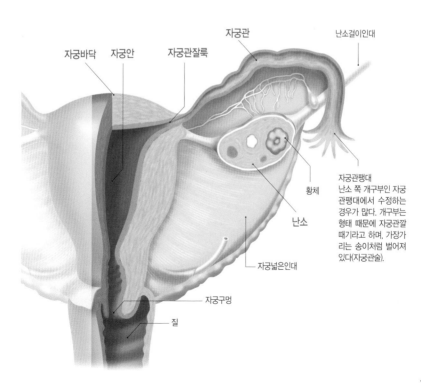

자궁바닥　자궁안　자궁관잘룩　자궁관　난소걸이인대

황체

난소

자궁넓은인대

자궁관팽대
난소 쪽 개구부인 자궁관팽대에서 수정하는 경우가 많다. 개구부는 형태 때문에 자궁관깔때기라고 하며, 가장 가리는 송이처럼 벌어져 있다(자궁관술).

자궁구멍

질

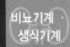

고환과 정자 *testis and sperm*

POINT
- 정자는 고환 안의 소엽에 있는 정세관에서 만들어진다.
- 정모세포가 분열하는 과정에서 염색체가 반감한다.
- 정자는 만들어진 후에 운동 기능이나 생식 기능을 획득한다.

정자가 생기기까지는 74일 걸린다

고환 내부는 표면에 있는 백색막의 연장인 고환중격에 의해 몇 개의 소엽으로 나뉘어져 있다. 그 안에 있는 정세관이 정자를 만드는 곳으로, 상피에 있는 정조세포가 정자의 "원조"가 된다. 정조세포에는 A형 세포와 이것이 분열되어 생기는 B형 세포가 있는데, B형 세포로부터 정모세포가 분화된다. 정모세포도 1차 세포와 2차 세포가 있는데 둘의 차이가 크기 때문에 1차 세포를 협의의 정모세포, 2차 세포를 정모 딸세포라고 부르는 경우도 적지 않다. 가장 큰 차이는 염색체의 수로, 1차 세포는 체세포와 똑같이 46개인데 반해 1차 세포에서 분열한 2차 세포는 반인 23개로 감소한다(감수분열).

정모 딸세포는 곧바로 2단계 째 분열에 들어가 정자세포가 된다. 이것이 분열하여 정자가 만들어진다.

여기까지 걸리는 일수는 약 74일로, 하나의 정자세포에서 생기는 정자는 4개, 하루에 만들어지는 정자의 수는 약 4,000만~1억 개라고 한다.

정자는 생식 능력을 나중에 획득한다

정자는 핵을 갖고 있는 첨단체와 그 중심소체에서 뻗어 있는 긴 꼬리(편모)로 이루어지는데(꼬리는 다시 중부, 주부, 종말부로 나뉨) 스스로 이동할 수 있는 세포이다. 단, 정자세포에서 막 분화된 정자는 운동 능력과 생식 기능을 갖고 있지 않다. 이런 기능은 부고환관으로 보내져 거기서 대기하는 동안 획득한다고 여겨진다. 또 사정된 후 자궁관으로 이동하는 과정에서 그 분비물의 작용을 받아 수정 능력을 높인다고 한다.

키워드

정조세포
정자의 "원조"가 되는 세포인데, 그 기원은 발생기에 출현하는 원시생식세포, 생식선으로 이동하여 정조세포가 되고, 사춘기에 활동을 시작할 때까지 휴면상태에 들어간다.

감수분열
체세포 분열의 경우 세포핵 안의 염색체가 둘로 나뉘기 때문에 분열 후 세포의 염색체 수도 똑같아지지만, 정자나 난자의 경우 2단계 분열을 거쳐 염색체 수가 원래 세포의 반으로 감소한다.

정자
길이는 60µm 정도로, 핵을 갖고 있는 첨단체와 꼬리(편모)로 이루어진다. 첨단체와 꼬리의 연결부분을 '중심소체'라고 하며, 꼬리는 중부, 주부, 종말부로 나뉜다. 꼬리를 움직임으로써 운동한다.

메모

정세관에서 정관으로
고환 안의 각 소엽의 정세관은 고환그물로 모이고 고환날세관을 경유하여 부고환에서 부고환관이 된다. 그리고 다시 정관으로 일체화된다. 또 남성 호르몬(안드로젠은 정세관에 있는 결합조직 중 라이디히 세포(간질세포)가 분비한다.

고환의 구조

고환은 원래 복부기관이므로 복부의
자율신경에 지배를 받는다.

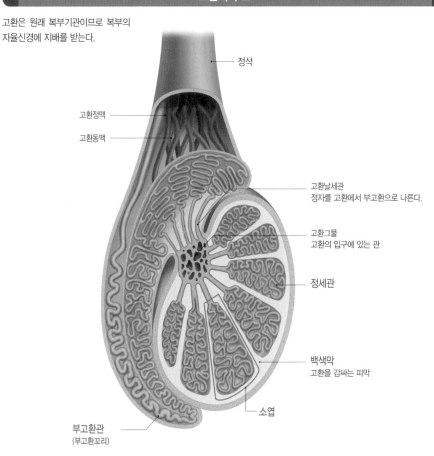

정삭

고환정맥

고환동맥

고환날세관
정자를 고환에서 부고환으로 나른다.

고환그물
고환의 입구에 있는 관

정세관

백색막
고환을 감싸는 피막

소엽

부고환관
(부고환꼬리)

정자의 구조

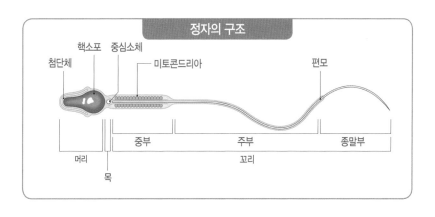

첨단체

핵소포

중심소체

미토콘드리아

편모

머리

목

중부

주부

종말부

꼬리

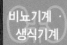
난소와 난자 *ovary and ovum*

- 난소는 자궁과는 고유난소인대로, 골반벽과는 난소걸이인대로 연결되어 있다.
- 난자는 난소의 겉질에서 형성되어 난포라는 주머니로 감싸져 성숙한다.
- 성숙한 난자는 난소 벽을 뚫고 나와 난자를 배안으로 배출한다(배란).

난포 내에서 난자가 형성된다

난소는 자궁 양쪽에 위치하는 한 쌍의 소기관(P.166~167 참조)으로, 자궁과는 고유난소인대로, 골반벽과는 난소걸이인대(골반누두인대)로 연결되어 있다. 또 자궁 양쪽에 퍼지는 자궁넓은인대에 의해서도 연결되어 있다. 자궁관의 개구부에 있는 자궁관술은 난소를 덮듯이 위치하고 있지만, 직접 연결되어 있지는 않다. 성숙한 난자는 난소 벽을 뚫고(배란) 일단 배안으로 나와 자궁관으로 이동한다.

난소 표면은 복막상피로 덮여 있고 내부는 겉질과 속질로 나뉜다. 겉질과 속질은 결합조직으로, 난자 내부의 대부분은 겉질로 되어 있다. 겉질에는 다양한 발달 과정에 있는 난포가 존재한다. 이것은 상피세포의 막이 세포를 감싼 형태로, 그 안에서 난자가 만들어져 간다.

난자는 난소 벽을 뚫고 외부로 나온다

난포의 시작은 난조세포에서 분화된 난모세포가 한 층의 막으로 감싼 원시난포이다. 난포자극호르몬의 작용으로 1차 난포, 2차 난포로 바뀌는데, 그 과정에서 난모세포도 1차 세포에서 2차 세포로 분화한다. 이때 감수분열이 일어나, 저장되는 염색체는 체세포의 반(23개)이 된다.

더욱 성숙이 진행되면 난포상피에 난포방이 만들어지고 난포액으로 채워진다. 이 상태를 포상난포(그라프 난포)라고 하며, 내부의 난구라는 구조 안에 난자가 있다(난포 자체는 난포막이라는 결합조직 막으로 감싸져 있음).

난포는 성숙 과정에서 난소 표면으로 이동한다. 그리고 성숙한 난포는 벽을 뚫고 난자가 부챗살관(난구의 일부)을 둘러쓴 상태로 방출된다(배란).

난자 방출 후의 난포는 노란 루테인 세포로 채워진 황체로 바뀐다.

시험에 나오는 어구

난소걸이인대
자궁과 골반을 연결하는 인대. 한편 고유난소인대는 자궁과 난소를 연결한다(P.167 참조).

키워드

난조세포
난자의 "원조"인 난조세포도 기원은 발생기의 원시 생식세포이다. 생식선으로 이동하여 난조세포가 되고, 난모세포로 분화한 직후 휴면에 들어간다. 사춘기에 분열을 재개한다.

난모세포
신생아의 난모세포는 약 100만 개 있는데 활동을 재개하는 사춘기에는 약 1만 개까지 감소해 있다. 성숙하여 배란에 이르는 것은 일생에 400개 정도에 지나지 않는다.

메모

난모세포의 분열
난모세포는 1차 세포와 2차 세포 모두 균등하게 분열하지 않고, 한쪽이 세포질의 대부분을 획득한다. 다른 한쪽은 극체라고 하여 결국에는 소실된다. 이로써 단 하나의 난자만 만들어진다.

황체
배란에서 찢어진 난포는 출혈을 하지만 바로 난포세포로 흡수되어 황색 색소를 갖고 있는 루테인 세포로 바뀐다.

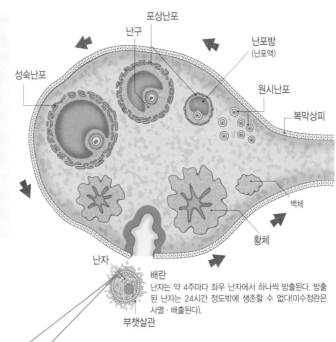

원포인트

난소 안에서 난포의 역할

난소 안에 있는 원시난포가 뇌하수체에서 분비되는 호르몬(난포자극호르몬, 황체형성호르몬)의 자극을 받으면 성숙하여 발육난포가 된다. 다시 성숙을 계속하여 지름 2cm에 이르는 성숙난포가 되고, 이것이 황체자극호르몬의 작용으로 찢어져 난자를 방출한다(배란). 황체는 난자가 수정하면 황체호르몬을 분비하는 임신황체로 바뀌지만, 임신되지 않은 경우는 축소되어 결합조직 백체로 바뀐다.

포상난포

난구

성숙난포

난포방
(난포액)

원시난포

복막상피

백체

황체

난자

배란
난자는 약 4주마다 좌우 난자에서 하나씩 방출된다. 방출된 난자는 24시간 정도밖에 생존할 수 없다(미수정란은 사멸 · 배출된다).

부챗살관

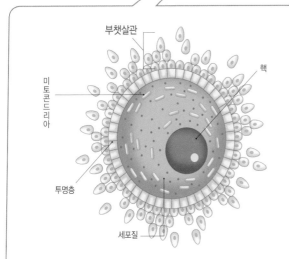

부챗살관

핵

미토콘드리아

투명층

세포질

난자의 구성

배란된 난자의 구조는 난구에 있는 부챗살관과 투명층이라는 막으로 덮인 부분 안에 난세포가 있다. 핵에는 22쌍의 상염색체와 한 쌍의 X 염색체(여성 염색체)가 저장되어 있다. 또 난세포 안에 보이는 2차 극체는 비대칭으로 분열하는 난세포 특유의 감수분열에서 생긴, 이른바 "세포분열의 남은 찌꺼기"로 결국에는 소멸된다.

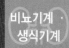

수정에서 탄생까지

- 정자와 난자는 자궁관팽대에서 수정한다.
- 수정란은 자궁관을 통해 자궁으로 이동하여 자궁속막에 착상한다.
- 수정에서 분만까지를 임신기 또는 태생기라고 한다(280일간).

수 억 개의 정자 중 자궁관에 도달하는 것은 200개 뿐

배란된 하나의 난자는 자궁관으로 들어가 **자궁관팽대**에서 대기한다. 한편 사정된 정자는 질 내에서 자궁관을 향해 나아가기 시작한다. 단, 중간에 다양한 장벽이 있어서(질의 높은 산성, 자궁목관점막의 높은 점성 등) 이것을 돌파하여 자궁관에 도달하는 정자는 사정 시의 수 억 개 중 겨우 200개뿐이다.

자궁관을 거슬러 올라가는 중에 정자는 첨단체를 감싸고 있던 피막이 벗겨져 수정 기능을 획득한다. 그리고 자궁관팽대에 달하면 대기하던 난자와 접합한다(수정). 난자는 부챗살관 안에서 **투명층**으로 감싸여 있는데, 이것은 하나의 정자가 들어온 순간에 바뀌어 다른 정자의 침입을 저지하는 역할을 한다.

수정란은 바로 분열(난할)을 시작함과 동시에 자궁관의 섬모운동에 의해 자궁을 향해 이동하기 시작한다. 오디배(16세포)를 거쳐 내강을 갖고 있는 **주머니배**가 되는 5일째에는 **자궁**에 도달하고, 6일째 무렵 **자궁속막**에 들어간다(착상).

착상된 주머니배는 점막 아래까지 달하는 돌기(융모)를 뻗는데 이것이 나중에 태반의 일부가 된다.

아기는 약 10개월 만에 세상에 나온다

수정부터 태아(및 태반 등의 부속물)의 배출(분만)까지를 임신이라고 한다. 임상에서는 마지막 생리 첫날을 기점으로 해서 280일을 임신 기간으로 보고, 일반적으로 **초기**(15주까지), **중기**(16주~27주), **말기**(28주 이후)로 구분한다.

또 임신기는 배아(수정 후 제8주까지의 명칭)와 태아(제9주 이후의 명칭)를 중심으로 한 경우는 태생기 및 수정 후 2주간을 발아기, 제3~8주의 배아기, 제9주 이후를 태아기로 나눈다.

 키워드

수정
정자와 난자의 염색체 수는 23개이지만, 수정에 의해 합쳐져 체세포가 갖고 있는 본래의 수(46개)가 갖추어진다. 또한 정자의 활동한계는 최대 7일이며, 난자의 생존기간은 약 24시간이라고 한다. 따라서 배란일을 끼고 8일 동안이 '임신 가능 기간'으로 여겨진다.

접합
세포끼리 융합하는 것을 말한다. 수정은 그 일종이다.

부챗살관·투명층
부챗살관은 난포의 난구가 배란 시에 일부 분열된 막. 투명층은 부챗살관의 안쪽에서 난자를 감싸고 있는 단백질로 된 투명한 막.

태반
자궁 안에서 탯줄을 사이에 두고 태아를 모체와 이어주는 구조로, 태아의 가스 흡수나 대사 등에 관여한다.

태아기
성장이 중심이 되는 제9주 이후의 호칭이 태아가 되며, 이 시기를 태아기라고 한다.

그동안 자궁은 계속 팽창하여 임신 말기에는 배안의 대부분을 차지하게 된다.

수정란의 성장

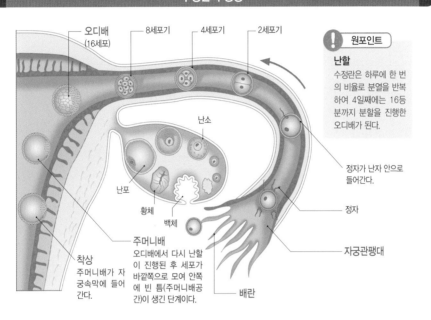

오디배 (16세포)

8세포기

4세포기

2세포기

난소

난포

황체

백체

주머니배
오디배에서 다시 난할이 진행된 후 세포가 바깥쪽으로 모여 안쪽에 빈 틈(주머니배공간)이 생긴 단계이다.

착상
주머니배가 자궁속막에 들어 간다.

배란

원포인트

난할
수정란은 하루에 한 번의 비율로 분열을 반복하여 4일째에는 16등분까지 분할을 진행한 오디배가 된다.

정자가 난자 안으로 들어간다.

정자

자궁관팽대

태아의 성장

임신 기간은 마지막 생리일을 0일로 하여 280일째(40주 0일)가 출산예정일이 된다.

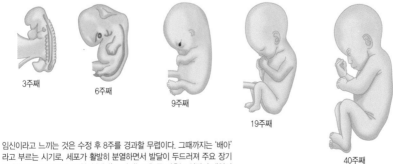

3주째

6주째

9주째

19주째

40주째

임신이라고 느끼는 것은 수정 후 8주를 경과할 무렵이다. 그때까지는 '배아' 라고 부르는 시기로, 세포가 활발히 분열하면서 발달이 두드러져 주요 장기의 원형이 만들어진다. 호칭이 '태아'로 바뀌는 제9주 이후는 성장이 메인이 된다. 이 시기의 초기에는 머리가 커지고 점차 전신의 균형이 잡히며, 15주 이후는 체모나 손톱 등도 형성되어 간다.

7장

비뇨기계 · 생식기계

운동 강도의 지표란?

일반적으로 말하는 유산소운동이란 짧은 시간 밖에 지속할 수 없는 격렬한 운동이 아니라 장시간 천천히 계속할 수 있는 강도가 낮은 운동을 가리킨다. 이에 해당하는 스포츠로는 조깅과 같은 저속 장거리 달리기나 워킹, 사이클링 등이 있고, 실내 스포츠로는 수영이나 에어로빅 댄스 등을 들 수 있다.

운동 강도의 지표는 일반적으로 안정 시와 비교하거나 심박수를 기준으로 하는 것이 알려져 있다. 주로 사용하는 'METs'는 안정 시를 '1.0MET'라고 하고 그 몇 배가 되는지 강도를 나타낸 것으로, 산책은 2.5METs, 일반적인 조깅은 7.0METs…와 같이 주요 운동이나 행동에 대해 수치가 공표되어 있다. 여기에 운동한 시간을 곱한 수치가 'EX'('메츠 · 시'라고도 함)로, 3.0METs 이상을 포함한 운동을 1주일에 23EX 할 것을 권장하고 있다.

심박수에 기초한 지표도 몇 가지 있는데, 모두 '목표 심박수'를 설정하고 유지하도록 운동하는 것이다. 가장 일반적인 계산 방법은 '220-나이'를 '최대 심박수'로 보고, 그 몇 %를 목표 심박수로 하는 것이다. 그 외에 '(운동 시 심박수 − 안정 시 심박수) ÷ (최대 심박수 − 안정 시 심박수) × 100'을 운동 강도로 정하고 '운동 강도 × (최대 심박수 − 안정 시 심박수) + 안정 시 심박수'를 목표 심박수로 설정하는 방법도 널리 시행되고 있다.

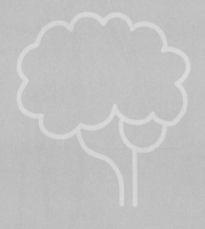

8장

뇌와 신경계

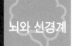

신경계의 개요

- 신경계는 중추신경계와 말초신경계로 구성된다.
- 중추신경계는 뇌(대뇌, 사이뇌, 소뇌, 뇌줄기)와 척수를 말한다.
- 말초신경계는 뇌신경과 척수신경을 말한다.

중추신경계와 말초신경계

신경계는 뇌와 척수로 이루어지는 중추신경계와 뇌신경과 척수신경으로 이루어지는 말초신경계로 구성되어 있다. 중추신경계는 전신에서 모은 정보를 처리하고 몸을 컨트롤하는 지령을 발신하는 메인 컴퓨터이며, 말초신경계는 정보와 지령을 송신하기 위한 통신망이다.

뇌는 대뇌, 사이뇌, 소뇌, 뇌줄기를 말한다. 척수는 뇌줄기에서 이어져 척추 안을 따라 내려간다.

말초신경계는 뇌신경과 척수신경으로 나눌 수 있다. 뇌신경은 대뇌와 뇌줄기를 출입하는 말초신경으로 12쌍 있다. 척수신경은 척수를 출입하는 말초신경으로 31쌍 있다.

신경계의 기본 단위는 뉴런이다

중추와 말초에서 정보를 주고받는 역할을 하는 것이 뉴런(신경세포)이다. 뉴런은 핵이 있는 세포체와 거기서 가지처럼 뻗은 가지돌기, 길게 뻗은 축삭으로 구성된다. 가지돌기는 정보를 받는 돌기이며, 축삭은 정보를 멀리까지 전달하기 위한 이른바 전선이다. 신경섬유라는 것은 이 축삭을 말하는 것으로, 그 끝을 신경종말(축삭말단)이라고 한다. 축삭에는 슈반세포가 감겨서 생긴 말이집이 붙어 있는 경우가 있다. 말이집과 말이집 사이에 잘록한 부분을 랑비에 결절이라고 한다(P.27 참조).

뉴런에는 세포체에서 축삭이 뻗어 있는 형태에 따라 단극성 뉴런, 양극성 뉴런, 위단극성 뉴런, 다극성 뉴런이 있다.

시험에 나오는 어구

중추신경계
뇌와 척수로 이루어진다. 전신으로부터 모은 정보를 정리, 분석하고 전신에 지령을 내린다.

말초신경계
뇌신경과 척수신경으로 구성된다. 뇌에 정보를 보내거나 뇌에서 내리는 지령을 전신에 전달하는 통신망이다.

키워드

말이집
축삭에 슈반세포가 붙어서 생긴 지질 말이집. 축삭에 말이집이 있는 것을 유수섬유, 말이집이 없는 것을 무수신경이라고 한다.

단극성 뉴런 등
뉴런은 기능에 따라 형태가 다르다. 예를 들어 운동 지령을 전달하는 뉴런은 다극성 뉴런, 감각 정보를 전달하는 뉴런은 양극성 뉴런 또는 위단극성 뉴런인 경우가 많다.

중추신경계와 말초신경계

뇌와 척수로 구성되는 중추신경계는 받은 정보를 통합 처리하고, 말초신경계는 그 정보를 몸의 각 부분과 주고받는다.

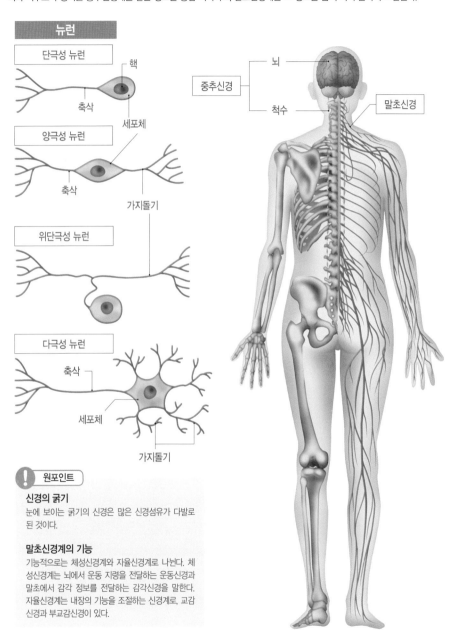

뉴런

단극성 뉴런

핵

축삭

세포체

양극성 뉴런

축삭

가지돌기

위단극성 뉴런

다극성 뉴런

축삭

세포체

가지돌기

중추신경

뇌

척수

말초신경

원포인트

신경의 굵기
눈에 보이는 굵기의 신경은 많은 신경섬유가 다발로 된 것이다.

말초신경계의 기능
기능적으로는 체성신경계와 자율신경계로 나뉜다. 체성신경계는 뇌에서 운동 지령을 전달하는 운동신경과 말초에서 감각 정보를 전달하는 감각신경을 말한다. 자율신경계는 내장의 기능을 조절하는 신경계로, 교감신경과 부교감신경이 있다.

뇌의 전체 이미지

POINT

- 뇌는 대뇌, 사이뇌, 소뇌, 뇌줄기(중간뇌, 다리뇌, 숨뇌)로 구성된다.
- 뇌 안에는 가쪽뇌실, 제3뇌실, 제4뇌실이라는 뇌실이 있다.
- 뇌와 척수는 뇌실에서 분비되는 뇌척수액에 떠 있다.

뇌는 머리뼈 안에 들어 있다

뇌(대뇌, 사이뇌, 소뇌, 뇌줄기)는 모두 머리뼈(머리뼈안) 안에 들어 있어 소중히 보호받고 있다. 뇌줄기 아래에는 척수가 연결되고, 큰구멍에서 머리뼈를 빠져 나온다.

뇌의 가장 바깥쪽에 있으며 표면에 크게 주름이 잡혀 있는 좌우의 반구 모양이 대뇌이다. 대뇌는 사람의 경우 상당히 잘 발달되어 있으며, 좌우의 대뇌반구는 중앙의 뇌들보로 연결되어 있다.

뇌의 중심 부분에는 사이뇌가 있으며, 그 아래로 뇌줄기가 이어진다. 뇌줄기는 중간뇌, 다리뇌, 숨뇌로 구성된다. 또 대뇌의 후방부, 뇌줄기의 뒤쪽에는 소뇌가 있다.

뇌척수막, 뇌실, 뇌척수액

뇌는 안쪽에서 순서대로 연질막, 거미막, 경질막이라는 3장의 뇌척수막으로 덮여 있다. 또 연질막과 거미막 사이에는 공간이 있는데 이 공간을 거미막밑공간이라고 한다.

뇌 안에는 뇌실이라 부르는 공간이 있다. 좌우 대뇌반구 안에는 가쪽뇌실, 사이뇌의 시상에 끼어 있는 위치에는 제3뇌실, 소뇌의 전방에는 제4뇌실이 있는데, 각각 가는 통로로 연결되어 있다. 또 제4뇌실에 있는 3개의 구멍은 척수 주위의 거미막밑공간으로 연결되어 있다. 따라서 4개의 뇌실과 뇌와 척수 주변의 거미막밑공간은 연결되어 있다. 뇌척수액은 뇌실에 있는 맥락얼기라는 기관에서 분비되어 뇌실과 거미막밑공간을 채우고 뇌주변의 정맥에 흡수된다. 뇌와 척수는 이 뇌척수액에 떠 있어 충격으로부터 보호받고 있다.

 시험에 나오는 어구

뇌실
가쪽뇌실, 제3뇌실, 제4뇌실이 있다.

뇌척수액
뇌실과 거미막밑공간을 채우는 액체로. 뇌와 척수는 이 액체에 떠 있다. 뇌실에서 분비되어 뇌 주변의 정맥에 흡수되므로 항상 순환된다. 150mℓ가 차며, 하루에 500mℓ의 양이 생산된다.

 키워드

뇌척수막
뇌를 감싸는 막으로 연질막, 거미막, 경질막으로 된 3층 구조로 되어 있다. 뇌로 이어지는 척수도 똑같은 막으로 감싸져 있다.

메모

대뇌와 소뇌의 정보 전달
대뇌와 소뇌는 직접 연결되어 있지 않다. 둘은 뇌줄기를 통해 정보를 주고받는다.

뇌는 대뇌, 소뇌, 뇌줄기로 구성되며, 대뇌는 다시 사이뇌와 끝뇌, 뇌줄기는 중간뇌, 다리뇌, 숨뇌로 나뉜다.

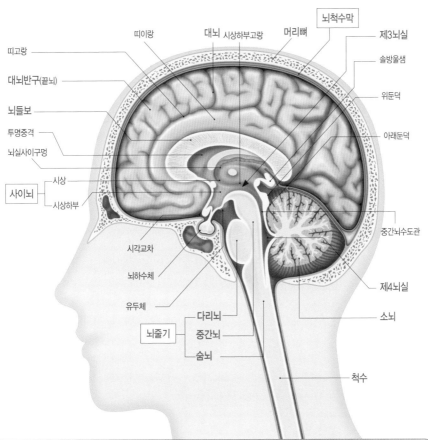

띠이랑
대뇌 시상하부고랑
머리뼈
뇌척수막
제3뇌실
솔방울샘
위둔덕
아래둔덕
중간뇌수도관
제4뇌실
소뇌
척수

띠고랑
대뇌반구(끝뇌)
뇌들보
투명중격
뇌실사이구멍
사이뇌
시상
시상하부
시각교차
뇌하수체
유두체
다리뇌
중간뇌
숨뇌
뇌줄기

뇌실

뇌에는 뇌실이라는 공간이 있다. 가쪽뇌실은 제3뇌실과 뇌실사이구멍(몬로공)으로, 제3뇌실은 제4뇌실과 중간뇌수도관으로 연결되어 있다.

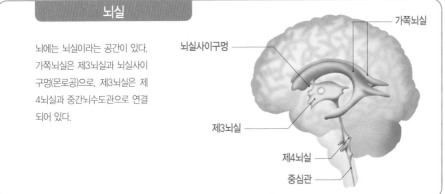

가쪽뇌실
뇌실사이구멍
제3뇌실
제4뇌실
중심관

대뇌 *cerebrum*

 POINT

- 좌우 대뇌반구는 중앙에 있는 뇌들보로 연결되어 있다.
- 대뇌표면 등에 있는 회색질은 뉴런 세포체의 모음이다.
- 대뇌 안쪽의 백색질에는 신경섬유가 다발로 뻗어 있다.

대뇌 표면에는 깊은 주름이 있다

머리의 가장 위에 있으며 뇌의 대부분을 차지하는 대뇌는 좌우의 대뇌반구가 중앙에 있는 뇌들보로 연결된 형태를 하고 있다. 성인의 대뇌의 무게는 평균 1,300~1,400g이라고 한다.

대뇌의 표면에는 큰 주름이 있다. 이것을 고랑이라고 하는데, 구와 구 사이에 불룩 튀어나온 부분은 이랑이라고 한다. 특히 정수리에서 앞쪽 방향으로 향하는 **중심고랑**과 측면 전방 아래에서 후방 위로 향하는 **가쪽고랑**이 깊으며, 대뇌의 각 부분을 나누고 있다. 중심고랑에서 앞쪽이 **이마엽**, 중심고랑에서 뒤쪽 상부가 **마루엽**, 가쪽고랑 아래가 **관자엽**, 후두부 영역이 **뒤통수엽**이다.

회색질과 백색질

대뇌의 단면을 보면 색이 짙은 부분과 옅은 부분이 있다. 색이 짙은 부분을 회색질이라 하는데, 여기에는 뉴런의 세포체가 모여 있다. 특히 표면의 회색질은 **대뇌겉질**이라고 한다. 대뇌 안에는 겉질 외에도 회색질이 있는데, 둘 다 중요한 기능을 담당하고 있다. 색이 옅은 부분은 **백색질**이라고 하는데, 여기에는 신경섬유가 다발로 뻗어 있다.

대뇌변연계와 대뇌기저핵

대뇌의 앞쪽 면에 보이는 띠이랑과 해마옆이랑 등 뇌들보를 둘러싸는 부분을 대뇌변연계라고 한다. 대뇌변연계는 본능적인 행동이나 감정 등, 비교적 원시적인 기능을 담당한다.

또 해마 안쪽의 상부에는 렌즈핵과 담장, 시상의 위를 통하는 꼬리핵으로 이루어지는 대뇌기저핵이 위치한다. 대뇌기저핵은 운동의 조절에 관여하고 있다.

 시험에 나오는 어구

중심고랑
대뇌의 정수리에서 앞쪽으로 향하는 깊은 고랑. 롤랜드 고랑이라고도 한다. 그 앞 일대의 이랑을 중심앞이랑, 뒤쪽 이랑을 중심뒤이랑이라고 한다.

가쪽고랑
대뇌측면 아래 전방에서 위 후방으로 향하는 깊은 고랑. 실비우스 고랑이라고도 한다.

 키워드

대뇌겉질
대뇌 표면의 회색질 부분을 말한다. 사람에게 특히 발달되어 있다. 진화 과정에서 가장 새로 생겨난 부분이므로 신겉질이라고도 한다.

백색질
신경섬유가 뻗어 있는 부분. 대뇌겉질에 반해 대뇌속질이라고 부르는 경우도 있다.

 메모

대뇌의 주름
대뇌 표면에 주름이 있는 이유는 대뇌겉질의 표면적을 넓힘으로써 고도로 발달하여 늘어난 뉴런을 배치하기 위해서라고 한다.

뇌의 크기와 지능
대뇌의 무게와 지능은 반드시 비례하지 않는다. 즉 대뇌의 무게만으로 지능을 잴 수는 없다는 것이다.

대뇌겉질의 구분

대뇌겉질이란 대뇌의 회색질 표면 부분을 말한다. 이마엽, 마루엽, 관자엽은 겉에서 보이지만 뇌섬엽, 변연엽은 안쪽에 감춰져 있다.

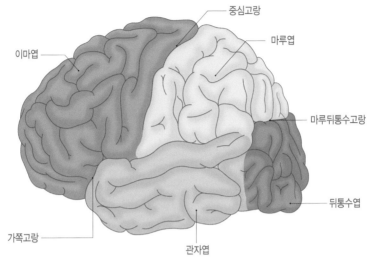

중심고랑

마루엽

이마엽

마루뒤통수고랑

뒤통수엽

가쪽고랑

관자엽

대뇌의 안쪽 면

대뇌의 안쪽 면에 있는 변연엽을 대뇌변연계라고 하는데, 본능적인 행동이나 감정, 기억 등을 담당한다.

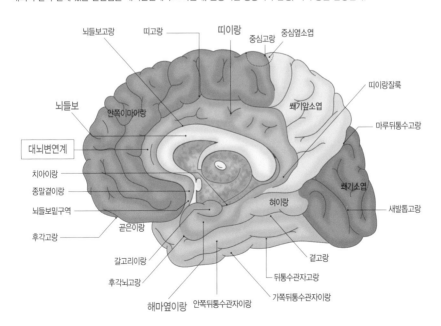

뇌들보고랑   띠고랑   띠이랑   중심고랑   중심옆소엽

띠이랑잘록

뇌들보

안쪽이마어랑   쐐기앞소엽

마루뒤통수고랑

대뇌변연계

치아이랑

종말곁이랑

쐐기소엽

뇌들보밑구역

허이랑

곧은이랑   새발톱고랑

후각고랑

갈고리이랑   곁고랑

후각뇌고랑   뒤통수관자고랑

해마옆이랑   안쪽뒤통수관자이랑   가쪽뒤통수관자이랑

181

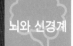
사이뇌 *diencephalon*

- 사이뇌는 시상, 시상하부, 시상상부로 이루어지며, 아래는 중간뇌로 이어진다.
- 시상은 뇌 중에서 가장 큰 신경핵(뉴런 덩어리)이다.
- 시상하부는 자율신경계나 내분비계의 중추로, 많은 신경핵을 갖고 있다.

시상은 가장 큰 신경핵

가쪽뇌실 아래에 있는 제3뇌실을 사이에 끼우듯이 위치하는 알 모양의 시상과 그 위에 있는 **시상상부**, 아래에 있는 **시상하부** 부분을 사이뇌라고 한다. 사이뇌는 다양한 감각 정보를 중계하는 한편 자율신경이나 내분비계의 중추 역할을 하고 있다.

좌우 시상은 대부분의 경우 **시상사이붙음**으로 연결되어 있다. 시상은 사람의 신경계에서 가장 큰 신경핵이다. 신경핵이란 뉴런의 세포체 덩어리라는 뜻으로, 시상에 있는 신경핵을 통틀어 **시상핵**이라고 한다.

시상 안에는 신경섬유가 모인 백색질로 구성된 **속섬유판**이 Y자 모양으로 들어 있으며, 이에 의해 전방 부분과 안쪽, 바깥쪽 부분으로 분할되어 있는데 각 영역에 많은 신경핵이 가득 차 있다.

시상하부와 시상상부

시상의 앞쪽 아래 영역을 시상하부라고 한다. 시상하부에는 앞쪽에서 시신경이 교차하는 부분인 **시각신경교차**, 그 후방에서 아래로 내분비기관인 뇌하수체가 붙어 있는 **깔때기**, 그 뒤쪽에 있는 **유두체**가 포함된다. 시상하부 안에도 많은 신경핵이 있다. 어떤 신경핵은 자율신경계 등에 지령을 내리는 중추가 되며, 어떤 신경핵은 호르몬을 분비하여 뇌하수체나 다른 내분비샘을 자극한다.

시상상부는 제3뇌실의 뒤쪽 벽을 형성하는 부분으로, **고삐**나 **솔방울샘** 등으로 구성된다. 솔방울샘은 사이뇌 뒷부분에 있는 솔방울 모양을 한 돌기로, 수면과 관련된 호르몬을 분비하는 내분비샘이다.

사이뇌

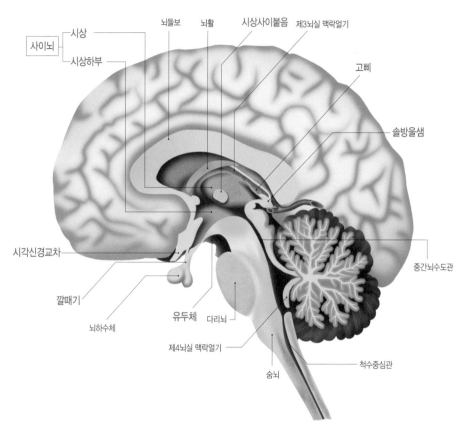

- 뇌들보
- 뇌활
- 시상사이붙음
- 제3뇌실 맥락얼기
- 고삐
- 솔방울샘

사이뇌
- 시상
- 시상하부

- 시각신경교차
- 깔때기
- 뇌하수체
- 유두체
- 다리뇌
- 제4뇌실 맥락얼기
- 숨뇌
- 중간뇌수도관
- 척수중심관

시상

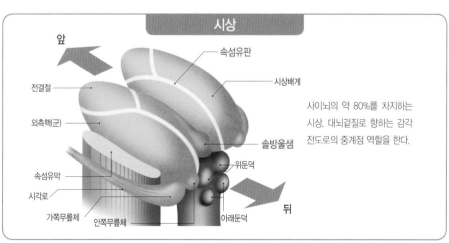

앞

- 속섬유판
- 시상배게
- 전결절
- 외측핵(군)
- 솔방울샘
- 속섬유막
- 시각로
- 위둔덕
- 가쪽무릎체
- 안쪽무릎체
- 아래둔덕

뒤

사이뇌의 약 80%를 차지하는 시상. 대뇌겉질로 향하는 감각 전도로의 중계점 역할을 한다.

소뇌 *cerebellum*

- 표면에 있는 소뇌고랑이라는 자잘한 가로 주름이 소뇌의 표면적을 늘려 준다.
- 소뇌벌레와 벌레곁구역, 소뇌반구, 타래결절엽으로 나뉜다.
- 소뇌는 3쌍의 소뇌다리에 의해 뇌줄기와 연결되어 있다.

소뇌 표면에는 대뇌보다 자잘한 주름이 몰려 있다

소뇌는 대뇌 아래, 사이뇌 뒤쪽에 있다. 소뇌의 무게는 성인의 경우 130g 정도이다.

소뇌는 소뇌벌레, 소뇌반구, 타래결절엽으로 나뉜다. 뒤쪽에서 봐서 중앙에 있는 것이 소뇌벌레로, 그 양쪽의 좁은 일대는 벌레곁구역이라고 한다. 벌레곁구역보다 양쪽으로 더 부풀어 오른 부분이 소뇌반구이다. 타래결절엽은 소뇌 안쪽으로 들어가 있으므로 뒤쪽에서는 보이지 않는다. 소뇌는 운동의 조절을 담당하는데, 각 부분은 각각 다른 기능을 담당한다.

소뇌의 표면에는 대뇌와는 다른 자잘한 주름이 가로 방향으로 뻗어 있는데, 이것을 소뇌고랑이라고 한다. 단면을 보면 뉴런의 세포체가 모인 회백질과 신경섬유가 모인 백색질로 나뉘며, 회색질의 비율이 많다는 특징이 있다. 왜냐하면 소뇌에는 대뇌의 몇 배에 달하는 뉴런이 있기 때문이다. 또 소뇌고랑이 자잘한 이유도 표면적을 늘려 저장할 수 있는 뉴런의 수를 늘리고 있기 때문이다.

뇌줄기와 소뇌다리로 연결되어 있다

소뇌는 대뇌와는 직접 연결되어 있지 않지만 뇌줄기와는 소뇌다리로 연결되어 있어서 뇌줄기를 사이에 두고 대뇌와 정보를 주고받는다. 소뇌다리는 3쌍 있는데, 위소뇌다리는 중간뇌와, 가운데소뇌다리는 다리뇌와, 아래소뇌다리는 숨뇌와 소뇌를 연결한다. 소뇌와 뇌줄기 사이에는 제4뇌실이 있으며, 3쌍의 소뇌다리는 뇌실을 양쪽에서 덮듯이 하여 뇌줄기로 뻗어 있다 (P.187 참조).

(P.187 참조).

시험에 나오는 어구

소뇌벌레
소뇌 중앙에 조금 튀어 오른 부분으로, 좌우 소뇌반구를 연결하고 있다. 발생학적으로는 오래된 겉질이다.

소뇌다리
소뇌와 뇌줄기를 연결하는 신경섬유 다발로, 위·가운데·아래 소뇌다리가 있다.

키워드

소뇌반구
소뇌 양쪽에 부풀어 오른 부분이다. 발생학적으로는 새로운 겉질이다.

소뇌고랑
소뇌 표면의 고랑은 대뇌보다 자잘하다. 그래서 표면적이 대뇌보다 넓다. 특히 깊은 고랑은 열이라 부른다.

소뇌의 표면에는 많은 고랑이 있어 주판알과 같은 모습을 하고 있다.

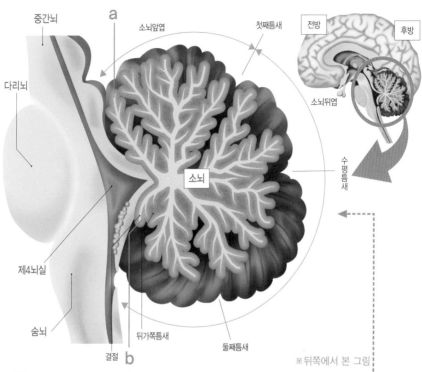

소뇌앞엽
첫째틈새
전방
후방
중간뇌
a
다리뇌
소뇌뒤엽
소뇌
수평틈새
제4뇌실
숨뇌
뒤가쪽틈새
둘째틈새
결절 b
※뒤쪽에서 본 그림

8장
뇌와 신경계

원포인트

소뇌의 뉴런
중량은 대뇌가 10배 정도 무겁지만 뉴런의 수는 소뇌가 압도적으로 많다. 대뇌에 있는 뉴런은 약 140억 개인데 반해 소뇌에는 약 1,000억 개 있다고 한다.

소뇌 표면(위 그림 a~b의 전개도)

소뇌는 소뇌벌레, 좌우 소뇌반구, 타래결절엽, 이 3부분으로 나뉜다. 보통 타래결절엽은 안쪽에 들어가 있어서 뒤쪽에서는 보이지 않는다.

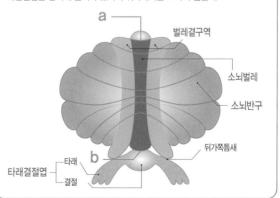

a
벌레곁구역
소뇌벌레
소뇌반구
뒤가쪽틈새
타래결절엽 ─ 타래
결절
b

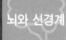

뇌와 신경계

뇌줄기 *brainstem*

POINT

● 뇌줄기는 중간뇌, 다리뇌, 숨뇌로 구성되며, 아래는 척수로 이어진다.
● 뇌줄기의 가장 아래에 있는 숨뇌가 척수로 옮겨가는 부분에서 머리뼈를 빠져 나온다.
● 뇌신경의 대부분은 뇌줄기를 출입한다.

뇌줄기는 중간뇌, 다리뇌, 숨뇌로 구성된다

사이뇌 아래로 이어지는 부분이 뇌줄기로, 위에서부터 순서대로 중간뇌(중뇌), 다리뇌(교뇌), 숨뇌(연수)로 구성되어 있다.

사이뇌 아래에 있는 가늘고 짧은 부분이 중간뇌이다. 앞으로는 V자 모양의 기둥인 대뇌다리가 있다. 대뇌다리에는 운동과 관련된 신경섬유가 통하고 있다. 대뇌다리 사이에 보이는 유두체는 사이뇌의 시상하부의 일부이다. 뒤로는 위둔덕 · 아래둔덕이라는 융기가 있다. 이 안에는 신경핵이 있어서 시각이나 청각 기능과 관련되어 있다. 중간뇌에서는 뇌신경(P.190 참조)인 눈돌림신경과 도르래신경이 나와 있다. 또 중간뇌에는 제3뇌실과 제4뇌실을 잇는 중간뇌수도관이 통하고 있다.

중간뇌에 이어져 갑자기 두꺼워지는 부분이 다리뇌이다. 앞에서 보면 가로 방향의 힘줄이 보이므로 위쪽의 중간뇌와 아래쪽의 숨뇌를 확실하게 구별할 수 있다. 이 힘줄은 가운데소뇌다리를 거쳐 소뇌로 연결되는 신경섬유인 다리뇌가로섬유가 떠서 보이는 것이다. 다리뇌에는 뇌신경의 삼차신경, 갓돌림신경, 얼굴신경, 속귀신경이 출입한다. 또 다리뇌 뒤쪽에는 제4뇌실이 있다.

다리뇌 아래로 이어지는 것이 숨뇌이다. 숨뇌는 다리뇌 바로 아래에서는 굵고, 밑으로 갈수록 가늘어진다. 그리고 그 아래의 척수로 이어지는 부분에서 머리뼈 밖으로 나온다. 숨뇌 앞쪽에 세로로 뻗은 기둥 모양의 구조를 피라밋이라고 한다. 피라밋에는 대뇌겉질에서 전신의 뼈대근육에 지령을 보내는 신경섬유가 다발로 뻗어 있는데, 이를 피라밋로라고 한다. 피라미드 옆에 있는 부풀어 오른 부분은 올리브라고 한다. 숨뇌에는 뇌신경의 혀인두신경, 미주신경, 더부신경, 혀밑신경이 출입한다.

시험에 나오는 어구

중간뇌
사이뇌에 이어지는 부분으로, 안에는 제3뇌실과 제4뇌실을 잇는 중간뇌수도관이 통하고 있다.

다리뇌
중간뇌에 이어지는 굵은 부분으로, 소뇌와 연결되는 신경섬유가 명확하다.

숨뇌
다리뇌에 이어지는 부분으로, 운동신경 다발이 통하는 피라밋 또는 올리브 구조를 갖고 있다.

키워드

뇌신경
뇌를 드나드는 말초신경을 말한다(P.190 참조). 12쌍 있는데 머리부위나 얼굴의 기능, 가슴부위 · 배부위 내장의 기능을 컨트롤한다.

올리브
숨뇌 측면에 둥글게 부풀어 오른 부분을 말한다. 안에는 소뇌에 정보를 중계하는 기능을 갖고 있는 올리브핵이라는 신경핵이 있다.

메모

식물인간 상태란?
사이뇌에는 호흡이나 순환 등의 생명활동의 중추가 있다. 대뇌의 기능은 소실되었지만 사이뇌의 기능은 유지되어 생명이 유지되고 있는 상태를 식물인간 상태라고 한다.

뇌줄기의 구조

뇌줄기는 중간뇌, 다리뇌, 숨뇌로 구성되며, 호흡이나 체온 조절, 혈압 조절 등을 담당한다.

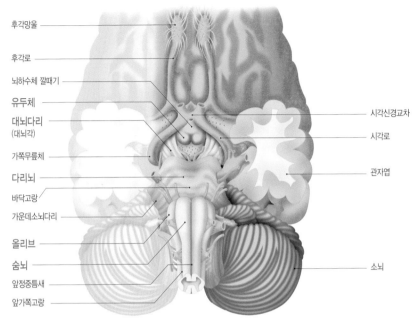

후각망울
후각로
뇌하수체 깔때기
유두체
대뇌다리
(대뇌각)
가쪽무릎체
다리뇌
바닥고랑
가운데소뇌다리
올리브
숨뇌
앞정중틈새
앞가쪽고랑

시각신경교차
시각로
관자엽
소뇌

뇌줄기

외측면

후면

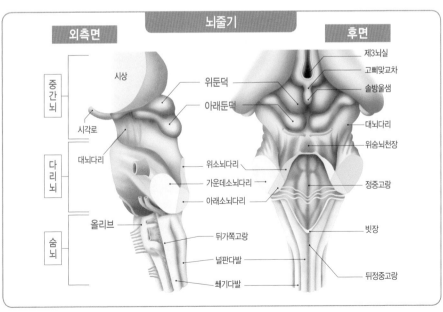

중간뇌

시상
위둔덕
아래둔덕

시각로
대뇌다리

제3뇌실
고삐맞교차
솔방울샘
대뇌다리
위숨뇌천장

다리뇌

위소뇌다리
가운데소뇌다리
아래소뇌다리

정중고랑

숨뇌

올리브
뒤가쪽고랑
널판다발
쐐기다발

빗장
뒤정중고랑

척수 *spinal cord*

- 척수는 숨뇌에 이어지는 기둥 형태의 기관으로, 척주관 안에 들어 있다.
- 척수는 척주관의 전체 길이보다 짧아 제1허리뼈 부근까지밖에 없다.
- 척수의 단면에는 중앙에 회색질이, 주위에 백색질이 있다.

척수는 척주관에 들어 있다

뇌줄기의 숨뇌 아래로 이어지는 것이 척수이다. 척수는 중추신경계에 속하며, 말초와 뇌 사이에 주고받는 정보의 중계나 자율신경계에 대한 지령을 내리는 역할을 하고 있다.

척수는 척추의 척추뼈구멍이 세로로 연결되어 생긴 척주관 안에 들어 있다. 그리고 그 주변은 대뇌와 마찬가지로 연질막, 거미막, 경질막으로 된 뇌척수막으로 덮여 있으며, 거미막밑공간에는 뇌척수액이 순환하고 있다.

척수는 위에서부터 순서대로 목척수, 가슴척수, 허리척수, 엉치척수, 꼬

시험에 나오는 어구

목팽대 · 허리팽대
척수 중 목척수와 허리척수에서 굵은 부분을 말한다. 팔과 다리를 지배하는 신경이 드나들기 때문에 뉴런이 많아서 굵다.

앞뿔 · 뒤뿔
척수의 단면에 보이는 회백질로, 앞쪽으로 돌출되어 있는 부분을 앞뿔, 뒤쪽으로 돌출되어 있는 부분을 뒤뿔이라고 한다. 여기에는 운동신경이나 감각신경 뉴런이 있다(P.192 참조).

척수

척수는 척추에 대응하여 목척수, 가슴척수, 허리척수, 엉치척수, 꼬리척수로 나눌 수 있다.

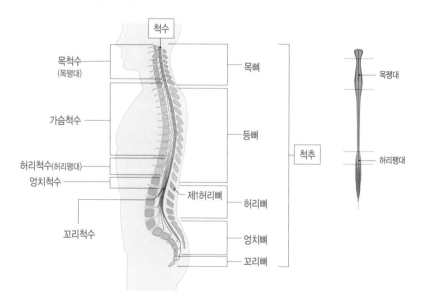

리척수로 나눌 수 있다. 목척수는 목뼈를 통하는 척수신경(말초신경의 일종 · P.192 참조)이 드나드는 부분을 말한다. 그 아래로 이어지는 가슴척수, 허리척수 등도 마찬가지다. 단 왼쪽 페이지의 그림과 같이 성인의 경우는 척수와 척추의 높이가 일치하지 않는다. 척수는 제1허리뼈 부근까지밖에 없어서 허리척수는 허리뼈보다 꽤 높은 위치에 있다. 이것은 성장을 할 때 키(척추)가 늘어나는 만큼 척수는 늘어나지 않기 때문이다.

척수는 앞뒤가 조금 일그러진 원통 모양으로, 목부위와 허리부위에서 조금 굵어서 각각 **목팽대**, **허리팽대**라고 한다. 목척수에는 팔을 지배하는 신경이, 허리척수에는 다리를 지배하는 신경이 드나들기 때문에 뉴런이 많아서 굵은 것이다.

척수의 단면을 보면 중앙에 H형 회색질과 주위에 백색질이 보인다. 뇌와 마찬가지로 회색질은 뉴런의 세포체, 백색질은 신경섬유의 모음이다. 회색질이 전방에 돌출된 부분을 **앞뿔**, 후방으로 돌출된 부분을 **뒤뿔**이라고 한다.

키워드

척주관
척추뼈의 몸통 뒤쪽에 있는 척추뼈구멍이 세로로 연결되어 생긴 터널이다.

메모

가쪽뿔이란?
대략 제2가슴척수에서 제1허리척수까지의 회색질에는 앞뿔과 뒤뿔 사이에 가쪽뿔이 있다. 때문에 회색질은 H자 가로봉이 좌우로 튀어나온 모양을 한다. 가쪽뿔에는 자율신경 뉴런이 있다.

제8장 뇌와 신경계

척수의 수평 단면

척수의 표면에는 몇 줄의 고랑이 있는데, 앞가쪽고랑과 뒤가쪽고랑에는 가는 척수신경 다발이 통해 있다.

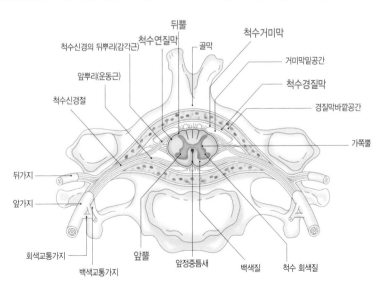

말초신경계 ① 뇌신경 *cranial nerves*

- 뇌를 드나드는 12쌍의 말초신경을 뇌신경이라고 한다.
- 머리부위, 얼굴, 목부위의 감각기, 뼈대근육, 분비샘을 지배한다.
- 제Ⅹ신경의 말초신경은 가슴부위 · 배부위 장기에 널리 분포되어 있다.

대뇌와 뇌줄기를 드나드는 말초신경

중추와 전신을 잇는 "전선"인 말초신경 중 대뇌를 드나드는 것을 뇌신경이라고 한다. 뇌신경은 머리부위나 얼굴, 목부위의 감각이나 뼈대근육, 분비샘 등을 지배한다. 단, 말초신경은 목부위를 넘어 가슴부위와 배부위 장기에까지 분포되어 있다. 뇌신경은 뇌를 드나들기 때문에 후각신경 외에는 어딘가에서 머리뼈를 통과한다.

뇌신경은 12쌍 있다. 드나드는 장소에 따라 위에서부터 순서대로 번호가 붙어 있으며, 번호는 로마 숫자로 표기하는 것이 관례이다.

■ 각 뇌신경의 분포

각 뇌신경의 분포는 다음과 같다.

Ⅰ : **후각신경**　　　　　　후각뇌(후각망울)는 대뇌변연계의 일부

Ⅱ : **시각신경**　　　　　　안구부터 뒤통수엽의 1차 시각영역에 들어 있다.

Ⅲ : **눈돌림신경(동안신경)**　중간뇌부터 바깥눈근육과 동공괄약근 등에 분포

Ⅳ : **도르래신경(활차신경)**　중간뇌에서 바깥눈근육의 위빗근에 분포

Ⅴ : **삼차신경**　　　　　　다리뇌에서 씹기근이나 얼굴의 피부 · 점막에 분포

Ⅵ : **갓돌림신경(외전신경)**　다리뇌에서 바깥눈근육의 가쪽곧은근에 분포

Ⅶ : **얼굴신경(안면신경)**　다리뇌에서 얼굴의 표정근, 눈물샘이나 침샘, 혀 전반부의 미각기에 분포

Ⅷ : **속귀신경(내이신경)**　다리뇌에서 속귀의 감각기에 분포

Ⅸ : **혀인두신경(설인신경)**　숨뇌에서 목 등 뼈대근육이나 점막, 침샘, 혀 후반부의 감각기 등에 분포

Ⅹ : **미주신경**　　　　　　숨뇌에서 인두, 목부위, 가슴부위, 배부위 내장에 분포

Ⅺ : **더부신경(부신경)**　숨뇌에서 목부위의 뼈대근육에 분포

Ⅻ : **혀밑신경(설하신경)**　숨뇌에서 혀의 뼈대근육에 분포

뇌신경은 12쌍 있으며, 머리부위나 얼굴, 목부위의 감각기나 뼈대근육, 분비샘 등을 지배하고 있다.

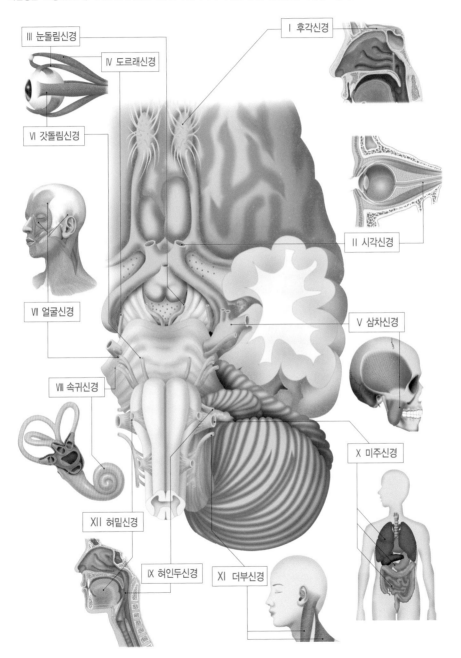

III 눈돌림신경

IV 도르래신경

I 후각신경

VI 갓돌림신경

II 시각신경

VII 얼굴신경

V 삼차신경

VIII 속귀신경

X 미주신경

XII 혀밑신경

IX 혀인두신경

XI 더부신경

뇌와 신경계

말초신경계 ② 척수신경 *spinal nerves*

POINT

- 척수를 드나드는 척수신경은 목신경부터 꼬리신경까지 31쌍 있다.
- 뇌신경 이외의 척수신경은 신경얼기를 형성하여 전신에 분포된다.
- 구심성섬유는 척수의 뒤뿔로 들어가고 원심성 신경은 척수의 앞뿔에서 나온다.

척수를 드나드는 척수신경은 31쌍 있다

중추와 전신을 잇는 "전선"인 말초신경 중 척수를 드나드는 것을 척수신경이라고 한다. 척수신경은 제1목뼈 위에서 시작하여 그 다음부터는 척추와 척추 사이에 형성되는 척추사이구멍에 한 쌍씩 들어가고 나온다. 목신경은 8쌍, 가슴신경은 12쌍, 허리신경은 5쌍, 엉치신경은 5쌍, 꼬리신경은 1쌍으로 총 31쌍 있다.

척수신경이 척추의 척추사이구멍을 나오는 각도는 아래쪽 신경일수록 아래 방향으로 각도가 가파르다. 왜냐하면 척추에 비해 척수가 더 짧기 때문이다. 허리뼈 부근의 척주관 안에는 척수신경만 다발로 되어 있는데, 그 모습이 말 꼬리와 비슷하다고 해서 말총이라고도 한다.

뇌신경 이외의 척수신경은 척추의 척추사이구멍을 나온 후 상하 신경섬유의 일부가 합류하고 다시 분기하여 커다란 그물망과 같은 구조를 만든다. 이것을 신경얼기라고 한다.

척수신경에는 피부와 같은 감각을 전달하는 **감각신경**과 운동 지령을 뼈대근육에 전달하는 **체성운동신경**, 내장의 기능을 조절하는 자율신경계 섬유가 섞여 있다. 감각신경은 중추를 향해 정보가 흐르기 때문에 **구심성섬유**라고 한다. 또 체성운동신경과 자율신경계는 말초를 향해 정보가 흐르기 때문에 **원심성섬유**라고 한다.

감각신경인 구심성섬유는 **뒤뿌리**를 형성하여 반드시 척수의 뒤뿔로 들어간다. 운동신경과 자율신경인 원심성섬유는 반드시 척수의 앞뿔에서 나와 **앞뿌리**를 형성한다. 이와 같이 척수신경의 척수에 들어가는 곳과 나가는 것이 완전히 나눠져 있는 것을 **벨 마장디 법칙**이라고 한다.

 시험에 나오는 어구

말총
척수말단에서 아래 방향으로 뻗은 말초신경이 말꼬리처럼 보이는 것을 말한다.

신경얼기
척수신경의 섬유가 합류 및 분기하여 구성되는 그물망 모양 구조로, 목신경얼기, 팔신경얼기, 가슴신경얼기, 허리신경얼기, 엉치신경얼기, 음부신경얼기 등이 있다.

 키워드

구심성섬유
중추를 향해 정보를 전달하는 신경섬유를 말한다. 감각신경 섬유가 있다.

원심성섬유
중추에서 말초를 향해 다양한 지령을 전달하는 신경섬유를 말한다. 운동신경과 자율신경계 섬유가 있다.

벨 마장디 법칙
구심성섬유는 척수의 뒤뿔로 들어가고, 원심성섬유는 척수의 앞뿔에서 나온다는 법칙이다.

척수신경은 앞뿌리와 뒤뿌리가 척추사이구멍에서 합쳐져 나온다. 척추를 나오는 위치에 따라 5가지로 구분된다.

원포인트

앞뿌리와 뒤뿌리
척수를 나와 바로 합류하거
나 바로 분기하여 체강이나
몸의 전면과 사지에 분포되
는 앞가지와 등쪽에 분포
되는 뒤가지로 나눠 전신에
분포되어 있다.

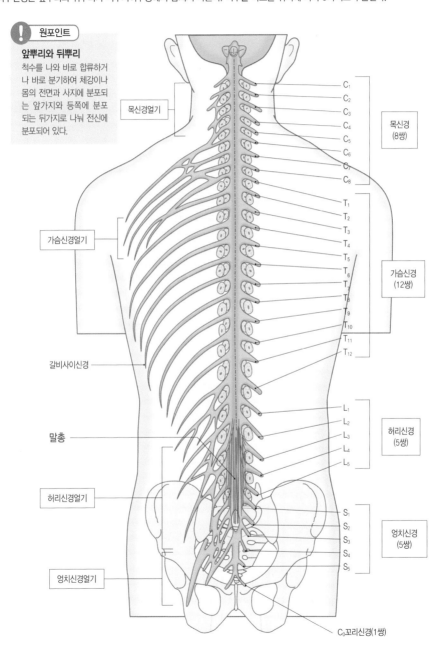

목신경얼기

가슴신경얼기

갈비사이신경

말총

허리신경얼기

엉치신경얼기

C_1
C_2
C_3
C_4
C_5
C_6
C_7
C_8

목신경
(8쌍)

T_1
T_2
T_3
T_4
T_5
T_6
T_7
T_8
T_9
T_{10}
T_{11}
T_{12}

가슴신경
(12쌍)

L_1
L_2
L_3
L_4
L_5

허리신경
(5쌍)

S_1
S_2
S_3
S_4
S_5

엉치신경
(5쌍)

C_0꼬리신경(1쌍)

8 장

뇌와 신경계

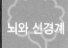

자율신경계 *autonomic nervous system*

- 자율신경계에는 교감신경과 부교감신경이 있다.
- 교감신경은 가슴척수에서 허리척수까지의 가쪽뿔에서 나와 부교감신경을 통과한다.
- 부교감신경은 뇌줄기와 엉치척수에서 나온다.

교감신경과 부교감신경은 나오는 곳이 다르다

자율이란 의사와는 상관없이 자율적으로 작용한다는 뜻이다. 자율신경계는 내장이나 혈관, 분비샘 등과 같은 기능을 컨트롤하는 신경으로, 몸을 흥분 상태로 만드는 **교감신경**과 편안한 상태로 만드는 **부교감신경**이 있다. 전신의 대부분의 장기나 기관은 교감신경과 부교감신경의 이중지배를 받는다.

자율신경계의 뉴런은 뇌줄기와 척수에서 시작하여 신경섬유를 뻗어 중간에 뉴런을 한번 갈아탄 뒤, 표적 장기 등에 분포한다. 이 뉴런을 갈아타기 전의 섬유를 **신경절전신경섬유**, 갈아탄 후에 장기 등에 도달하는 섬유를 **신경절후신경섬유**라고 한다.

교감신경은 제1가슴척수에서 상위 허리척수까지의 가쪽뿔에서 시작한다. 앞뿌리에서 나오면 척수 양쪽에 세로로 뻗어 있는 교감신경줄기에 들어간 후 표적이 되는 장기 등으로 향한다. 교감신경은 교감신경줄기나 다른 신경절에서 뉴런을 갈아타고 신경절후신경섬유가 되어 장기 등에 도달한다.

부교감신경은 뇌줄기와 **엉치척수**에서 나온다. 뇌줄기에서 나오는 것은 뇌신경의 일부를 구성한다. 예를 들어 얼굴신경의 **눈물샘**이나 **침샘**을 조절하는 섬유나, 미주신경의 목부위나 가슴부위·배부위 내장을 조절하는 섬유 등이 부교감신경이다. 뇌줄기에서 나온 신경은 머리부위에서 잘록창자 전반까지의 장기나 기관을, 엉치척수에서 나온 신경은 골반 안의 장기나 기관을 지배한다. 부교감신경은 표적이 되는 장기나 기관 바로 근처에 있는 신경절에서 뉴런을 갈아타므로 신경절후신경섬유가 짧은 것이 특징이다.

 시험에 나오는 어구

교감신경줄기
척수의 양쪽에 몇 개의 공 모양으로 나란히 늘어선 구조. 교감신경의 일부가 여기에서 뉴런을 갈아탄다.

신경절전신경섬유 · 신경절후신경섬유
자율신경계는 뇌줄기나 척수를 나온 후 반드시 어딘가에서 한번 뉴런을 갈아탄다. 뉴런을 갈아타기 전의 섬유를 신경절전신경섬유, 갈아탄 후의 섬유를 신경절후신경섬유라고 한다.

 키워드

신경절
말초신경계의 루트 중에서 뉴런의 세포체가 모여 있는 부분. 자율신경계는 여기서 뉴런을 갈아탄다. 턱밑신경절, 복강신경절, 위장간막신경절 등이 있다.

 메모

자율신경계의 신경절전 신경섬유
자율신경계의 신경절전신경섬유는 말이집이 있는 유수신경이고, 신경절후신경섬유는 말이집이 없는 무수신경이다.

교감신경과 부교감신경

자율신경은 2가지 뉴런으로 이루어져, 심장근육, 민무늬근(내장, 혈관), 분비샘에 분포해 있다. 전신의 장기나 기관의 대부분이 교감신경과 부교감신경의 지배를 받고 있다.

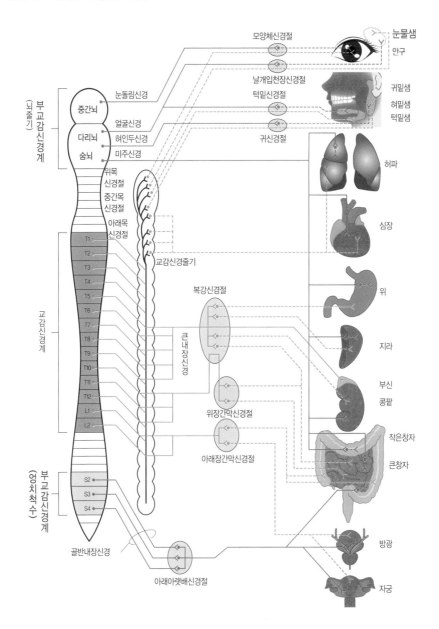

Figure labels:

부교감신경계 (뇌줄기)
- 중간뇌 — 눈돌림신경
- 다리뇌 — 얼굴신경, 허인두신경
- 숨뇌 — 미주신경

교감신경계
- 위목신경절
- 중간목신경절
- 아래목신경절
- T1, T2, T3, T4, T5, T6, T7, T8, T9, T10, T11, T12, L1, L2
- 교감신경줄기

부교감신경계 (엉치척수)
- S2, S3, S4
- 골반내장신경

모양체신경절
날개입천장신경절
턱밑신경절
귀신경절
복강신경절
큰내장신경
위장간막신경절
아래장간막신경절
아래아랫배신경절

눈물샘
안구
귀밑샘
혀밑샘
턱밑샘
허파
심장
위
지라
부신
콩팥
작은창자
큰창자
방광
자궁

8장
뇌와 신경계

골밀도와 골다공증

　단위 체적당 뼈의 중량을 '골밀도'라고 하는데 뼈의 강도와 연관이 있다. 골밀도가 높으면 치밀하고 단단하며, 낮으면 숭숭 뚫려 약해진다. 골밀도가 극단적으로 저하되는 병이 '골다공증'으로 사소한 것으로도 골절될 위험이 높아진다.

　골밀도는 20~30세가 최고로 높으며 장년기를 지나면 저하되어 가는데, 남자는 천천히 내려가는 데 반해 여자는 저하가 두드러져서 특히 폐경 직후는 급하강한다. 이것은 생리 주기에 작용하는 '에스트로젠'(난포 호르몬)이 뼈의 형성에 크게 관여하기 때문이다.

　에스트로젠은 뼈를 만드는 골아조직의 작용을 촉진시키고 뼈를 파괴하는 뼈파괴세포의 작용을 억제한다. 장년기까지는 둘의 작용이 평형을 이루지만 폐경이 되어 에스트로젠 분비가 멈추면 이 밸런스가 깨진다. 뼈파괴세포가 뼈모세포에 먼저 작용하는 상태가 되어 전체 골량이 급강하한다. 그후 저하는 느려지지만 골밀도는 동년대의 남자를 크게 밑돌며, 남자가 80세라도 허용 범위에 그치는 사람이 많은 데 반해, 여자는 70대 전반에서 골절 위험이 올라가는 "위험수역"에 들어간다(사람에 따라서는 저하가 눈에 띄게 진행되어 골다공증이라고 진단 받는다).

　골다공증을 막으려면 역시 일찍부터 운동을 습관화할 필요가 있다. 이 경우 지구적인 저강도 운동보다 웨이트트레이닝이나 점프를 동반하는 엑서사이즈 등 뼈에 부하를 주는 비교적 고강도 운동이 효과적이라고 한다.

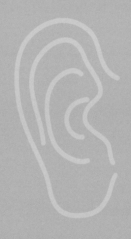

9장

—

피부와
감각기계

피부의 구조

POINT
- 피부는 표피, 진피, 피부밑층으로 된 3층으로 구성된다.
- 표피세포는 최하층의 바닥층에서 생성되어 표층으로 이동해 간다.
- 털이나 손톱은 표피세포가 변화된 부속기관이다.

피부는 단순한 "커버"가 아니다

체표를 덮고 있는 **피부**는 사람 몸을 형성함과 동시에 몸의 내부를 보호하며 외부의 자극(촉압, 온통)을 수용하는 감각기 역할도 하고 있다. 두께는 몇 mm로, 표면에서 순서대로 **표피, 진피, 피부밑층**으로 된 3층 구조로 되어 있다.

표피는 상피조직으로 이루어져 **각질층, 투명층, 과립층, 가시층, 바닥층**(기저층)으로 구분된다. 표피세포는 바닥층에서 생성되어 케라틴이라는 단백질을 형성하면서 표층으로 이동해 간다. 케라틴이 증가하면서 세포는 점차 굳어져서(각화) 마지막에는 때가 되어 벗겨진다.

진피는 섬유모세포가 풍부하여 피부에 탄력을 준다. 또 혈관이 많이 통하고 있어 혈관이 없는 표피에 영양공급이나 온도 조절에 작용한다. 표피와의 경계에는 많은 손가락모양의 돌출된 구조(진피유두)로 되어 있어 혈관이나 신경종말이 분포되어 있다.

가장 아래층에 있는 피부밑층은 지방조직이 대부분을 차지하는 결합조직으로, 보온에 작용함과 동시에 외부충격에 대한 완충제 역할도 하고 있다.

털과 손톱도 몸을 보호하는 중요한 조직이다

피부에는 **털**과 **손톱**이 부속되어 있다. 털은 표피의 일부가 피부밑층에까지 들어와 형성된 것으로, 표면이 각화한 단층상피(털껍질)와 내부의 **털겉질**(멜라닌 과립을 갖고 있음) 및 **털속질**(공기를 포함함)로 구성된다.

손톱은 표피가 고도로 각화된 구조로, 손가락 발가락의 끝마디를 보호하는 역할을 한다. 일반적으로 손톱이라고 부르는 부분을 **손톱몸통**이라고 하며, 그 심층에 있는 부분을 **손톱바닥**이라고 한다.

 키워드

바닥층
표피세포의 모세포 외에 멜라닌 색소를 생성하는 멜라노사이트가 있다.

가시층
면역에 작용하는 랑게르한스 세포가 있다.

피부샘
피부는 샘을 갖고 있다. 주요 샘으로는 땀샘(땀을 분비), 기름샘(피지를 분비)이 있고 여자의 유방에는 젖샘이 있다.

털
전체적인 구분은 피부 위에 나와 있는 부분을 털줄기, 피부에 파묻혀 있는 부분을 털뿌리라고 한다. 털뿌리는 피부성 털주머니와 결합조직섬유집으로 둘러 싸여 하단의 둥근 부분(털망울)에는 결합조직이 들어가 털유두를 형성한다. 털은 여기서 생성된다.

 메모

손가락 끝의 감각에도 관여
손톱은 손가락 끝의 보호뿐만 아니라 감각에도 관여한다. 손톱은 각질층을 말하는데, 표면에 보이는 손톱몸통과 피부에 숨겨져 있는 손톱뿌리로 구분된다. 깊은 부분에 있는 손톱바닥은 표피의 바닥층에 해당되며, 손톱바탕질이라는 부분에서 손톱이 생성된다.

피부의 구조

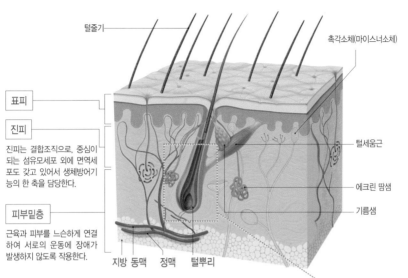

털줄기

촉각소체(마이스너소체)

표피

진피

진피는 결합조직으로, 중심이 되는 섬유모세포 외에 면역세포도 갖고 있어서 생체방어기능의 한 축을 담당한다.

털세움근

에크린 땀샘

기름샘

피부밑층

근육과 피부를 느슨하게 연결하여 서로의 운동에 장애가 발생하지 않도록 작용한다.

지방 동맥 정맥 털뿌리

표피의 구분

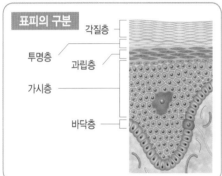

각질층

투명층

과립층

가시층

바닥층

털의 구조

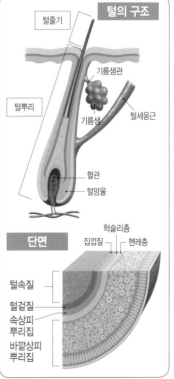

털줄기

기름샘관

털뿌리

기름샘

털세움근

혈관

털망울

단면

헉슬리층

집껍질 헨레층

털속질

털겉질

속상피
뿌리집

바깥상피
뿌리집

손톱의 구조

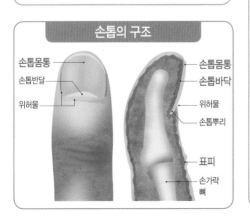

손톱몸통

손톱반달

위허물

손톱몸통

손톱바닥

위허물

손톱뿌리

표피

손가락
뼈

표재감각 *superficial sensation*

- 피부에 의한 감각으로는 촉압각, 온냉각, 통각이 있다.
- 감각신경의 섬유는 진피나 피부밑층에 자극 수용기를 형성한다.
- 피부감각은 동일한 레벨이 전신에 띠 모양으로 분포한다(더마톰).

전신의 피부는 거대한 감각기다

피부가 담당하는 가장 중요한 역할은 압력이나 온도와 같은 외부 자극을 수용하여 신경과 뇌에 전달하는 감각기로서의 기능이다. 감각은 크게 체성감각, 특수감각(감각기관에서만 지각), 내장감각(체내에서 지각하는 감각)으로 나뉜다. 피부감각은 표재감각이라고 하여, 체성감각에 속한다.

표재감각은 촉압각(만져졌다), 온냉각(뜨겁다·차갑다), 통각(아프다)이 있는데, 자극을 전달하는 감각신경섬유는 진피나 피부밑층에 "수용기"를 형성하고 있으며, 자유신경종말(통각이나 촉각을 수용), 메르켈반(촉각을 수용), 마이스너소체(촉각을 수용), 파치니소체(압각을 수용)가 있다. 여기에서 받은 자극정보는 척수를 경유하여 대뇌로 전달되는데 자극의 종류나 위치에 따라 전달 방법이 조금씩 다르다. 예를 들어 형상인식이나 감촉과 같은 식별성 정세 촉압각의 경우 팔에서는 척수등쪽섬유단의 바깥쪽을 통하는 데 반해, 다리에서는 안쪽을 경유한다.

또 표재감각의 레벨은 위치에 따라 다르며, 동일한 레벨의 감각을 전신에 매핑하면 띠 모양의 분포도가 그려진다. 이것을 피부분절(더마톰, dermatome)이라고 한다.

 키워드

자유신경종말
말이집이 없고 축삭으로 끝난다. 통각이나 촉각을 수용하며, 털주머니 주변에 많이 분포한다.

메르켈반
메르켈 세포의 아랫면에 신경섬유가 퍼져 형성된다. 표피나 털주머니에 분포하며, 촉각을 수용한다.

마이스너소체
손가락 등에 널리 분포한다. 신경섬유와 촉각세포로 이루어진다. 촉각을 수용한다.

파치니소체
알 모양을 한 압각 수용체. 손가락, 관절, 뼈막 등에 발달되어 있다.

---

column 의식하지 못하면 감각이라고 여기지 않는 감각

체성감각으로 구분되는 감각에는 표재감각 외에 근육이나 힘줄, 뼈막 등이 수용하는 심부감각(고유감각)이 있다. 심부감각은 다시 근육통과 같이 자각하는 감각 외에 근육 수축이나 힘줄의 긴장 등 의식하지 못하는 것도 있다. 이것은 자극의 신호가 대뇌에 보내지지 않기 때문이다. 내장감각에도 내장의 통증이나 공복감, 구토감, 변의 등 의식하는 감각과 체온이나 혈압, 혈액 속 산소분압 등 의식하지 못하는 감각도 있다.

어떤 척수신경에 지배를 받고 있느냐에 따라 피부의 감각영역은 띠 모양을 하고 있다. 다리는 앞면이 허리신경의 지배를, 뒷면이 엉치신경의 지배를 받는데, 이것은 사족보행의 흔적이라고 한다.

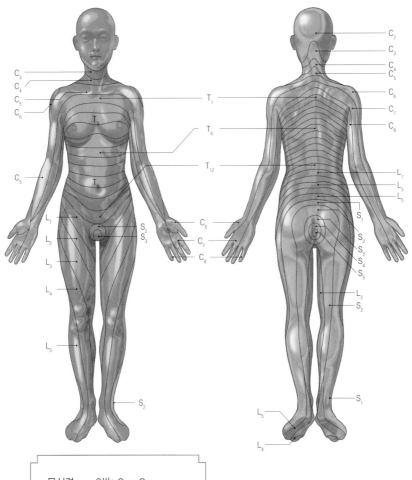

목신경	8쌍: $C_1 \sim C_8$
가슴신경	12쌍: $T_1 \sim T_{12}$
허리신경	5쌍: $L_1 \sim L_5$
엉치신경	5쌍: $S_1 \sim S_5$
꼬리신경	1쌍: C_0

※C_1은 피부에 거의 분포되지 않고, C_0(꼬리신경)도 진화의 흔적이므로 지배 영역이 무시되어 그림에는 없다.

원포인트

더마톰(피부분절)
체표 상에 띠 모양으로 그려지는 표재감각의 레벨별 분포. 각 영역은 어떤 척수신경에 지배를 받는지에 따라 정해진다. 목신경은 $C_1 \sim C_8$, 가슴신경은 $T_1 \sim T_{12}$, 허리신경은 $L_1 \sim L_5$, 엉치신경은 $S_1 \sim S_5$, 꼬리신경은 C_0가 있다.

9장

피부와 감각기계

눈 *eye*

- 눈은 카메라와 똑같은 구조를 가진 빛 자극의 감각기이다.
- 수정체에 의해 망막에 상이 맺히고 이것을 시세포가 감지한다.
- 시세포에는 명암을 지각하는 간상세포와 색을 지각하는 원추세포가 있다.

눈은 정교하게 만들어진 카메라이다

빛의 외부 자극을 수용하는 눈은 카메라에 비유되는 구조를 가진 감각기이다. 즉, 렌즈에 해당하는 **수정체**가 필름에 해당하는 **망막**에 상을 맺고 그것이 **시각신경**을 통해 대뇌로 전달되어 시각으로 인식되는 구조이다.

구조를 자세히 살펴보면 안구 전체는 **공막(強膜)**으로 둘러싸여 앞면에 있는 투명한 **각막(角膜)**이 수정체를 보호한다. 각막과 수정체 사이는 **방수**로 채워져 있으며, 여기에 있는 홍채의 개폐에 의해 입사되는 빛의 양을 조절한다.

수정체는 주위를 둘러싸는 **섬모체(모양체)**에 의해 맥락막과 연결된다. 섬모체는 민무늬근을 갖고 있는 구조로, 그 수축으로 수정체의 두께를 바꾸고 초점 거리를 조절한다. 수정체를 통과한 빛은 투명한 유리체를 통과하여 망막에 상을 맺는다.

망막은 빛을 전기신호로 바꿔 뇌에 전달한다

망막은 10층으로 되어 있는데, 안쪽부터 속경계층, 신경섬유층, 신경절세포층, 속얼기층, 속핵층, 바깥얼기층, 바깥핵층, 바깥경계층, 막대원뿔층, 색소층 순으로 겹쳐져 있다. 광 자극의 신호는 외층에서 내층으로 전달된다. 즉, 색소상피층에 달하면 2종류의 시세포, **막대세포(간상세포)**와 **원뿔세포(원추세포)**가 반응하고, 그 신호가 속핵층의 **두극세포**에 전달되어 **신경절세포(신경절세포층에 있음)**를 거쳐 신경섬유층의 **시각신경섬유**에 도달한다. 망막 전체에 뻗어있는 시각신경섬유는 한 곳으로 수렴하여 시각신경이 되어 대뇌에 도달한다. 또 시각신경섬유의 수렴점은 망막에서 유일하게 시세포가 없어 빛을 지각하지 않는다(맹점).

시험에 나오는 어구

간상세포와 원추세포
빛 센서 역할을 담당하는 세포. 명암을 지각하는 간상세포는 1억 3000만 개. 색을 지각하는 원추세포는 700만 개 있다.

키워드

안구벽
공막, 맥락막, 망막은 안구벽의 구성 요소이다. 맥락막은 혈관이 풍부하여 혈관막이라고도 한다. 망막은 신경질막이라고도 한다.

방수
각막과 수정체 사이를 채우는 액체. 섬모체에서 생성되어 홍채 외연에 있는 정맥굴(쉴렘관)에서 흡수된다.

메모

초점 거리의 조절
섬모체를 수축시켜 수정체의 두께를 바꿔 초점 거리를 조절한다. 두꺼워지면 근거리, 얇아지면 원거리로 초점이 맞는다.

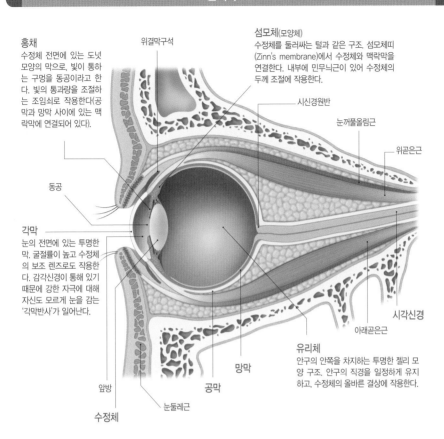

홍채
수정체 전면에 있는 도넛 모양의 막으로, 빛이 통하는 구멍을 동공이라고 한다. 빛의 통과량을 조절하는 조임쇠로 작용한다(공막과 망막 사이에 있는 맥락막에 연결되어 있다).

위결막구석

섬모체(모양체)
수정체를 둘러싸는 털과 같은 구조. 섬모체띠(Zinn's membrane)에서 수정체와 맥락막을 연결한다. 내부에 민무늬근이 있어 수정체의 두께 조절에 작용한다.

시신경원반

눈꺼풀올림근

위곧은근

동공

각막
눈의 전면에 있는 투명한 막. 굴절률이 높고 수정체의 보조 렌즈로도 작용한다. 감각신경이 통해 있기 때문에 강한 자극에 대해 자신도 모르게 눈을 감는 '각막반사'가 일어난다.

시각신경

아래곧은근

유리체
안구의 안쪽을 차지하는 투명한 젤리 모양 구조. 안구의 직경을 일정하게 유지하고, 수정체의 올바른 결상에 작용한다.

망막

앞방

공막

눈둘레근

수정체

전안부

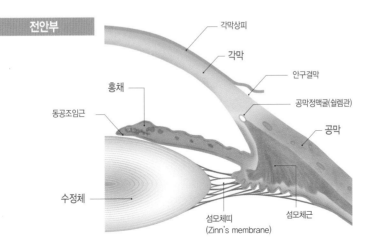

각막상피

각막

안구결막

홍채

공막정맥굴(쉴렘관)

동공조임근

공막

수정체

섬모체띠
(Zinn's membrane)

섬모체근

시각 경로 *visual pathway*

POINT

● 시각정보는 3개의 뉴런이 연계하여 시각중추에 전달한다.
● 시각신경은 시각교차를 거쳐 가쪽무릎체, 다시 1차 시각영역에 이른다.
● 시각정보를 인식하는 것은 신호가 시각연합영역에 보내지기 때문이다.

보이는 것이 무엇인지는 마지막에 안다

시각정보는 3개의 뉴런에 의해 전달된다. 앞 항목에서 설명한 두극세포
가 1차 뉴런, 신경절세포가 2차 뉴런에 해당한다. 모든 신경절세포로부터
뻗은 시각신경섬유는 시각신경유두에 모여 결속되고, 시각신경이 되어 안구
를 떠난다. 그리고 대뇌의 뇌하수체와 전방에서 좌우 시각신경이 교차하
는데(시각교차) 반씩 교차된 후(시야의 바깥쪽 반이 다른 쪽으로 교차한다) 시각로
가 되어 중간뇌 옆에 있는 가쪽무릎체에 이른다. 그 다음 시각부챗살이 되
어 뒤통수엽으로 이어져 시각중추인 1차 시각영역이라는 영역에 도달한다.

이 시각부챗살이 3차 뉴런인데, 시야의 아래쪽 반의 정보를 전달하는 뉴
런은 1차 시각영역의 위부분에 도달하는 한편, 시야의 위쪽 반의 뉴런은
관자엽의 앞부분인 마이어 고리(Meyer's loop)라는 반전을 형성한 뒤 1차 시
각영역 아래부분에 도달한다.

1차 시각영역에 정보가 들어간 단계에서 대뇌는 신호를 받기만 할 뿐이
다. 즉 '스크린에 비치는 것'에 지나지 않는다. 무엇이 보이는지를 이해하는
것(시각정보를 인식하는 것)은 2차 시각영역에서 연합영역으로 보내진 후이다.

또 시각로의 일부는 중간뇌로 통해 동공반사에 관여한다.

시각교차
대뇌의 뇌하수체와 전방에 있
는 시각신경의 교차부. 좌우
시각신경 중 각각의 망막내측
반(시야의 바깥쪽 반)이 다른
쪽 신경다발에 교차한다.

가쪽무릎체
중간뇌의 양 옆에 위치하는
시각정보의 전달중계국. 시
각로를 받아 시각부챗살을
낸다.

1차 시각영역
시각정보를 수용하는 대뇌뒤
통수엽의 영역. 시야의 아래
쪽 반의 정보는 위부분(새발
톱고랑이라는 고랑보다 위)
에 도달하고, 시야의 위쪽 반
의 정보는 마이어 고리를 거
친 후 아래부분(새발톱고랑
보다 아래)에 들어간다.

마이어 고리
관자엽 앞부분에 위치하는 3
차 뉴런의 반전부.

동공반사
눈에 빛을 비추면 동공이 축
소되는 반사. 대광반사라고
도 한다.

column 색각 이상이란?

망막의 원뿔세포에는 S, M, L이라는 3종류가 있다. 이 중 하나라도 기능하지 않는 경우 특정 색의 식별이 어려워진
다. 이른바 색각 이상으로 일본인의 경우 남성의 약 4.5%, 여성의 약 0.17%가 빨강과 녹색의 구별에 어려움을 느끼는
경우가 있는 선천성 적녹색각 이상이라고 한다. 예전에는 색맹, 색약이라고 불러 진학이나 취업에서 차별을 받았지만,
최근에는 대부분 개선된 듯하다. 그래도 '색을 식별하지 못한다'는 오해가 아직 일부에 남아있다고는 한다.

시각 정보는 시야의 왼쪽과 오른쪽에서 담당하는 시각신경이 다르지만 전방은 양쪽에서 전달된다. 바꿔 말하면 좌우 신경에 따라 전달된 정보는 '전방'으로 인식된다.

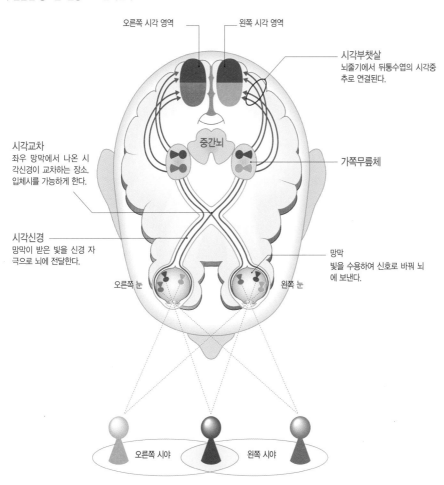

오른쪽 시각 영역

왼쪽 시각 영역

시각부챗살
뇌줄기에서 뒤통수엽의 시각중추로 연결된다.

중간뇌

시각교차
좌우 망막에서 나온 시각신경이 교차하는 장소. 입체시를 가능하게 한다.

가쪽무릎체

시각신경
망막이 받은 빛을 신경 자극으로 뇌에 전달한다.

망막
빛을 수용하여 신호로 바꿔 뇌에 보낸다.

오른쪽 눈

왼쪽 눈

오른쪽 시야

왼쪽 시야

9 장

피부와 감각기계

Athletics Column

동체 시력과 스포츠

　　일반적인 건강진단에서 검사하는 시력은 정지된 물체의 세부를 식별하는 능력으로, 엄밀히는 '정지 시력'이라고 해야 하는 것이다. 한편 움직이는 물체에 대한 식별 능력을 '동체 시력'이라고 한다. 동체 시력은 크게 전후 움직임에 대한 'DVA 동체 시력'과 좌우 움직임에 대한 'KVA 동체 시력'으로 나뉘는데, 우수한 스포츠 선수는 이런 동체 시력이 뛰어나다고 한다. 예를 들어 일본 프로야구의 이치로 선수는 0.1초 동안 표시된 7자리 숫자를 판독했다고 한다.

눈꺼풀 · 눈물샘 · 눈물관
eyelid · lacrimal gland · lacrimal duct

- 눈의 부속기관을 눈부속기관라고 하는데, 눈꺼풀이나 눈물기관 등이 있다.
- 눈꺼풀의 앞면은 피부가, 내면은 결막이 덮고 있는데 샘이 많이 있다.
- 눈물은 눈물샘에서 만들어져 눈물소관에서 아래콧길을 향해 흐른다.

눈꺼풀은 안구를 보호하는 커버이다

눈 본체에 부속된 구조를 눈부속기관(副眼器)이라고 한다. 구체적으로는 눈꺼풀이나 눈물기관을 가리키는데 안구를 주위로부터 보호한다. 눈꺼풀은 안구를 앞면에서 보호하고 있다. 위눈꺼풀(상안검)과 아래눈꺼풀(하안검)이 있으며, 그 사이에 눈이 노출되는 부분을 눈꺼풀틈새이라고 한다. 위·아래 눈꺼풀의 가장자리 부분(눈꺼풀틈새에 면한 가장자리)에는 속눈썹이 나 있다.

눈꺼풀은 바깥쪽을 피부, 안쪽을 눈꺼풀결막이 덮고 있다. 내부의 구조는 눈둘레근(눈꺼풀틈새의 폐쇄에 작용), 눈꺼풀판근(안구를 상하로 돌릴 때 눈꺼풀을 연다), 속눈썹을 움직이는 속눈썹 근육, 섬유모세포로 이루어진 눈꺼풀판 등이 있다. 눈꺼풀판에 있는 마이봄샘에서 분비되는 유지는 결막이나 각막의 표면에 막을 치고, 눈물의 증발을 막아 준다. 그 외에 속눈썹에 작용하는 짜이스샘이나 속눈썹샘 등도 있다.

눈물은 안쪽눈구석에서 코를 향해 흐른다

각막의 표면을 덮는 마이봄샘의 유막은 눈물(누액)의 얇은 층(약 7μm)에 떠 있는 상태로 되어 있다. 눈물은 안구를 보호하는 한편 각막에 영양을 공급하거나 리소자임(항세균 효소)에 의한 살균도 한다. 생성되는 곳은 안구의 바깥쪽 위에 있는 눈물샘(누선)으로, 안구를 촉촉하게 한 후 안쪽눈구석으로 열려 있는 눈물점에서 눈물소관으로 흘려 보내고, 눈물주머니, 코눈물관을 거쳐 아래콧길에 이른다. 이 경로를 눈물길이라고 하며 만들어지는 눈물(하루에 약 1mℓ)의 대부분은 이 루트를 통과하는데, 대부분은 아래콧길에 이르기 전에 증발한다. 단, 울 때와 같이 눈물량이 많은 경우는 코안까지 도달해 콧물이 된다.

키워드

눈부속기관
안구에 부속하는 기관으로 눈꺼풀과 눈물기관 외에 안구를 움직이는 안구근육이 있다. 안구근육은 안쪽곧은근, 가쪽곧은근, 위곧은근, 아래곧은근, 위빗근, 아래빗근이 있고, 각각이 연계하여 안구를 움직이게 한다.

메모

짜이스샘
속눈썹의 모공 옆에 있는 샘으로 속눈썹에 유지를 제공한다. 여기가 감염되어 염증을 일으키면 속칭 '다래끼'(외맥립종)가 된다.

눈물(누액)
인체에서 가장 세정력이 있는 분비액. 안구의 보호와 영양 공급. 살균에 작용하는 기초분비 눈물 외에, 반사성 눈물(눈에 먼지가 들어갈 때 등에 분비되는 눈물), 감정성 눈물(울 때 분비되는 눈물)이 있다.

눈과 눈부속기관

눈물샘에서 분비되는 눈물(누액)은 안구를 촉촉하게 한 후 눈물소관에서 코눈물관으로 흘러간다. 코눈물관은 코까지 통해 있기 때문에 많이 울어서 대부분의 눈물을 흘려보내면 콧물도 많이 나온다.

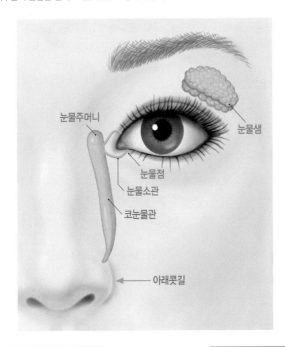

눈물주머니
눈물샘
눈물점
눈물소관
코눈물관
아래콧길

눈꺼풀

피부　눈둘레근　눈꺼풀결막
눈꺼풀판
짜이스샘
속눈썹샘
(몰샘)
뒤눈꺼풀
가장자리
속눈썹
마이봄샘
속눈썹근

뒤집은 아래눈꺼풀

안구결막
가쪽눈구석
눈물언덕
안쪽눈구석
뒤눈꺼풀가장자리
반달주름
앞눈꺼풀가장자리
눈꺼풀결막

！ 원포인트

눈의 구분
해부학에서 눈머리는 안쪽눈구석,
눈꼬리는 가쪽눈구석이라고 한다.

207

귀 ① *ear*

POINT

- 귀는 크게 바깥귀, 가운데귀, 속귀로 나뉜다.
- 바깥귀길을 통과한 소리는 고막을 진동시켜 그 움직임이 귓속뼈에 전달된다.
- 귓속뼈의 움직임은 달팽이관에서 림프의 파동이 되어 귀 신경에 대한 자극이 된다.

소리는 최종적으로 림프 파동으로 변환된다

귀는 소리의 외부 자극을 수용하는 감각기로, 구조적으로는 크게 **바깥귀, 가운데귀, 속귀**로 나뉜다. 바깥귀는 고막까지를 말하는데 **귓바퀴**와 **바깥귀길**로 구성되며, 소리의 진동을 고막에 전달하는 역할을 담당한다. 귓바퀴는 본래 집음(소리를 모음) 작용을 하는 기관이지만 사람의 경우 이것을 움직이는 근육(귓바퀴근)이 퇴화되어 있기 때문에 집음 성능은 다른 동물에 비해 뒤떨어져 있다.

바깥귀길을 통과한 소리는 고막을 진동시켜 **귓속뼈**를 사이에 두고 **달팽이관(와우)**에 전달된다. 귓속뼈는 3개의 소골(**망치뼈, 모루뼈, 등자뼈**)이 가동 접합된 구조로, 고막의 진동이 "지레"의 원리로 뼈를 움직여 달팽이관에 압력을 가한다. 이 신호가 대뇌에 전달되어 '소리'로 인식된다. 귓속뼈가 있는 곳은 넓은 공간(고실)으로, 인두와 연결되는 **귀관**이 뻗어 있다. 가운데귀는 고막, 고실, 귀관을 통틀어 가운데귀라고 한다.

달팽이와 비슷한 모양을 한 **달팽이관(와우)**은 내부가 **안뜰계단, 달팽이관, 고실계단**으로 나뉘어 있으며 모두 림프로 채워져 있다. 귓속뼈의 고동은 안뜰계단에 전달되어 림프에 파동을 일으킨다. 이것이 달팽이관의 **나선기관(cochlea기)**을 자극하여 그 신호가 속귀신경을 통해 대뇌로 보내진다.

 키워드

귀관
유스타키오관이라고도 한다. 고실과 인두의 연결로로, 인두 쪽 개구를 개폐하여 고실 안의 기압과 외기압의 평형에 작용한다.

달팽이관
등자뼈의 진동을 받는 소용돌이 모양의 기관으로, 내부는 림프로 채워진 안뜰계단, 달팽이관, 고실계단으로 나뉜다. 달팽이관에는 림프의 진동을 수용하는 나선기관(cochlea기)이 갖춰져 있다.

나선기관(cochlea기)
달팽이관의 림프의 움직임을 파악하는 기관으로 청각세포인 속털세포(1만 5000~1만 6000개)와 외털세포(약 1만 2000개)가 나열되어 있다.

column **망치뼈, 모루뼈, 등자뼈는 무엇일까?**

망치뼈, 모루뼈, 등자뼈란 이름은 모두 도구에서 유래한다. 망치는 물건을 두드리는 도구(나무 망치, 쇠망치의 '망치')를 말하는데 망치뼈가 고막의 진동에 따라 모루뼈를 때리는 것에서 그렇게 부른다. 망치뼈라고도 한다. 모루(침)는 다리미가 없던 시절 빨래를 두드려 주름을 펼 때 사용하던 대를 말하는데 이것도 모루뼈의 역할을 단적으로 나타내는 것이다. 침골이라고도 한다. 등자(등)는 승마에서 발을 얹는 데 사용하는 고리 모양의 마구로, 모양이 비슷하다는 점에서 등자뼈라고 부르고 있다.

귀의 구조

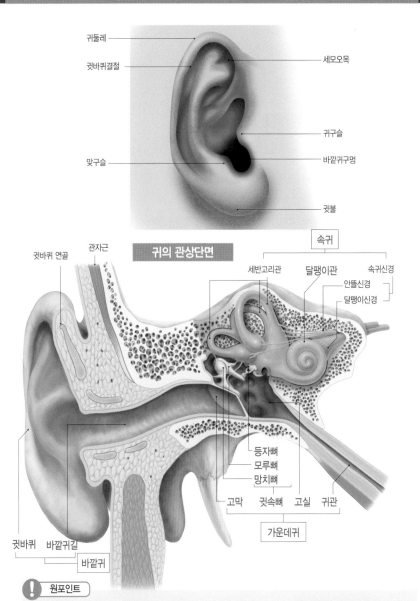

귀둘레

귓바퀴결절

맞구슬

세모오목

귀구슬

바깥귀구멍

귓불

속귀

귀의 관상단면

귓바퀴 연골

관자근

세반고리관

달팽이관

속귀신경

안뜰신경

달팽이신경

등자뼈

모루뼈

망치뼈

고막 귓속뼈 고실 귀관

가운데귀

귓바퀴 바깥귀길

바깥귀

! 원포인트

귓속뼈(이소골)
망치뼈, 모루뼈, 등자뼈, 이 3개의 작은 뼈가 가동 접합된 구조. 고막의 진동을 달팽이관에 전달하는 역할을 한다.

고막
두께가 약 0.1mm 정도의 얇은 막으로 피부층, 점막층, 고유층으로 이루어진다. 고실 쪽으로 볼록 튀어나온 모양을 한다.

바깥귀길(외이도)
소리의 전도관이면서 공명관 기능도 한다. 사람이 가장 듣기 쉬운 주파수라고 하는 3,400Hz 전후의 소리에서 잘 공명한다.

귀 ② *ear*

- 평형감각은 속귀의 세반고리관과 안뜰에서 감지한다.
- 몸의 경사는 안뜰의 평형반이 감지한다.
- 몸의 회전이나 가속도는 세반고리관의 팽대능선이 감지한다.

귀는 몸의 균형을 유지하는 수평기

귀는 평형감각을 감지하는 기관으로도 기능한다. 그 역할을 하는 것은 가운데귀에서 더 안쪽(속귀)에 있는데, 달팽이관과 일체화되어 있는 세반고리관과 안뜰이다(합쳐서 안뜰반고리관이라고도 함). 달팽이관과 마찬가지로 안을 채우는 내용물의 움직임을 회전이나 경사, 가속도에 동반하는 자극으로 수용하고 있다.

경사 감각은 안뜰이 담당한다. 내부는 **타원주머니**와 **원형주머니**로 나뉘어, **평형반**이 경사도를 감지한다. 평형반을 만드는 털세포에는 **평형모래**(이석)라는 결정이 붙어 있는데, 이 움직임이 경사의 자극이 되어 **안뜰신경**에 전달된다.

세반고리관은 서로 직교하는 3개의 관(앞반고리관, 가쪽반고리관, 뒤반고리관)으로 이루어져, 각각의 근원에서 부풀어 오른 부분(반고리관팽대)에 있는 팽대능선이 몸의 회전이나 가속도를 받는다는 것을 감지한다(반고리관 내부의 림프의 움직임이 팽대능선의 털세포를 자극하여 안뜰신경에게 전달함).

안뜰신경의 신호는 3가지 경로를 거친다. 제1은 대뇌로 보내지는 경로로 몸의 위치 변화를 인식한다. 제2는 소뇌로 보내져 **뼈대근육**에 작용하여 자세의 유지에 작용하고, 제3은 안구근육을 지배하는 뇌신경핵에 보내져 안구의 위치를 조절한다.

키워드

속귀
안뜰반고리관과 달팽이관을 합쳐 속귀라고 한다.

세반고리관
서로 직교(X축, Y축, Z축)하는 반고리 모양의 관. 반고리관팽대에서 안뜰로 이어진다. 내부가 림프로 채워져 있어 그 움직임을 팽대능선이 감지하여 몸의 회전이나 가속도의 지각에 작용한다.

안뜰
세반고리관과 달팽이관에 이어지는 기관으로 평형반을 갖고 있는 타원주머니와 원형주머니로 구성된다. 평형반의 털세포는 평형모래를 싣고 있어서 이 움직임에 의해 경사를 감지한다.

---

column 멀미는 왜 일어날까?

멀미의 정식 명칭은 '동요병', '가속도병'이다. 급격한 속도나 경사의 변화가 반복되면 시각정보와 평형감각이 어긋나 세반고리관이나 안뜰이 이상 흥분하여 생기는 증상이다. 자동차의 발차·정차의 반복이나 배의 흔들림으로 인해 세반고리관 안의 림프나 안뜰의 평형모래가 항상 흔들리는 상태가 되기 때문에 정지해 있어도 움직이고 있는 것처럼 느껴져 혼란이 일어나는 것이다. 단, 심리상태에 좌우되는 부분도 커서 대부분의 사람은 익숙해지면 낫는다.

달팽이관 · 안뜰 · 반고리관의 구조

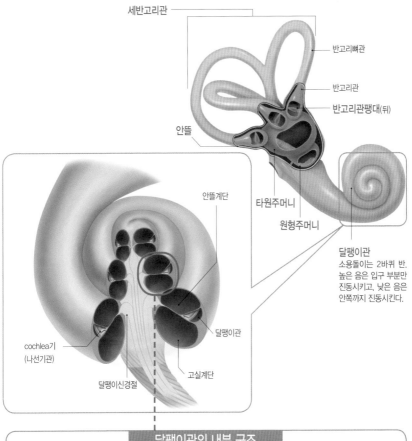

세반고리관

반고리뼈관

반고리관

반고리관팽대(뒤)

안뜰

안뜰계단

타원주머니

원형주머니

cochlea기
(나선기관)

달팽이관

고실계단

달팽이신경절

달팽이관
소용돌이는 2바퀴 반.
높은 음은 입구 부분만
진동시키고, 낮은 음은
안쪽까지 진동시킨다.

달팽이관의 내부 구조

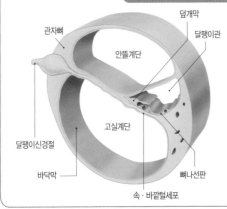

덮개막

관자뼈

달팽이관

안뜰계단

고실계단

달팽이신경절

바닥막

뼈나선판

속 · 바깥털세포

달팽이관 내부는 안뜰계단, 달팽이관(막미로), 고실계단으로 된 3층 구조를 가지고, 각각의 안은 림프로 채워져 있다(안뜰계단과 고실계단의 림프를 바깥림프, 달팽이관의 림프를 속림프라고 한다).

고막의 진동은 귓속뼈를 거쳐 안뜰계단의 바깥림프에 파동을 일으키고, 고실계단으로 전달된다. 이 파동을 달팽이관의 cochlea기(나선기관)의 속 · 바깥털세포가 감지하여 신호를 뇌에 전달한다.

211

청각 경로 *auditory pathway*

- 달팽이관 안의 림프의 움직임은 cochlea기의 청각세포에서 전기신호로 변환된다.
- 청각신호는 4개의 뉴런이 연계하여 1차 청각영역으로 전달된다.
- 청각로의 뉴런은 전달하는 소리의 주파수(높이) 순으로 나열된다.

청각신호는 4개의 뉴런이 연계하여 전달한다

앞에서 말했듯이 고막의 진동은 속귀의 달팽이관에서 청각신호로 변환된다. 안뜰계단의 림프가 등자뼈에서 오는 진동을 받아 파동을 일으키고, 달팽이관의 바닥막(기저막)을 통해 cochlea기(나선기관)의 **청각세포**를 자극한다. 청각세포는 위치에 따라 감지하는 진동수(주파수)가 다른데, 가운데귀 근처는 높은 음에, 달팽이관 안쪽으로 갈수록 낮은 음에 반응하도록 되어 있다.

청각세포는 자극을 받아 전기신호를 발신하고, **청각신경(달팽이신경)**에 의해 숨뇌를 경유하여 대뇌의 청각중추로 전달되는데, 그 경로(청각로)는 원칙적으로 4개의 뉴런에 의해 구성된다. 1차 뉴런은 **달팽이신경절**에 있는 양극성 신경세포로, 중추 쪽의 돌기가 청각신경이 되어 다리뇌의 **달팽이신경핵**까지 뻗어 있다. 달팽이신경핵에서는 **2차 뉴런**이 나와 일부 교차하고, 중간뇌의 아래둔덕에 도달한다. 여기서 **안쪽무릎체**까지는 **3차 뉴런**이 연결하고, 다시 **4차 뉴런**에 의해 관자엽 가로관자이랑의 **1차 청각영역**에 도달한다.

청각로의 뉴런은 전달하는 주파수(소리의 높이) 순으로 배열되는 것이 특징으로, 청각영역에서는 안쪽에서 바깥쪽을 향해 고음에서 저음을 지각하는 세포가 나열되어 있다.

 키워드

속귀
달팽이관과 전정, 세반고리관으로 구성되며, 뼈의 공간(뼈미로) 안에 주머니 모양의 막미로가 들어 있는 구조를 하고 있다. 3개의 기관은 내부에서 연결되어 있으며, 림프가 드나들고 있다. 막미로 안을 채우는 림프를 속림프, 밖(뼈미로 안)을 채우는 림프를 바깥림프라고 한다.

 메모

청각을 관리하는 청각영역
청각영역은 대뇌의 관자엽, 가로관자이랑에 있는 청각을 관리하는 영역으로, 동심원상에 1차(내), 2차(중), 3차(외)로 구분된다. 소리의 지각은 1차가 담당한다. 2차와 3차는 음악적 요소(리듬이나 멜로디 등)의 인식에 관여한다고 한다.

소리가 들리는 원리

소리의 진동이 달팽이관에 도달할 때까지를 '전음계', 달팽이관에서 청각로를 통해 청각중추에 도달하기까지를 '감음계'라고 구분한다.

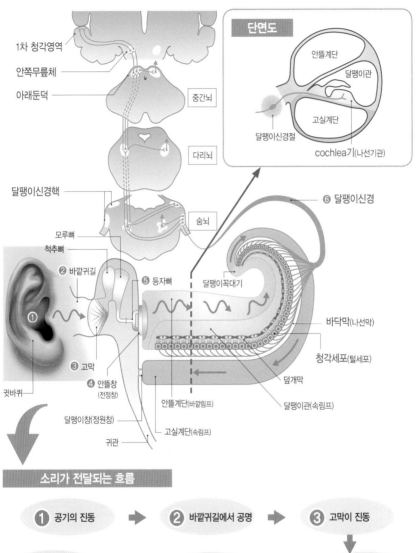

단면도

- 안뜰계단
- 달팽이관
- 고실계단
- 달팽이신경절
- cochlea기(나선기관)

- 1차 청각영역
- 안쪽무릎체
- 아래둔덕
- 중간뇌
- 다리뇌
- 달팽이신경핵
- 숨뇌
- ⑥ 달팽이신경
- 모루뼈
- 척추뼈
- ② 바깥귀길
- ⑤ 등자뼈
- 달팽이꼭대기
- ①
- 바닥막(나선막)
- ③ 고막
- 청각세포(털세포)
- ④ 안뜰창(전정창)
- 덮개막
- 귓바퀴
- 안뜰계단(바깥림프)
- 달팽이관(속림프)
- 달팽이창(정원창)
- 고실계단(속림프)
- 귀관

소리가 전달되는 흐름

① 공기의 진동 → **② 바깥귀길에서 공명** → **③ 고막이 진동**

⑥ 전기신호가 전달된다
털세포에 의해 수용된 소리는 달팽이신경에 의해 전기신호로 바뀌어 중추로 보내진다. 청각영역에 도달해 소리로서 인식된다.

⑤ 털세포를 자극
등자뼈의 움직임이 달팽이관의 림프에 음압의 파동을 일으켜, 달팽이관의 바닥막을 사이에 두고 cochlea기의 털세포를 자극한다.

④ 진동이 안뜰창으로
귓속뼈의 움직임이 바뀌어 등자뼈에서 안뜰창으로 전달된다.

코 *nose*

- 코는 호흡기계 기관으로서의 기능과 감각기로서의 기능을 같이 갖고 있다.
- 냄새의 자극은 코안의 천정에 있는 후각부라는 영역에서 감지한다.
- 후각세포는 냄새의 수용체임과 동시에 1차 뉴런이기도 하다.

코는 의외로 다기능을 하는 장기

코는 상기도의 한 축을 담당하는 호흡기계 기관임과 동시에 냄새 감지에
관여하는 감각기이기도 하다. 구조는 비교적 단순한데, 몸 밖에 대해서는
콧구멍이 열려 있고, 코안뜰을 경유해 넓은 코안으로 연결된 후, 뒤콧구멍에
서 인두로 연결되어 있다. 코안뜰의 내면은 피부(중간층편평상피)이므로 털
(코털)이 있어 들숨 속의 먼지 등을 제거하는 역할을 한다.

코안 내벽은 점막으로 코털이 없다. 하지만 거짓중층섬모상피로 이루어
져 있기 때문에 미세한 섬모로 덮여 있어, 그 운동으로 이물질을 밖으로 배
출한다. 구조적으로는 코중격에서 좌우로 나뉘어 바깥쪽으로는 내벽에 보
이는 3개의 돌기(위·중간·아래코선반)를 경계로 위·중간·아래콧길로 구분
되는데, 코중격 쪽은 천정에서 바닥까지 하나로 연결되어 있다(온콧길). 모
든 콧길은 후방에서 합류하여 코인두가 되어 인두로 연결된다.

냄새 정보는 뇌에 직접 전달된다

코안 점막은 모세혈관이 풍부하고 들숨을 단시간에 가온·가습(37℃·100%)
하는 한편, 피를 흘리거나(코피) 울혈에 따른 부종(코 막힘)이 생기기 쉽게 되
어 있다.

냄새는 온콧길 후방의 천장부분에 있는 후각부에서 감지된다. 이 영역을
형성하는 후각상피는 후각세포를 갖고 있어 냄새 자극을 수용함과 동시에
대뇌에 후각 신호를 전달하는 1차 뉴런으로서 기능한다. 후각세포는 섬모
를 갖고 있으며 점막 표면의 점액층에 노출되어 있다. 이것이 들숨과 동시
에 진입한 냄새 물질을 파악하면 후각세포에 전기신호가 발생하여 후각중
추(관자엽 내측부)에 직접 전달된다(시상은 경유하지 않는다).

 키워드

코안
코의 본래 기능을 발휘하는
영역이므로 특별히 고유코안
이라고 부르는 경우도 있다.

후각부
코안의 온콧길 후방 천장에
있는 우표 1장 정도의 영역.
여기의 점막상피를 특별히
후각상피라고 하는데, 내부
에 약 500만 개의 후각세포
를 갖고 있다.

 메모

후각중추
냄새를 지각하는 영역은 대뇌
의 관자엽 내측부에 있다. 다
른 자극 신호는 시상을 경유
하여 전달되지만 냄새 신호
는 여기에 직접 전달된다. 또
후각중추는 이마엽이나 해마,
시상 등을 연결하여 냄새의
식별이나 기억에 밀접하게 관
련된다. 사람은 약 1만 종류
의 냄새를 구분할 수 있다.

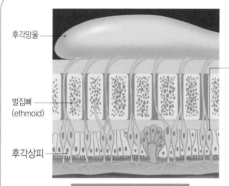

후각망울

벌집뼈
(ethmoid)

후각상피

감각수용체

후각세포

코로 들어가는 들숨은 코안 천장에 닿도록 되어
있다. 천장에 있는 우표 1장 정도의 공간이 후각
부로, 약 500만 개의 후각세포가 밀집된 점막상
피(후각상피)로 덮여 있다. 여기서 냄새 물질의 자
극이 수용된다. 후각세포는 양극성 뉴런으로, 코안
반대쪽의 돌기는 벌집뼈(ethmoid bone)를 관통하
고, 두개강 안에 있는 후각망울로 뻗어 있다. 여기
서 2차 뉴런에 연결되어 자극 신호는 관자엽 내측
부의 1차 후각중추로 보내진다. 정보는 다시 대뇌
겉질이나 시상하부 등에 전달되어 무슨 냄새인지
를 판단함과 동시에 기억이나 감정에 관련된 반응
이나 인지의 환기에도 관련된다.

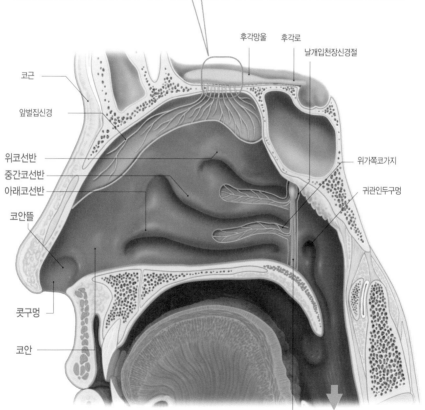

후각망울　후각로

날개입천장신경절

코근

앞벌집신경

위코선반

중간코선반

아래코선반

코안뜰

콧구멍

코안

위가쪽코가지

귀관인두구멍

큰·작은입천장신경　인두로

9장

피부와 감각기계

215

혀 *tongue*

- 미각은 맛봉오리로 감지한다.
- 맛봉오리는 혀에 많이 분포되어 있지만 입안점막에도 존재한다.
- 뇌로 가는 미각신호의 전달경로는 혀의 전방과 후방에서 다르다.

맛있다, 맛없다는 입 전체에서 느낀다

혀는 미각의 감각기이다. 미각은 주로 단맛, 쓴맛, 짠맛, 신맛, 맛있음이 있다. 이런 것은 자극을 주는 맛 자극물질에 의해 결정된다. 맛 자극물질의 수용체가 맛봉오리로, 혀에 약 500개 분포해 있다. 또 혀뿐만 아니라 입안 점막에도 존재한다(약 2,500개). 주체는 미각세포(미각수용세포)로, 버팀세포나 바닥세포 등과 함께 "봉오리 모양" 구조를 형성하고 있다. 본체는 점막의 내부에 묻혀 있으며, 표면에 열린 맛구멍에 의해 입안 안에 노출되어 있다.

미각세포에는 손가락 모양 돌기(지상돌기)가 있어 입안 안의 맛 자극물 질을 수용한다. 자극은 미각세포와 연결되어 있는 미각신경세포(1차 뉴런)를 거쳐 숨뇌의 고립로핵이라는 영역에 전달되는데, 거기까지의 경로는 맛봉오리가 있는 혀의 영역에 따라 다르다. 혀몸통(혀의 전방 3분의 2)에 있는 1차 뉴런은 얼굴신경을 통하는 데 비해, 혀뿌리(후방 3분의 1)와 인두에서 나오는 뉴런은 혀인두신경을 통과하고, 후두덮개 부근에서 나오는 뉴런은 미주신경을 통과한다. 고립로핵에서는 2차 뉴런이 시상을 향해 뻗어 있고 다시 3차 뉴런에서 마루덮개부 부근(43영역)에 있는 대뇌겉질 미각중추로 전달되어 맛으로 인식된다.

시험에 나오는 어구

맛봉오리
미각세포를 비롯한 여러 종류의 세포가 모인 구조로, 미각의 감지기로 작용한다. 본체는 점막내부에 묻혀 있지만 맛구멍에 의해 입안 안과 연결되어 있다. 혀편통의 표면에 많지만 입안점막에도 분포한다.

키워드

혀
앞 3분의 2의 혀몸통과 뒤 3분의 1의 혀뿌리로 구분된다. 혀몸통에는 많은 유두류가 보인다(실유두, 버섯유두, 잎새유두, 성곽유두). 또 혀뿌리에는 혀편도가 있다. 미각의 감지기로서의 기능뿐만 아니라 그 운동이 씹기나 삼키기, 발성에도 크게 관계한다.

미각세포
맛봉오리의 주체세포로 손가락 모양의 돌기를 갖고 있으며, 이것이 입안 안의 수분에 녹은 맛 자극물질을 감지한다.

column '미각 분포'는 잘못된 것이다

최근까지 '느낄 수 있는 미각은 혀 영역에 따라 다르다'라는 '미각분포'(예: 혀 끝은 단맛, 안은 쓴맛을 느낀다)를 믿어 왔다. 하지만 현재 이것은 완전히 잘못되었다고 판명되었다(영역과 상관없이 미각감도에 차이가 없다). 미각분포설은 20세기 초엽에 독일에서 제창되어 펴졌는데 전문서적에도 아무 의심없이 그림까지 게재되어 왔다. 간단히 검증할 수 있음에도 불구하고 왜 100년이나 고쳐지지 않는지 정말 수수께끼이다.

혀의 구조

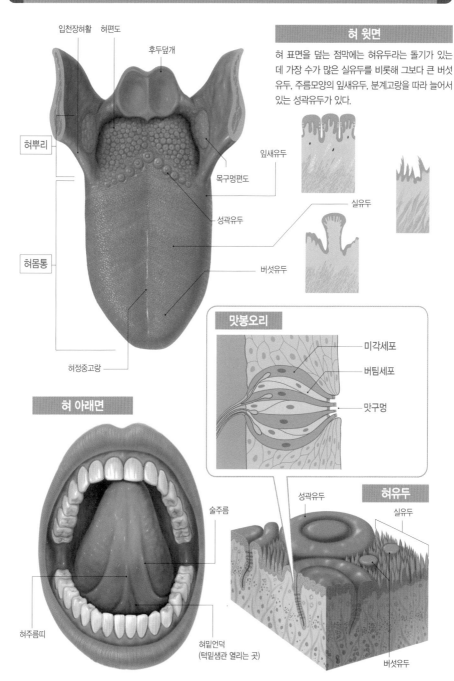

혀 윗면

혀 표면을 덮는 점막에는 혀유두라는 돌기가 있는
데 가장 수가 많은 실유두를 비롯해 그보다 큰 버섯
유두, 주름모양의 잎새유두, 분계고랑을 따라 늘어서
있는 성곽유두가 있다.

입천장혀활   혀편도
후두덮개
허뿌리
목구멍편도
잎새유두
성곽유두
실유두
허몸통
버섯유두
혀정중고랑

맛봉오리

미각세포
버팀세포
맛구멍

혀 아래면

술주름
허주름띠
혀밑언덕
(턱밑샘관 열리는 곳)

혀유두

성곽유두
실유두
버섯유두

행정해부와 사법해부

길에서 사람이 쓰러져 죽으면 왜 그런 곳에서 죽었을까 그 원인을 밝혀야 한다. 그래서 자치단체가 책임을 지고 사체를 해부한다. 이것을 '행정해부'라고 하며, 원칙적으로는 자치단체장이 임명한 감찰의가 집도를 하게 되어 있다. 하지만 일본의 경우 감찰의가 설치되어 있는 곳은 일본의 도쿄도와 오사카시, 나고야시, 요코하마시, 고베시뿐이다. 그 외는 각 지역의 대학 법의학교실에 의뢰하는 일이 많은데, 감찰의에 의한 해부가 법률상, 유족의 승낙을 필요로 하지 않는 경우가 있는 데 비해, 그 이외에서는 유족의 승낙이 필수이기 때문에 해부의 실시까지 시간이 걸리는 경우가 있다.

쓰러져 있던 사체에 찔린 상처가 있다면 사인으로 '사건성'이 있다는 것은 분명하다. 이런 경우 경찰이나 검찰의 지시로 '사법해부'가 시행된다(행정해부 도중에 사건성이 인정된 경우는 사법해부로 변경 수속을 함). 집도하는 것은 각 지역의 대학 법의학자 등으로 재판소의 허가가 있으면 유족의 승낙을 필요로 하지 않지만, 실제로는 대부분 승낙을 얻은 후에 시행하고 있다.

행정해부와 사법해부는 둘 다 집행의 범위나 순서가 '사체해부보존법'에 규정되어 있다. 행정해부는 '식품위생법'이나 '검역법', 사법해부는 '형사소송법'에도 규정되어 있다.

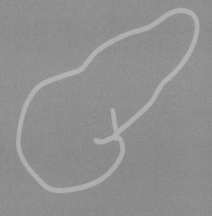

10장

내분비계

내분비계

내분비계의 개요

 POINT

● 내분비샘은 몸의 기능을 조절하는 호르몬을 혈액 속에 분비한다.
● 내분비계의 중추는 시상하부와 뇌하수체이다.
● 내분비계는 자율신경계와 협력하여 호메오스타시스를 유지한다.

내분비계의 중추는 시상하부와 뇌하수체

　내분비계란 **호르몬**을 분비하는 기관을 말한다. 호르몬은 그것을 분비하는 세포에서 직접 혈액으로 들어가, 혈액을 타고 **표적 기관**까지 보내진다. 대부분의 경우 내분비샘과 표적이 되는 기관은 떨어진 장소에 있어서, 한 호르몬은 정해진 장기나 세포에만 작용하는 것이 내분비계의 특징이다. 내분비계는 자율신경계와 협력하여 몸의 **호메오스타시스**(항상성)를 유지해 준다.

　주요 내분비샘으로는 오른쪽 그림과 같은 것이 있다. 뇌의 시상하부와 그 아래에 매달려 있는 뇌하수체는 다른 내분비샘을 자극하는 호르몬을 분비하기 때문에 내분비샘의 중추라 할 수 있다.

　목에 있는 **갑상샘**은 전신의 대사나 혈중 칼슘의 농도 조절과 관련된 호르몬을 분비한다. 갑상샘의 뒤쪽에는 **부갑상샘**이라는 작은 내분비샘이 붙어 있는데, 이것도 혈중 칼슘의 조절에 관여한다.

　콩팥 위에 얹혀 있는 **부신**은 당질의 대사나 체액량의 조절에 관련된 **부신겉질호르몬**과 교감신경과 똑같은 작용을 하는 **부신속질호르몬**을 분비한다.

　이자는 강력한 소화액인 이자액을 분비하는 외분비기관이면서 혈당치를 조절하는 호르몬을 분비하는 내분비샘이기도 하다.

　여성의 난소와 남성의 고환은 성호르몬을 분비한다. 둘 다 성기능의 성숙이나 임신과 관련되어 있다.

　그 외에 사이뇌 뒤쪽에 있는 솔방울샘, 위나 작은창자, 심장 등에서도 호르몬이 분비된다.

 시험에 나오는 어구

내분비
세포가 분비하는 호르몬이 혈액 속에 직접 들어가 표적 장기로 보내지는 것. 이에 반해 외분비란 소화액이나 눈물 등이 도관에 의해 분비되는 것을 말한다.

 키워드

표적 장기
호르몬이 작용하는 장기나 기관. 세포를 말한다. 한 호르몬은 그것이 표적으로 하는 세포에만 작용한다.

호메오스타시스
항상성이라고도 한다. 몸의 기능이나 체내 환경을 일정하게 유지하려고 하는 기능이나 그 상태를 말한다. 내분비계와 자율신경계는 호메오스타시스의 유지에 특히 중요한 역할을 담당한다.

 메모

호르몬의 작용
호르몬은 극소량으로 작용하므로 혈중 농도가 매우 낮아 나노그램/mℓ, 피코그램/mℓ와 같은 단위를 사용한다.

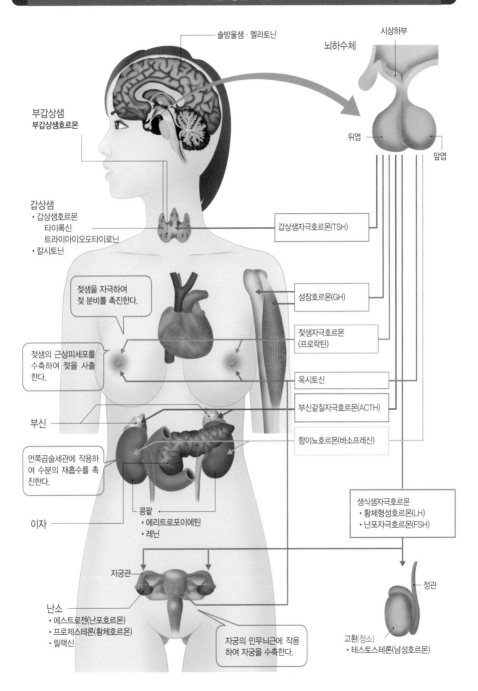

솔방울샘 · 멜라토닌

시상하부

뇌하수체

부갑상샘
부갑상샘호르몬

뒤엽

앞엽

갑상샘
• 갑상샘호르몬
  타이록신
  트라이아이오도타이로닌
• 칼시토닌

갑상샘자극호르몬(TSH)

젖샘을 자극하여
젖 분비를 촉진한다.

성장호르몬(GH)

젖샘자극호르몬
(프로락틴)

젖샘의 근상피세포를
수축하여 젖을 사출
한다.

옥시토신

부신

부신겉질자극호르몬(ACTH)

항이뇨호르몬(바소프레신)

먼쪽곱슬세관에 작용하
여 수분의 재흡수를 촉
진한다.

콩팥
• 에리트로포이에틴
• 레닌

이자

생식샘자극호르몬
• 황체형성호르몬(LH)
• 난포자극호르몬(FSH)

자궁관

정관

난소
• 에스트로젠(난포호르몬)
• 프로제스테론(황체호르몬)
• 릴랙신

고환(정소)
• 테스토스테론(남성호르몬)

자궁의 민무늬근에 작용
하여 자궁을 수축한다.

10 장

내분비계

내분비계

뇌하수체 *hypophysis*

POINT

- 뇌하수체는 시상하부와 함께 내분비기관의 중추 역할을 한다.
- 뇌하수체 앞엽에는 뇌하수체 문맥계라는 혈관이 있다.
- 뇌하수체 뒤엽은 시상하부에서 만들어진 호르몬을 방출한다.

뇌하수체는 앞엽과 뒤엽의 조직이 다르다

뇌하수체의 크기는 새끼손가락 끝마디 정도인데, 시상하부의 깔때기에 매달려 머리뼈의 터키안장이라는 홈에 들어가 있다. 뇌하수체는 크게 앞엽과 뒤엽으로 나뉜다. 앞엽과 뒤엽은 발생학적으로 전혀 다른 조직으로 되어 있다. 시상하부의 깔때기 부분과 뇌하수체 뒤엽은 태생기(임신기)에 사이뇌 부분을 바탕으로 형성된 부분으로, 신경뇌하수체라고 한다. 이에 반해 뇌하수체 앞엽은 샘 조직으로 되어 있기 때문에 샘뇌하수체라고 하며, 이것이 태생기에 깔때기와 뒤엽을 감듯이 형성되어 하나의 뇌하수체가 된 것이다.

뇌하수체 앞엽에는 호르몬을 분비하는 세포로 채워져 있어, 성장호르몬 외에 갑상샘이나 부신겉질, 생식샘 등을 자극하는 호르몬을 분비한다. 뇌하수체는 시상하부와 함께 다른 내분비샘을 조절하는 중추로서의 기능을 갖고 있다.

뇌하수체 앞엽에는 뇌하수체 문맥계라는 특수한 구조의 혈관이 있다. 위쪽에서 들어간 위뇌하수체 문맥은 깔때기 부분에서 모세혈관그물을 만들고, 일단 정맥에 합류한 후 앞엽에서 다시 한 번 모세혈관그물을 만든다. 이처럼 한번 정맥이 된 혈관이 다시 모세혈관그물을 만드는 구조를 문맥이라고 한다. 뇌하수체 앞엽에서 분비된 호르몬은 앞엽의 모세혈관 안으로 들어가 전신으로 보내진다.

뇌하수체 뒤엽에는 호르몬을 분비하는 세포가 없다. 뇌하수체 뒤엽에는 시상하부의 신경핵에서 만들어진 호르몬이 뉴런에 의해 전달되는데 이것이 뒤엽호르몬으로 분비된다.

시험에 나오는 어구

뇌하수체 앞엽
샘뇌하수체라고도 한다. 성장호르몬이나 프로락틴, 갑상샘, 부신, 생식샘 등을 자극하는 호르몬을 분비한다. 뇌하수체 문맥계 구조를 갖고 있다.

뇌하수체 뒤엽
시상하부의 신경핵에서 만들어진 호르몬을 받아 방출한다. 뒤엽호르몬에는 바소프레신(항이뇨호르몬), 옥시토신이 있다.

키워드

뇌하수체 문맥계
뇌하수체 앞엽에 있는 특수한 혈관 구조. 한 번 정맥이 된 혈관이 다시 모세혈관을 만든다. 문맥 구조는 이 외에 간에서도 보인다.

메모

시상하부의 역할
시상하부에는 많은 신경핵이 있는데, 그 중 몇 개는 뇌하수체를 자극하는 호르몬을 분비하고, 다른 몇 개는 만든 호르몬을 신경섬유를 사이에 두고 뇌하수체로 보낸다(신경분비). 시상하부는 내분비계의 중추이다.

시상하부 · 뇌하수체의 구조

뇌하수체는 지름 약 1cm, 무게 약 0.6g의 장기이다.
내분비계의 중추적인 역할을 담당하고 있다.

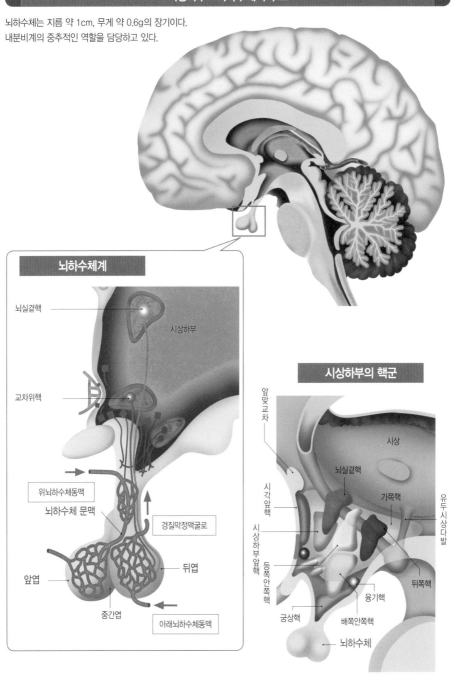

뇌하수체계

- 뇌실곁핵
- 시상하부
- 교차위핵
- 위뇌하수체동맥
- 뇌하수체 문맥
- 경질막정맥굴로
- 앞엽
- 뒤엽
- 중간엽
- 아래뇌하수체동맥

시상하부의 핵군

- 앞맞교차
- 시상
- 뇌실곁핵
- 가쪽핵
- 유두시상다발
- 시각앞핵
- 시상하부앞핵
- 등쪽안쪽핵
- 뒤쪽핵
- 궁상핵
- 융기핵
- 배쪽안쪽핵
- 뇌하수체

갑상샘과 부갑상샘
thyroid gland and parathyroid glands

POINT
- 갑상샘은 목 앞면에 있는데 방패연골 하부에 감겨 있다.
- 갑상샘은 소포라는 주머니의 모음이다.
- 부갑상샘은 갑상샘의 뒤에 붙어 있다.

목을 둘러싸는 갑상샘

갑상샘은 목의 앞면에 있는데 방패연골 하부를 감싸듯이 위치한다. 15g 정도의 내분비샘으로 남자가 좀 더 크다.

중앙에 가늘어지는 부분을 잘룩, 좌우에 날개처럼 퍼지는 부분을 오른엽·왼엽이라고 한다. 잘룩 위에 가늘게 뻗은 부분은 피라밋엽이라고 한다.

갑상샘이 분비하는 **갑상샘호르몬**은 요오드를 갖고 있는 호르몬으로, 대사를 향상시키는 역할을 한다. 갑상샘호르몬은 특정 장기에 작용하는 것이 아니라 전신의 대부분의 조직이 표적 장기가 된다. 갑상샘의 기능이 항진하는 바제도병 등의 경우 전신의 대사가 격렬해져 안정 시에도 전속력으로 달리는 듯한 상태가 된다. 또 갑상샘이 비대해지기 때문에 목 부분이 붓는다.

갑상샘에는 갑상샘호르몬을 분비하는 세포와는 다른 세포도 잔재해 있는데, 그 중에서 혈중 칼슘 농도를 내리는 **칼시토닌**이 분비된다.

갑상샘 뒤에 붙어 있는 부갑상샘

갑상샘 뒤쪽에 4개 붙어 있는 것이 **부갑상샘**이다. 갑상샘의 보조기능처럼 보이지만 역할은 갑상샘과는 직접적인 관계가 없다. 크기는 쌀알이나 보리알 정도의 크기로, 무게는 1개에 0.1g 정도이다.

부갑상샘에서 분비되는 **부갑상샘호르몬**은 위나 콩팥, 장 등에 작용하여 혈중 칼슘 농도를 올리는 역할을 한다.

시험에 나오는 어구

갑상샘
목에 있는 15g 정도의 내분비샘으로, 갑상샘호르몬과 칼시토닌을 분비한다.

부갑상샘
갑상샘 뒤에 붙어 있는 4개의 작은 내분비샘이다. 단, 갑상샘과는 기능적인 관계는 없다. 부갑상샘호르몬을 분비한다.

키워드

갑상샘호르몬
갑상샘호르몬은 소포라는 조직에서 분비된다. 소포란 1층의 소포조직으로 만들어진 주머니 안에 콜로이드가 들어간 것이다.

칼시토닌
소포와는 다른 소포곁세포(C세포라고도 함)에서 분비된다.

메모

갑상샘호르몬과 요오드
갑상샘호르몬에는 요오드가 필요하기 때문에 갑상샘에는 혈액 속에 항상 요오드가 들어 있다.

갑상샘과 부갑상샘의 구조

갑상샘은 내분비기관 중에서 가장 크며, 나비 모양을 하고 있다. 부갑상샘은 갑상샘의 왼엽과 오른엽 뒤쪽에 붙어 있는 내분비기관이다.

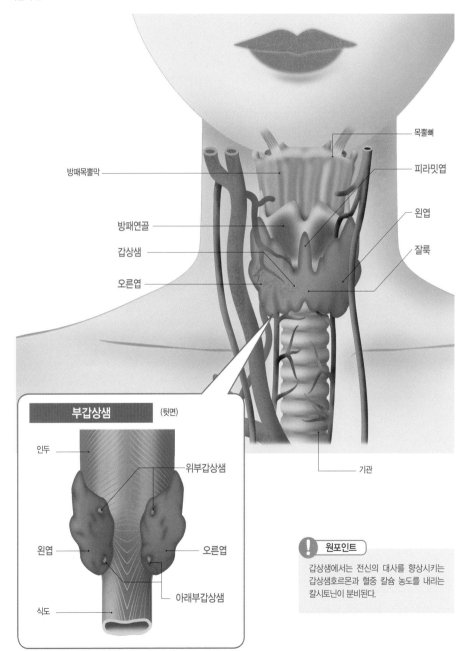

방패목뿔막

방패연골

갑상샘

오른엽

목뿔뼈

피라밋엽

왼엽

잘룩

기관

부갑상샘 (뒷면)

인두

위부갑상샘

왼엽

오른엽

아래부갑상샘

식도

10장

내분비계

> ⚠ **원포인트**
>
> 갑상샘에서는 전신의 대사를 향상시키는 갑상샘호르몬과 혈중 칼슘 농도를 내리는 칼시토닌이 분비된다.

부신 *adrenal gland*

- 부신은 콩팥 위에 얹혀 있지만 콩팥과는 관계가 없다.
- 부신겉질은 토리층, 다발층, 그물층으로 나뉜다.
- 부신속질은 교감신경의 지배를 받는다.

3층으로 된 겉질과 중심부의 속질

부신은 좌우 콩팥 위에 삼각 모자처럼 얹혀 있는 가로 5cm, 무게 5~6g 정도의 내분비샘이다. 명칭만 보면 콩팥의 보조 장치처럼 보이지만 콩팥과는 관계가 없다.

겉질과 속질로 나뉘는데, 각각 발생학적으로도 기능적으로도 다른 조직이다.

겉질은 부신의 80~90%를 차지한다. 바깥쪽부터 순서대로 **토리층, 다발층, 그물층**으로 된 3층으로 나눌 수 있다. 겉질에서는 스테로이드 호르몬이 분비되는데, 3개의 층에 들어 있는 효소가 다르기 때문에 각각 다른 구조와 작용을 가진 호르몬을 만들어 분비한다.

토리층는 표면에 있는 얇은 층으로, 세포가 공 모양의 덩어리를 만들고 있기 때문에 이런 이름이 붙었다. 이 층에서는 콩팥세관에서 Na^+의 재흡수를 촉진하고, 체액량을 유지하는 **광물코르티코이드**가 분비된다.

두 번째 층인 다발층는 겉질 중 가장 두껍고 세포가 세로 방향의 기둥 모양 구조를 만드는데 그 사이에 모세혈관이 뻗어 있다. 이 층에서는 혈당치를 올리고, 항염증작용이나 이뇨작용을 갖고 있는 **당질코르티코이드**가 분비된다.

가장 안쪽에 있는 층인 그물층은 불규칙한 모양의 세포 덩어리가 망 모양으로 교차된 구조를 하고 있다. 이 층에서는 남성호르몬인 **안드로젠**이 분비된다.

부신의 중심 부분을 속질이라고 한다. 속질의 세포는 자율신경계인 교감신경과 시냅스를 만들어서 교감신경의 자극을 받아 **카테콜아민인 아드레날린**(에피네프린)과 **노르아드레날린**(노르에피네프린)을 분비한다.

 시험에 나오는 어구

코르티코이드
코르티코스테로이드라고도 한다. 부신겉질에서 분비되는 스테로이드호르몬의 총칭이다.

카테콜아민
티로신이라는 아미노산으로부터 만들어진다. 카테콜아민에는 노르아드레날린, 아드레날린, 도파민 등이 있다.

 키워드

안드로젠
남성호르몬이지만 부신겉질의 그물층에서 분비되므로 여성의 경우도 남성호르몬이 분비되고 있다.

교감신경
몸의 기능을 조절하는 자율신경계 중 하나로, 몸을 흥분 상태로 만드는 작용이 있다.

 메모

부신속질의 세포
부신속질의 세포는 이른바 축삭을 갖고 있지 않는 뉴런이다. 교감신경의 절전섬유의 자극을 받으므로 교감신경의 절후섬유뉴런이라고 할 수 있다.

부신의 구조

부신은 좌우 콩팥의 위에 있는데, 겉질과 속질로 되어 있다.

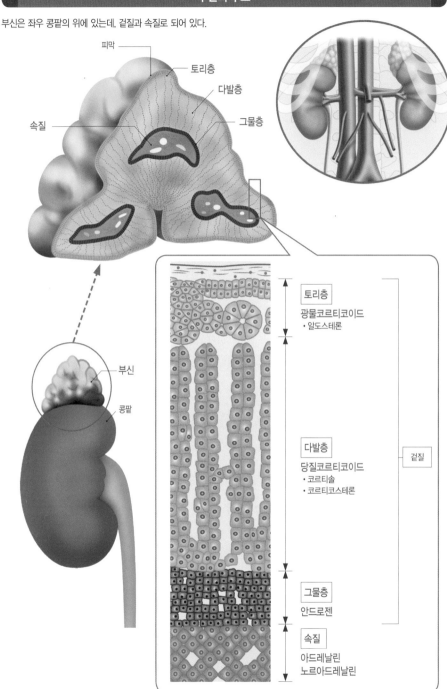

토리층
광물코르티코이드
• 알도스테론

다발층
당질코르티코이드
• 코르티솔
• 코르티코스테론

그물층
안드로젠

속질
아드레날린
노르아드레날린

겉질

피막
토리층
다발층
그물층
속질

부신
콩팥

10 장
내분비계

227

내분비계

이자와 랑게르한스 세포
pancreas and langerhans cell

POINT

- 이자는 위 뒤편에 있으며 외분비기능과 내분비기능을 함께 갖고 있다.
- 이자꽈리에서 분비되는 이자액은 이자관을 통해 샘창자로 간다.
- 랑게르한스 세포에서는 혈당치를 조절하는 호르몬이 분비된다.

이자는 소화액과 호르몬을 둘 다 분비한다

이자는 위 뒤편에 있는 가늘고 긴 장기이다. 왼쪽으로 가늘고 길게 뻗은 끝을 이자꼬리, 오른쪽에서는 샘창자를 안듯이 위치하는 좀 굵은 부분을 이자머리, 중앙 부분을 이자몸통이라고 한다. 길이는 15cm 정도로 무게는 약 100g이다.

이자는 강력한 소화액인 이자액을 분비하는 외분비기관인 동시에 혈당치를 조절하는 호르몬을 분비하는 내분비기관이기도 하다.

외분비기관, 내분비기관으로서의 이자의 구조와 역할

이자의 90%는 이자꽈리라는 조직이 차지하고 있다. 이자꽈리는 이자액을 분비하는 이자외분비세포가 둥글게 모인 것으로 세포에서 분비되는 이자액은 중심 부분의 공간으로 분비된다. 이자액은 분비관을 통해 서서히 합류하여 이자관에 모이고, 이자관에서 샘창자로 들어간다. 이자관에는 쓸개에서 나온 온쓸개관이 합류하고 있는데 이것들이 샘창자로 열려 있는 부분을 큰샘창자유두(파터팽대)라고 한다.

또 이자꽈리 사이에는 군데군데 호르몬이 분비되는 세포 덩어리인 랑게르한스 세포가 있다. 랑게르한스 세포는 특히 이자머리나 꼬리 부분에 많이 보이는데, 주로 A(α)세포와 B(β)세포로 구성되어 있다.

A세포는 혈당치를 올리는 글루카곤을, B세포는 혈당치를 내리는 인슐린을 분비한다. 분비된 호르몬은 랑게르한스 세포 주위를 둘러싸는 모세혈관으로 들어가 전신에 보내진다.

 시험에 나오는 어구

큰샘창자유두(파터팽대)
이자관과 쓸개에서 나온 온쓸개관이 합류하여 큰샘창자로 가는 개구부. 샘창자에 조금 튀어나오기 때문에 유두라고 한다.

랑게르한스 세포
이자 안에 점재하는 내분비세포 덩어리. A(α)세포는 글루카곤을, B(β)세포는 인슐린을 분비한다.

키워드

이자액
이자의 이자꽈리가 만들어 분비한다. 당질, 단백질, 지질을 분해하는 소화효소를 모두 갖고 있는 강력한 소화액으로, 샘창자로 들어간다.

이자관
이자 전체의 이자꽈리에서 이자액을 모아, 샘창자로 보내는 관. 이와는 별도로 덧이자관이 있는 경우가 있다.

 메모

랑게르한스 세포
랑게르한스에는 A(α)세포와 B(β)세포 외에, 이자에서 이자액이나 호르몬의 분비를 조절하는 D(δ)세포나 PP 세포가 있다.

이자와 랑게르한스 세포의 구조

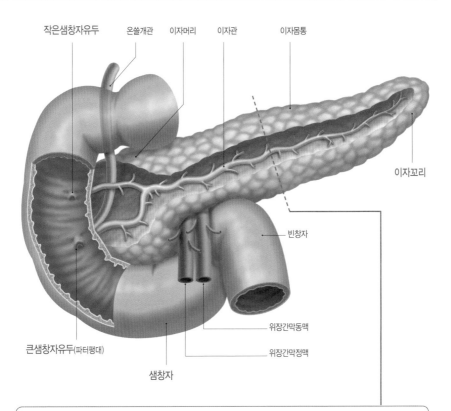

작은샘창자유두 온쓸개관 이자머리 이자관 이자몸통

이자꼬리

빈창자

위장간막동맥

위장간막정맥

큰샘창자유두(파터팽대)

샘창자

랑게르한스 세포

이자의 내분비세포군을 랑게르한스 세포라고 한다. 이자 전체에서는 약 100만 개 있다.

A(α)세포 (글루카곤 분비)
세포의 약 15%를 차지한다.

B(β)세포 (인슐린을 분비)
세포의 약 75%를 차지한다.

D(δ)세포 (소마토스타틴을 분비)
세포의 약 10%를 차지한다.

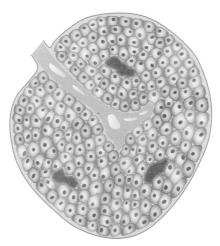

절제하는 해부 ·
절제하지 않는 해부

'해부'라고 하면 몸에 메스를 대는 것을 상상할 것이다. 물론 지금도 이것이 해부의 기본 중의 기본이다. 의학교육(의대와 치대)에서 인체 해부는 필수다. 왜냐하면 자신의 눈으로 몸 안을 본적이 없는 사람이 수술이 가능할 리가 없으며 위험하므로 맡길 수도 없다.

의학교육의 해부에서 사용하는 것은 본인의 의사를 바탕으로 제공되는 사체이다(선의의 제공 등록을 접수하는 단체가 있음). 하지만 이런 경우 고령자나 병사나 사고사와 같이 사체의 "편향"이 생길 수밖에 없다. 젊고 전신이 완벽한 인체를 해부하는 일은 일단 불가능하다. 당연하다고 하면 당연하겠지만 살아 있는 몸을 다룰 수 없다는 것은 의학교육의 관점에서는 불완전함을 내포하고 있다고 할 수 있다.

하지만 현재는 다양한 화상 자료가 불완전한 부분을 보충해 준다. X-ray 사진은 물론 CT를 사용한 단층사진, 초음파 에코, MRI 등이 살아있는 사람의 몸 안을 구석구석 비춰서 효과적인 해부학 교육에 공헌하고 있다. 영상의 3D화도 실현되었다. '절제하지 않는 해부'도 꿈과 같은 이야기가 아닐지도 모른다.

그런데 의대의 해부용 사체에 대해 '지하 수영장에 포르말린으로 절이고 있다'는 "도시전설"이 유포되는 경우가 있다. 이것은 100% 엉터리이지만 일설에 의하면 오에 겐자부로의 데뷔작인 〈죽은자의 사치〉(문예춘추간)에서 나온 어떤 묘사 때문이라고 한다.

한글 찾아보기

영어 찾아보기

그림으로 이해하는 인체 이야기

해부학의 기본

2021. 9. 16. 초 판 1쇄 발행
2024. 1. 10. 초 판 2쇄 발행

감 수 | 마쓰무라 조지
감 역 | 윤관현
옮긴이 | 이영란
펴낸이 | 이종춘
펴낸곳 | **BM** (주)도서출판 **성안당**
주소 | 04032 서울시 마포구 양화로 127 첨단빌딩 3층(출판기획 R&D 센터)
04032 10881 경기도 파주시 문발로 112 파주 출판 문화도시(제작 및 물류)
전화 | 02) 3142-0036
031) 950-6300
팩스 | 031) 955-0510
등록 | 1973. 2. 1. 제406-2005-000046호
출판사 홈페이지 | **www.cyber.co.kr**
ISBN | 978-89-315-8965-8 (03510)
978-89-315-8977-1 (세트)
정가 | 16,500원

이 책을 만든 사람들
책임 | 최옥현
진행 | 최동진
본문 · 표지 디자인 | 신묘순, 박원석
홍보 | 김계향, 유미나, 정단비, 김주승
국제부 | 이선민, 조혜란
마케팅 | 구본철, 차정욱, 오영일, 나진호, 강호묵
마케팅 지원 | 장상범
제작 | 김유석

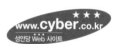

UNDO·KARADA ZUKAI: KAIBOGAKU NO KIHON supervised by George Matsumura
Copyright ⓒ 2013 George Matsumura, Mynavi Publishing Corporation
All rights reserved.
Original Japanese edition published by Mynavi Publishing Corporation

This Korean edition is published by arrangement with Mynavi Publishing
Corporation, Tokyo in care of Tuttle-Mori Agency, Inc.,
Tokyo, through Imprima Korea Agency, Seoul.

Korean translation copyright ⓒ 2021~2024 by Sung An Dang, Inc.

편집: 유한회사 view기획(이케가미 나오야, 이토 노리히데) | 커버디자인: 이세 타로(ISEC DESIGN INC.)
본문디자인: DTP 사노 유미코, 나카오 쓰요시 | 집필협력: 키요키 카즈야, 스즈키 야스코
일러스트: 이마사키 카즈히로, 이케다 토시오, 아오키 노부토, 오사노 사키

이 책의 한국어판 출판권은 Tuttle-Mori Agency, Inc., Tokyo와
Imprima Korea Agency를 통해 Mynavi Publishing Corporation와의
독점 계약으로 **BM** (주)도서출판 **성안당**에 있습니다. 저작권법에 의해
한국 내에서 보호를 받는 저작물이므로 무단전재와 무단복제를 금합니다.